Grauer Teil: Grundlagen

Grüner Teil: Leitsymptome

Blauer Teil: Krankheitsbilder

Roter Teil: Operative Verfahren

Verlag und Autoren danken den Firmen Edwards Lifesciences Germany GmbH, Jostra AG, Medos Medizintechnik AG, Medtronic GmbH, Sorin Biomedica Cardio S.p.A. Deutschland und St. Jude Medical GmbH für die freundliche Unterstützung bei der Publikation dieses Werkes.

Veronika Mayer

Thieme

Checklisten der aktuellen Medizin

Begründet von F. Largiadèr, A. Sturm, O. Wicki

Checkliste XXL Herzchirurgie

J. Ennker, S. Bauer, W. Konertz

unter Mitarbeit von

T. Alexander, K. Bauer, S. Bauer, J. Bories, F. Dalladaku, A. Diegeler, I. C. Ennker, J. Ennker, H.-G. Fieguth, A. Gille, D. Goelet, J. M. Hahn, R. Hetzer, J. Hofmeister, C. Knosalla, W. Konertz, F. Largiadèr, A. Lauruschkat, M. Loebe, E. Miche, A. Mortasawi, M. Rosendahl, M. Rothe, M. Wanner, A. Wilhelm

106 Abbildungen
46 Tabellen

Georg Thieme Verlag
Stuttgart – New York

Umschlaggestaltung: Bernd K. Jacobs, Friesisch Advertising, Hamburg
Zeichnungen: Piotr Gusta, Champigny sur Marne, Frankreich

Die Deutsche Bibliothek – CIP-Einheitsaufnahme
Ein Titeldatensatz für diese Publikation ist bei der Deutschen Bibliothek erhältlich.

Wichtiger Hinweis:

Wie jede Wissenschaft ist die Medizin ständigen Entwicklungen unterworfen. Forschung und klinische Erfahrung erweitern unsere Erkenntnisse, insbesondere was Behandlung und medikamentöse Therapie anbelangt. Soweit in diesem Werk eine Dosierung oder eine Applikation erwähnt wird, darf der Leser zwar darauf vertrauen, dass Autoren, Herausgeber und Verlag große Sorgfalt darauf verwandt haben, dass diese Angabe dem **Wissensstand bei Fertigstellung des Werkes** entspricht.

Für Angaben über Dosierungsanweisungen und Applikationsformen kann vom Verlag jedoch keine Gewähr übernommen werden. **Jeder Benutzer ist angehalten,** durch sorgfältige Prüfung der Beipackzettel der verwendeten Präparate und gegebenenfalls nach Konsultation eines Spezialisten festzustellen, ob die dort gegebene Empfehlung für Dosierungen oder die Beachtung von Kontraindikationen gegenüber der Angabe in diesem Buch abweicht. Eine solche Prüfung ist besonders wichtig bei selten verwendeten Präparaten oder solchen, die neu auf den Markt gebracht worden sind. **Jede Dosierung oder Applikation erfolgt auf eigene Gefahr des Benutzers.** Autoren und Verlag appellieren an jeden Benutzer, ihm etwa auffallende Ungenauigkeiten dem Verlag mitzuteilen.

Printed in Germany

Unsere Homepage: http://www.thieme.de

Satz: Hagedorn Kommunikation, D-68519 Viernheim (Gesetzt auf 3B2)

Druck: Kösel GmbH & Co. KG, D-87435 Kempten

ISBN 3-13-128521-4 1 2 3 4 5 6

Vorwort

Die Checkliste Herzchirurgie wendet sich an alle herzchirurgisch Interessierten, seien es Medizinstudenten, Ärzte in der Weiterbildung in den Fächern Herzchirurgie oder Kardiologie, Medizinjournalisten u. a. Sie soll aber auch niedergelassene Kollegen über die Möglichkeiten der neuzeitlichen Herzchirurgie informieren und auch den Mitarbeitern im Pflegebereich, im OP, auf der Intensivstation oder anderen Stationen eine wertvolle Informationshilfe bieten. Darüber hinaus erfüllt Sie in weiten Bereichen den Charakter von Leitlinien im Sinne des heutzutage geforderten Qualitätsmanagements.
Die Herzchirurgie hat ja gerade in den letzten Jahren einen erheblichen Innovationsschub erfahren und ist Gegenstand einer kontinuierlichen Weiterentwicklung. Minimal-invasive Chirurgie, Robotertechnologie, endovaskuläre Verfahren etc. tragen zur Veränderung des herzchirurgischen Vorgehens bei und müssen in ihren Inhalten vermittelt werden, um auch betroffenen Patienten, die hierdurch gewährleistete Indikationserweiterung zukommen zu lassen. Naturgemäß kann die Checkliste Herzchirurgie weitergehende Literatur nicht ersetzen. Sie soll jedoch einen Einstieg in die Thematik und die aktuelle Vorgehensweise der Herzchirurgie vermitteln.
Die Checkliste Herzchirurgie ist ein Gemeinschaftswerk, in das die Erfahrungen verschiedener Kliniken eingeflossen ist. Unser Dank gilt allen Koautoren für die Mühe bei der Erstellung ihres Beitrages. Unser besonderer Dank gilt Herrn Eisenberg für die Erstellung der beigefügten CD mit den OP-Sequenzen, sowie den Mitarbeitern des Thieme-Verlages Frau Dr. Hansen und Frau Dr. Schulz für die Betreuung des Projektes als auch Frau Dr. Brill-Schmid für das umfangreiche Lektorat sowie Frau Elwing für die Erstellung des Buches.

Lahr im Juni 2002 für die Herausgeber — Jürgen Ennker

Anschriften

Anschriften

Dr. med. T. Alexander
Herzzentrum Lahr/Baden
Hohbergweg 2
77933 Lahr

Dr. med. K. Bauer
Herzzentrum Lahr/Baden
Hohbergweg 2
77933 Lahr

Dr. med. S. Bauer
Herzzentrum Lahr/Baden
Hohbergweg 2
77933 Lahr

Dr. med. J. Bories
Herzzentrum Lahr/Baden
Hohbergweg 2
77933 Lahr

Dr. med. F. Dalladaku
Herzzentrum Lahr/Baden
Hohbergweg 2
77933 Lahr

Prof. Dr. med. A. Diegeler
Rhön-Klinikum AG
Salzburger Leite 1
97616 Bad Neustadt

Dr. med. I. C. Ennker
Herzzentrum Lahr/Baden
Hohbergweg 2
77933 Lahr

Priv.-Doz. Dr. med. J. Ennker
Herzzentrum Lahr/Baden
Hohbergweg 2
77933 Lahr

Prof. Dr. med. H.-G. Fieguth
Universitätsklinikum Frankfurt
Theodor-Stern-Kai 7
60590 Frankfurt

Dr. med. A. Gille
Herzzentrum Lahr/Baden
Hohbergweg 2
77933 Lahr

D. Goelet
Deutsches Herzzentrum Berlin
Augustenburger Platz 1
13353 Berlin

Dr. med. J. M. Hahn
Kreisklinik Hechingen
Weilheimerstraße 31
72379 Hechingen

Prof. Dr. med. R. Hetzer
Deutsches Herzzentrum Berlin
Augustenburger Platz 1
13353 Berlin

Dr. med. J. Hofmeister
Martin-Seitz-Straße 11
94036 Passau

Dr. med. C. Knosalla
Deutsches Herzzentrum Berlin
Augustenburger Platz 1
13353 Berlin

Prof. Dr. med. W. Konertz
Universitätsklinikum Charité
Medizinische Fakultät/
Humboldt Universität
Schumannstraße 20-21
10117 Berlin

Prof. Dr. med. F. Largiadèr
Berglistraße 17
8703 Erlenbach
Schweiz

Dr. med. A. Lauruschkat
Herzzentrum Lahr/Baden
Hohbergweg 2
77933 Lahr

M. Loebe MD PhD
Micheal E DeBakey Department of Surgery
6550 Fannin Suite 1860
Houston TX 77030
U.S.A.

Priv.-Doz. Dr. med. E. Miche
Herz-Kreislauf-Zentrum Gernsbach
Langer Weg 3
76593 Gernsbach

Dr. med. A. Mortasawi
Herzzentrum Lahr/Baden
Hohbergweg 2
77933 Lahr

Dr. med. M. Rosendahl
Herzzentrum Lahr/Baden
Hohbergweg 2
77933 Lahr

M. Rothe
Herzzentrum Lahr/Baden
Hohbergweg 2
77933 Lahr

M. Wanner
Herzzentrum Lahr/Baden
Hohbergweg 2
77933 Lahr

A. Wilhelm
Herzzentrum Lahr/Baden
Hohbergweg 2
77933 Lahr

Inhaltsverzeichnis

Grauer Teil: Grundlagen

Grüner Teil: Leitsymptome

Blauer Teil: Krankheitsbilder

Roter Teil: Operative Verfahren

1 Stationsarbeit und Qualitätsmanagement

1.1 Klinische Risikoeinstufung (Euro-Score)

Bedeutung von Risiko-Scores in der Herzchirurgie

- Risiko-Scores in der Herzchirurgie dienen der Einschätzung bzw. der Vorhersage der Mortalität nach Herzoperationen in Abhängigkeit von Alter, Schweregrad der Herzerkrankung und Begleiterkrankungen. Die Scores ermöglichen somit nicht nur die Risikovorhersage, sondern auch einen Vergleich der Ergebnisse.
- Zu diesen Scores zählen z. B.: Euro-Score, Parsonnet Score, Cleveland Clinic Score, Pons Score, French Score, Ontario Province Risk Score.

Euro-Score

- **Bedeutung:** In Zukunft wird in Europa sicherlich der Euro-Score eine große Rolle spielen. Unter den o. g. Scores scheint er einen hohen Vorhersagewert für die Mortalität zu besitzen.
- **Anwendung:** Mittels Euro-Score werden Punkte vergeben, deren Addition den betroffenen Patienten in eine Niedrigrisiko-Gruppe (low risk group: 1–2 Punkte), mittlere Risiko-Gruppe (medium risk group: 3–5 Punkte) und Hochrisikogruppe (high risk group: ≥ 6 Punkte) zuordnet. Die Punkte ergeben sich wie folgt: s. Tab. 1.

Tabelle 1 **· Ermittlung der Risikogruppe bei Herzoperationen nach dem Euro-Score**

Faktor	Bewertung
Alter:	
– > 60 J. (für 5 J. Alterszunahme steigt der Score um einen weiteren Punkt an)	1 Punkt
Geschlecht:	
– weiblich	1 Punkt
Begleiterkrankungen:	
– chronisch obstruktive Lungenerkrankung: Langzeitmedikation mit Bronchodilatatoren oder Steroiden	1 Punkt
– extrakardiale Arteriopathie mit einem oder mehreren der folgenden Symptome: Claudicatio, Karotis-Verschluss oder > 50 % Stenose, vorhergehende oder geplante Intervention an der abdominellen Aorta, an Arterien der Extremitäten oder an den Karotiden	2 Punkte
– neurologische Dysfunktion: Erkrankung, die die Alltagsbewältigung sowie den Tagesablauf schwer beeinträchtigen	2 Punkte
– vorausgegangene Herzoperationen mit eröffnetem Perikard	3 Punkte
– Serumkreatinin: > 200 µmol/l präoperativ	2 Punkte
– akute Endokarditis: Zum Zeitpunkt der Operation aufgrund der Endokarditis noch unter Antibiosetherapie	3 Punkte

Fortsetzung →

Tabelle 1 · Fortsetzung von Seite 1

Faktor	Bewertung
kritischer präoperativer Status:	
– einer oder mehrere folgender Faktoren: Ventrikuläre Tachykardie, Ventrikelflimmern, verhinderter plötzlicher Tod, präoperative Herzdruckmassage, präoperative Beatmung vor Erreichen des Narkoseeinleitungsraums, präoperative inotrope Medikation, IABP (intraaortale Ballonpumpe), präoperatives akutes Nierenversagen (Anurie oder Oligurie < 10ml/h)	3 Punkte
kardiale Faktoren:	
– instabile AP: Ruhe-AP, die eine i.v. Nitrat-Therapie bis zum Erreichen des Narkoseeinleitungsraums erfordert	2 Punkte
– LV-Funktion: LVEF 30–50 %	1 Punkt
– LV-Funktion: LVEF < 30 %	3 Punkte
– vorausgegangener Myokardinfarkt: < 90 Tage	2 Punkte
– pulmonale Hypertension: Systolischer pulmonalarterieller Druck > 60mmHg	2 Punkte
operative Faktoren:	
– Notfalloperation: OP am Tag der Krankenhauseinlieferung	2 Punkte
– größere Herzoperationen außer isolierter ACVB-OP	2 Punkte
– thorakale Aortenchirurgie: Erkrankungen der Aorta ascendens, Aortenbogen oder Aorta descendens	3 Punkte
– postinfarzielle Septumruptur	4 Punkte

► ***Hinweise***:
- Beachte, dass bei Scores nur begrenzte Informationen in die Berechnung des Risikos eingehen.
- Für Patienten mit Nierenversagen im Endstadium unterschätzt der Euro-Score das Mortalitäts-Risiko.
- Die Scores erlauben zur Zeit keinen zuverlässigen Voraussagewert für die postoperative Morbidität, so dass in Zukunft noch an diesem Punkt gearbeitet werden muss. Dennoch bieten sie einen guten Ansatzpunkt für die Einschätzung des Risikos der postoperativen Mortalität.
- Ideal wäre ein Score, der auf das jeweilige Krankenhaus mit seinem entsprechenden Patientenprofil abgestimmt ist, um die Genauigkeit der Risikovorhersage noch zu steigern.

1.2 Beurteilung der Gefäße

Beurteilung der Venen

► **Vorbemerkungen:** Bei ca. 70 % aller herzchirurgischen Patienten in der Erwachsenen-Herzchirurgie ist eine Bypass-Operation erforderlich. Dabei werden Venen, besonders die V. saphena magna aus dem Unter- und Oberschenkel, als Bypass-Graft verwendet. Daher ist die Beurteilung der Venen vor der Operation wichtig.
- *Anamnese:*
  - Hier besonders auf Probleme mit den Beinvenen eingehen.

- Gibt der Patient einen Zustand nach Venenverödung, Venenstripping oder tiefer Beinvenenthrombose an, so sollte auf die Verwendung von Venen als Graftmaterial komplett verzichtet werden.
  - *Körperliche Untersuchung:*
    - Bei Veränderungen der Beinvenen muss die Operationsplanung auch auf die Verwendung von arteriellem Graftmaterial ausgerichtet sein (s. S. 4, Beurteilung der A. radialis).
    - Bei Patienten mit oberflächlicher Varikosis im Bereich der V. saphena magna bzw. V. saphena parva zeigt sich jedoch oft bei der weiteren Untersuchung der Venen, dass bei oberflächlichen Krampfadern die distal liegende V. saphena magna dennoch eine gute Qualität aufweist.

► **Palpation der V. saphena magna:**
- *Position des Patienten:* Der Patient steht, mit einer Unterhose bekleidet, vor dem Untersucher, so dass die Beine komplett beurteilt werden können. Nach 3–5 Min. im Stehen haben sich die Beinvenen gefüllt.
- *Praktisches Vorgehen:*
  - Die V. saphena magna oberhalb des Malleolus medialis aufsuchen.
  - Mit dem Zeigefinger einer Hand oberhalb des Malleolus medialis auf die gefüllte Vene klopfen, mit der anderen Hand von distal nach proximal die dadurch verursachte palpationssynchrone Pulsation palpieren, die den Verlauf der V. saphena magna anzeigt.
  - Im Bereich größerer Abgänge ist das Pulssignal schwächer zu tasten.
  - Auf diese Art und Weise ist es möglich, den Verlauf der Vv. saphenae magnae inklusive ihrer Seitenäste und damit das zur Graftentnahme besser geeignete Bein bereits am Vortag der Operation zu bestimmen.

► **Phlebographie:**
- Die Durchführung einer präoperativen Phlebographie zeigt oft das gesamte Beinvenensystem.
- Das hochosmolare Kontrastmittel schädigt die Intima der Beinvenen. Aus diesem Grund sollte eine Phlebographie nicht unmittelbar vor der geplanten Herzoperation durchgeführt werden.

Beurteilung der Arteria mammaria

► **Vorbemerkungen:**
- Die Verwendung arterieller Graftmaterialien in der Herzchirurgie hat in den letzten Jahren enorm zugenommen, da die Offenheitsrate der A. mammaria sinistra nach 10 Jahren ca. 95 %, die von Venen-Bypässen dagegen nur ca. 65–70 % beträgt.
- Die A. mammaria ist daher der für die Langzeitprognose des Patienten wichtigste Bypass-Graft.
- Oft werden die Aa. mammariae im Rahmen der Herzkatheteruntersuchung nicht dargestellt, da dies bei einigen Patienten sehr zeitaufwendig ist und zudem die Gefahr eines neurologischen Defizits während der Herzkatheteruntersuchung deutlich erhöht.
- Die Durchgängigkeit der A. mammaria lässt sich jedoch auch mittels einer einfachen Doppleruntersuchung überprüfen. Diese Untersuchung wird auch als so genanntes „Azularimanöver" durchgeführt.

► **Dopplersonographie der A. mammaria („Azularimanöver"):**
- *Indikation:* Abklärung zur Bypass-Chirurgie.
- *Material:* Handelsübliches Dopplergerät, Kontaktgel.
- *Praktisches Vorgehen:*
  - Schritt 1: Der Patient liegt in Rückenlage. Aufbringen von Kontaktgel ca. 2 cm neben dem Sternum und Aufsuchen des Dopplersignals der A. mammaria. Meist gut zu finden im 2.–3. ICR.
  - Schritt 2: Die Beine des Patienten werden in der Hüfte über 90° gebeugt.

- Schritt 3, Auswertung des Dopplersignals: Durch Beugung in der Hüfte nimmt die Vorlast des Herzens zu, und der Blutdruck steigt. Dies führt bei einer offenen A. mammaria zu einer Beschleunigung des Dopplersignals. Ist die A. mammaria klein, kommt es zu einem überhöhten Anstieg, ist die A. mammaria verschlossen, kommt es zu keinem Anstieg. Diese Methode kann auch bei als Bypass verwendeter A. mammaria verwendet werden, um die Offenheitsrate oder Durchgängigkeit der Anastomose indirekt zu beurteilen. Eine eindeutige Beurteilung der Anastomosenqualität ist jedoch nur durch eine Angiographie möglich.

Beurteilung der Arteria radialis

- **Vorbemerkungen:**
  - Die Verwendung der A. radialis wird zurzeit wieder häufiger. Sie steht in vielen Kliniken weltweit als Graftmaterial an zweiter Stelle („graft of second choice"), vor den Venen.
  - Die Entnahme der A. radialis setzt eine gute Voruntersuchung und Patientenselektion voraus.
  - Da immer noch ein Restrisiko für Durchblutungsstörungen der Hand, v. a. der Daumenmuskulatur, und Nervenläsionen besteht, sollte die A. radialis, wenn möglich, am nichtdominanten Arm entnommen werden.
  - Die Beurteilung kann nichtinvasiv (Allen-Test, Dopplersonographie) oder invasiv (Miniarteriotomie) erfolgen.
- **Indikationen:** Jeder Patient mit geeigneten arteriellen Gefäßverhältnissen.
- **Kontraindikationen zur Verwendung der A. radialis als Bypass-Material:**
  - *Absolut:*
    - Pathologischer Allen-Test (s. u.).
    - Dopplersonographisch nachgewiesener nicht ausgebildeter Hohlhandbogen.
    - Dialysepatienten (Dialyse-Shunt).
    - Patienten mit hochgradig eingeschränkter Niereninsuffizienz bei Diabetes mellitus (Patient wird wahrscheinlich Dialysepatient).
    - Raynaud-Phänomen, Mikroangiopathie der Handarterien.
  - *Relativ:* Zustand nach tiefen Verletzungen der Unterarme mit fraglicher Beteiligung von arteriellen Gefäßen.
- **Beurteilung:**
  - *Material:* Handelsübliches Dopplergerät, Kontaktgel.
  - *Praktisches Vorgehen:*
    - Schritt 1: Herausfinden, ob der Patient Links- oder Rechtshänder ist.
    - Schritt 2: Allen-Test durchführen (beidseits): Hierzu die Aa. radialis und ulnaris am Handgelenk komprimieren, bis die Hand abblasst. Vergehen nach Lösen der ulnaren Kompression mehr als 15 Sek., bis die Hand ihre ursprüngliche Färbung wiedererlangt, besteht der V. a. eine insuffiziente Ausbildung des Hohlhandbogens (Allen-Test negativ). Das Ergebnis wird auf einem Bogen für die Radialarterie dokumentiert.
    - Schritt 3: Den Arm des Patienten in Supination bringen. Im Bereich der A. ulnaris, der A. radialis, im Hohlhandbogen und auf die Fingerkuppen Kontaktgel auftragen.
    - Schritt 4: Die Gefäße zunächst ohne Kompression dopplern.
    - Schritt 5: Dann bei auf die A. ulnaris aufgesetztem Doppler die A. radialis komprimieren, anschließend bei auf die A. radialis aufgesetztem Doppler die A. ulnaris komprimieren. Bei suffizient ausgebildetem Hohlhandbogen kommt es bei Kompression einer der beiden Arterien zur Strömungsbeschleunigung in der nicht komprimierten Arterie. Tritt keine Strömungsbeschleunigung auf, so ist der Hohlhandbogen mit großer Wahrscheinlichkeit nicht suffizient ausgebildet.

- Schritt 6: Bei nicht komprimierter A. radialis den Hohlhandbogen aufsuchen und die einzelnen Phalanxarterien dopplern. Ist ein Dopplersignal der Endphalanxarterien vorhanden, wird die A. radialis komprimiert. So mit sämtlichen Endphalanxarterien verfahren, insbesondere mit der Daumenarterie. Ergebnisse dokumentieren. Verschwindet das Dopplersignal in der Endphalanxarterie bei Kompression der A. radialis, so ist von einer schlechten Kollateralisierung durch die A. ulnaris auszugehen.
- Schritt 7: Nach dem gleichen Muster die Kapillarpulse auf den Fingerbeeren der einzelnen Finger untersuchen. Verschwindet ein Kapillarpuls nach Kompression der A. radialis, so sollte auf die Entnahme der A. radialis verzichtet werden.
- Schritt 8: Vor der Entnahme der A. radialis im Operationssaal den distalen Abschnitt der Arterie auf einer Strecke von ca. 3–4 cm freilegen.
- Schritt 9: Im Operationssaal distal und proximal zwei kleine Bulldogklemmen ansetzen und eine Miniarteriotomie durchführen. Die distale Bulldogklemme lösen und prüfen, ob sich pulssynchron Blut über den Hohlhandbogen retrograd aus der A. radialis entleert. Ist dies der Fall, so kann die A. radialis problemlos entnommen werden, da dies beweisend für einen offenen Hohlhandbogen ist. Die Miniinzision ermöglicht es außerdem, den Zustand der Arterie (Verkalkungen, Plaques) zu beurteilen, um entscheiden zu können, ob die Arterie als Bypass-Material taugt.

1.3 Aufklärung und Einverständnis

Grundlagen

- **Grundsatz:** Jeder ärztliche Eingriff setzt die Einwilligung des Patienten voraus, und jeder Patient hat ein Recht darauf, über die Diagnosen sowie konservative oder operative Therapieoptionen informiert zu werden.
- **Der Sinn der Aufklärung kann verschieden sein:**
  - *Die so genannte therapeutische Aufklärung* dient der Vorbereitung und Unterstützung einer medizinisch notwendigen Behandlung, ist also Teil der ärztlichen Behandlung, gemäß dem Grundsatz „salus aegroti suprema lex" („das Wohl des Patienten ist das oberste Gebot").
  - *Die so genannte Selbstbestimmungsaufklärung* dient dazu, die Voraussetzungen für eine rechtswirksame Einwilligung in einen Eingriff, eine medizinische Behandlung oder eine Operation zu schaffen.
- **Juristische Bedeutung der Aufklärung:**
  - In den letzten Jahren haben juristische Streitereien zwischen Ärzten und Patienten wegen falsch durchgeführter oder juristisch nicht korrekter Aufklärung des Patienten zu einem Anstieg der Prozessrate in Deutschland geführt.
  - Die Aufklärung des Patienten vor einer Operation ist daher auch von juristischer Seite eine unabdingbare Notwendigkeit.
- **Ärztliches Handeln ohne Patienteneinwilligung:**
  - Handelt der Arzt ohne wirksame Einwilligung, so ist er, je nachdem ob sein Handeln vorsätzlich oder fahrlässig geschieht, nach §223 und §230 STGB strafbar (vorsätzliche Körperverletzung oder fahrlässige Körperverletzung).
  - Eine Ausnahme besteht bei Patienten, die nicht mehr in der Lage sind, ihre Einwilligung in ein unbedingt notwendiges ärztliches Handeln (Operation, ärztliche Untersuchung) zu geben. Es liegt dann ein sog. übergesetzlicher Notstand vor.

- Ist es nicht möglich, die Zustimmung eines Einwilligungsberechtigten (des Patienten oder seines gesetzlichen Vertreters, der Pflegschaft) zu einem unbedingt notwendigen (lebensrettenden) Eingriff einzuholen, so genügt es, stattdessen die mutmaßliche Einwilligung des Patienten zum Eingriff vorauszusetzen. Dieses Vorgehen ist aber eine absolute Ausnahme.

► **Zeitpunkt der Aufklärung:** Die Aufklärung sollte so früh wie möglich erfolgen, so dass der Patient „einen angemessenen Zeitraum zur Verfügung hat, um über die Aufklärung nachzudenken". Dies bedeutet in der Praxis, dass ein Patient, welcher zu einem elektiven Eingriff in die Klinik kommt, sofort nach der Aufnahme über die geplante operative Maßnahme oder ärztliche Untersuchung informiert werden sollte.

Umfang, Inhalt und Art der Aufklärung

► **Reziproker Zusammenhang zwischen Indikation und Aufklärungspflicht:**
- Je weniger dringlich die fragliche Maßnahme aus Sicht eines verständigen Patienten erscheint, desto weitgehender ist die Aufklärungspflicht.
- Je dringlicher die Indikation, je notwendiger der Eingriff ist, desto eher kann sich der Arzt mit einer relativ pauschalen Aufklärung begnügen.

► **Inhalt:**
- *Postoperativer Zustand, sonstige sicher eintretende Auswirkungen einer Operation, Erfolgsaussichten der Behandlung.*
- *Mögliche Komplikationen:*
  - Risiken, die nach allgemeiner Erfahrung mit jedem Eingriff verbunden sind, z. B. die Gefahr einer Thrombose, Embolie oder Blutung, fallen nicht unbedingt unter die Aufklärungspflicht.
  - Alle „typischen" Risiken einer operativen Behandlung müssen jedoch dargestellt werden. „Typisch" sind sowohl laut Statistik häufig eintretende als auch für die konkrete Behandlung spezifische Risiken.
  - Auch auf Risiken, die das spätere Leben des Patienten entscheidend beeinflussen, ist hinzuweisen, wobei die besondere persönliche Situation des Patienten (z. B. Sportler, Taucher, Klavierspieler) berücksichtigt werden muss.
- *Alternative Behandlungsverfahren:* Der Patient muss über alternative Behandlungsmaßnahmen, soweit diese nach allgemeiner ärztlicher Ansicht möglich sind, und deren Nutzen und Risiken aufgeklärt werden.

► **Sprache:**
- Die Aufklärung erfolgt in einer für den Patienten verständlichen Sprache, da sie kein Selbstzweck ist, sondern dazu dient, dem Patienten die erforderliche Entscheidungsgrundlage zu verschaffen, um einer Operation zuzustimmen oder sie abzulehnen.
- Dabei sind der Bildungsgrad und die Sach- und Fachkunde des Patienten (z. B. eines Arztes) zu berücksichtigen.

Dokumentation

► **Dokumentationspflicht:** Jede Einwilligung des Patienten in einen ärztlichen Eingriff muss dokumentiert werden.

► **Dokumentation mithilfe von Aufklärungsbögen:**
- Für die recht standardisierten Operationen in der Herzchirurgie gibt es vorgefertigte Aufklärungsbögen, in welchen der Patient in einfachen und verständlichen Worten über den groben Ablauf der Operation, die Risiken und Komplikationen aufgeklärt wird.
- Das Aushändigen eines solchen Aufklärungsbogens entbindet den Arzt jedoch nicht von der Pflicht, mit dem Patienten ein ausführliches Aufklärungsgespräch zu führen.

  - Der ausgefüllte Aufklärungsbogen ist ein Teil der Patientenakte und sollte sorgfältig aufbewahrt werden.
- **Inhalt der Dokumentation:** Zeitpunkt, Dauer und Inhalte des Gesprächs sollten dokumentiert werden, letztere in einer für den Patienten verständlichen Sprache.
- **Zeugen:** Aus juristischen Gründen ist es für den Patienten und den Arzt vorteilhaft, wenn eine dritte Person die Inhalte der Aufklärung bezeugen kann.

1.4 Anästhesiologische Vorbereitung des Patienten

Ziele der anästhesiologischen Vorbereitung

- Identifizierung speziell kardialer, allgemein operativer und anästhesiologischer Risiken mittels Anamnese und körperlicher Untersuchung.
- Ggf. Veranlassung weiterer Untersuchungen.
- Aufklärung des Patienten über die vorgesehenen anästhesiologischen Maßnahmen (Prämedikation, Vorbereitung im Einleitungsraum, Narkose, Legen von Gefäßzugängen) und ihre Risiken.
- Erläuterung von Verhaltensregeln.
- Einholen der Einwilligung des Patienten.
- Verordnung der Prämedikation.
- Informationsübermittlung zur Planung der Abläufe im OP-Programm.

Anamnese

- **Im Rahmen der Prämedikationsvisite Sichtung der Unterlagen des Patienten:**
  - Arztbrief der überweisenden Einrichtung.
  - Befund der Koronarangiographie.
  - Befund echokardiographischer Untersuchungen.
  - Befunde weiterer apparativer Untersuchungen, wie Lungenfunktion, Karotisdoppler, Abdomensonographie (infrarenales Aortenaneurysma).
  - Aufnahmestatus der kardiochirurgischen Klinik.
  - Gegenwärtige medikamentöse Therapie.
- **Inhalte des Anamnesegesprächs:**
  - Vorangegangene Narkosen, insbesondere Zwischenfälle und Besonderheiten (prolongiertes Aufwachen, intraoperative Wachheit, Familienanamnese für maligne Hyperthermie oder Muskelerkrankungen).
  - Allergien, Medikamentenunverträglichkeiten, heparininduzierte Thrombozytopenie (HIT).
  - Regelmäßige Einnahme von Medikamenten, insbesondere Opiaten, regelmäßiger Konsum von Alkohol, Zigaretten, Drogen.
  - *Bei dringlichen Eingriffen:* Zeitpunkt der letzten Nahrungsaufnahme und (wegen der erhöhten Nüchternsekretion) der zuletzt gerauchten Zigarette.
- **Strukturierte Dokumentation der Anamnese im Narkoseprotokoll.**

Körperliche Untersuchung

- **Untersuchungsbefund:** Der körperliche Untersuchungsbefund (Status praesens) wird in der Regel vom kardiochirurgischen Stationsarzt erhoben und in der Patientenakte dokumentiert. Daher kann normalerweise die erneute körperliche Untersuchung unterbleiben (dies reduziert Zeitaufwand und Patientenbelastung).

- **Anästhesiologisch relevante Befunde:** Spezielle, aus anästhesiologischer Sicht relevante Befunde werden erhoben, wenn sie nicht schon vorhanden sind. Dazu gehören:
  - *Körpergröße und -gewicht.*
  - *Augen:* Inspektion und Funktionsprüfung der Pupillen, Voroperationen? Glasaugen? Ziel: Ausgangsstatus für die Pupillenkontrolle in Narkose.
  - *Nase:* Luftwege, Voroperationen? Epistaxis? Ziel: Risikominimierung bei Applikation der Magensonde.
  - *Zähne:* Vollständigkeit? Lockere Zähne? Prothesen? Brücken? Kronen? Ziel: Risikoeinschätzung für Zahnbeschädigungen bei Intubation (auch bei Reintubation oder Extubation).
  - *Mundöffnung und Beweglichkeit des Kopfes.* Ziel: Scoring zur Einschätzung von Schwierigkeiten bei der Laryngoskopie zur Intubation.
  - *Hals:* Struma? Voroperationen? Ziel: Einschätzung von Intubationsschwierigkeiten, Diagnose möglicher Verlagerung von Halsgefäßen für zentralvenöse Punktion.
  - *Pulmonale Funktion:* Erkrankungen? Atemnot? Ventilationsstörungen?
  - *Gefäßsystem:* Relevante Stenosen? Fehlanlagen? Gefäß-OPs? Allen-Test (Radialispunktion möglich?).
  - *Vorhandene Gefäßzugänge:* Art, Zustand und Alter.
  - *Extremitäten:*
    - Allgemein: Deformitäten? Amputationen? Bewegungseinschränkungen? Endoprothesen? Ziel: Identifizierung von Besonderheiten bzgl. der Lagerung des Patienten.
    - Arme: Zustand nach Mammaamputation mit Lymphabflussstörungen? Dialyse-Shunts? Hemiparese? Ziel: Identifizierung des am besten für die vorgesehene Entnahme der A. radialis geeigneten Armes (bestätigt durch dopplersonographische Untersuchung).
  - *Harnwege:* Prostatahyperplasie? Ziel: Identifizierung eines Verletzungsrisikos bei Blasenkatheterisierung, ggf. suprapubischen Dauerkatheter erwägen.
  - *Psyche:* Beurteilung von Einwilligungsfähigkeit, Angst oder Angststörungen, Dissimulation von Beschwerden.

Weitere für kardiochirurgische Eingriffe notwendige Befunde

- **Für alle Eingriffe notwendig:**
  - *Kreislaufparameter:* Blutdruck, Herzfrequenz.
  - *EKG*: Aktuell und Verlauf.
  - *Röntgenthorax.*
  - *Labor:* Blutbild, Elektrolyte, Gerinnung (wenn Heparinisierung [Herz-Lungen-Maschine] vorgesehen, inkl. AT III), Retentionswerte, Blutglukose, Gesamteiweiß, ggf. Schilddrüsenparameter, Entzündungsparameter, ggf. Medikamentenspiegel (Digitalis, Antibiotika, Antikonvulsiva), Blutgruppenserologie.
- **Für alle Eingriffe an Herz oder Aorta zusätzlich notwendig:**
  - *Koronarangiographie:* Globalfunktion, Ejektionsfraktion (EF), linksventrikulärer enddiastolischer Druck (LVEDP), pulmonalarterielle Drücke, Druckdifferenzen über der Aortenklappe, errechnete Klappenöffnungsfläche, Cardiac Output (HZV), Cardiac Index (m^2KÖF/Min.), PVR (pulmonaler Gefäßwiderstand)/SVR (systemischer Gefäßwiderstand), intrakardiales Shunt-Volumen, seitendifferente Ejektionsfraktion.
  - *Lungenfunktionstest (Lufu):* Feststellung obstruktiver oder restriktiver Störungen und ihrer Ausprägung. *Cave:* Keine Lufu bei instabilem Patient, akute kardiale Dekompensation möglich.
  - *Karotisdoppler.*
  - *Abdomensonographie.*

- **Für alle Klappenoperationen zusätzlich notwendig:**
  - Zahnärztliches Konsil (Fokussuche).
  - HNO-Konsil (Fokussuche).
- **Bei neurologischen Vorerkrankungen zusätzlich notwendig:** Neurologisches Konsil.
- **Bei Störungen der oberen Atemwege oder Struma zusätzlich notwendig:**
  - HNO-Konsil (Intubationshindernis?).
  - Ggf. Trachea-Zielaufnahme mit Saug-Press-Versuch.
- **Bei relevanter Ulkus-Anamnese oder gastrointestinaler Blutung zusätzlich notwendig:** Ösophagogastroskopie.
- **Bei relevanten Störungen der ableitenden Harnwege** (z. B. OP eines Blasenkarzinoms mit Anlage einer Neoblase) **zusätzlich notwendig:** Urologisches Konsil, OP-Bericht anfordern.

Aufklärung und Einwilligung des Patienten

- **Schriftliche Information:** Alle Patienten erhalten vor Beginn des Aufklärungsgesprächs eine schriftliche Basisinformation über die geplanten anästhesiologischen Maßnahmen. Dem Patienten ausreichend Zeit lassen, diese zu lesen. Evtl. muss man den Inhalt im Gespräch vorlesen (blinde oder stark sehbehinderte Patienten, Analphabeten).
- **Darstellung des Ablaufs der anästhesiologischen Maßnahmen:**
  - *Vorabend:*
    - Sedierungsmedikation, dadurch evtl. eingeschränkte motorische Koordination: Der Patient darf nicht mehr alleine aus dem Bett aufstehen.
    - Beginn der Nahrungskarenz.
  - *OP-Tag:*
    - Erneute Sedierung, Einnahme weiterer Medikamente (Einnahme von bis zu 100 ml Wasser durchbricht nicht die Nüchternheit).
    - Transport zum OP und Vorbereitung in der „Einleitung“.
    - EKG, RR-Messung, permanentes PO_2-Monitoring, harte OP-Liege.
    - Venöse und arterielle Punktion unter Lokalanästhesie.
    - Präoxygenierung mithilfe der Beatmungsmaske.
    - Narkoseinduktion.
    - Weitere Maßnahmen in tiefer Narkose: Intubation, zentralvenöse Punktion, weitere periphervenöse Punktionen, Legen einer Magensonde (nasal), Legen eines Blasenkatheters.
  - *Situation des Patienten beim Aufwachen:*
    - Patient ist intubiert, kann nicht sprechen, Fremdkörpergefühl, Beatmung durch Respirator, Patient soll sich möglichst nicht wehren, gegenatmen oder pressen.
    - Nach Extubation ggf. Heiserkeit und Halsschmerzen.
    - Magensonde weiterhin in der Nase.
    - Zentralvenöse Katheter sind am Hals mit Leitungen zu Infusionspumpen und Perfusoren versehen.
    - Blasenkatheter weiterhin in der Blase.
- **Aufklärung über Risiken:**
  - Entsprechend der Bedürfnisse, der Verständnisfähigkeit und Belastbarkeit des Patienten.
  - Der Patient hat das Recht, auf eine Risikoaufklärung zu verzichten. Dokumentieren und unterschreiben lassen!
  - Risikoaufklärung entsprechend den Standards der DGAI (Deutschen Gesellschaft für Anästhesiologie und Intensivmedizin) und der ständigen Rechtsprechung.
  - Nochmalige Aufklärung zur Möglichkeit der Bluttransfusion (Aufklärung erfolgt hauptsächlich durch Operateur) und des daraus entstehenden Risikos.

- **Einwilligung:** s.a. S. 5.
  - *Die Einwilligung erfolgt im Regelfall durch eine Unterschrift des Patienten:* Die schriftliche Information, die handschriftlichen Ergänzungen (Individualisierung der Informationen) und der Einwilligungstext (ebenfalls individualisiert) werden dem Patienten vorgelegt, und dieser unterschreibt zum Zeichen der Einwilligung.
  - *Ein Widerruf der Einwilligung* ist jederzeit möglich und nicht an die Schriftform gebunden.
  - *Patienten, die nicht oder nicht ausreichend deutsch können,* erhalten eine Aufklärung in geeigneter fremdsprachlicher Form, z. B. Übersetzung durch Angehörige. Dokumentieren! Name und Unterschrift des Übersetzers und die Tatsache, dass der Patient mit der Übersetzung einverstanden ist, sollten vermerkt werden.
  - *Patienten, die nicht schreiben können,* willigen mündlich ein. Dies wird am besten durch Zeugen (Angehörige, Pflegepersonal, Kollegen) durch Unterschrift bestätigt.
  - *Bei minderjährigen Patienten* die Einwilligung der Eltern einholen (möglichst beider Elternteile), sofern sie das Sorgerecht bzw. das Recht zur Einwilligung in Heileingriffe besitzen. Nötigenfalls ist die Einwilligung der Sorgerechtsstellen oder des zuständigen Jugendamtes einzuholen.
  - *Minderjährige Patienten über 14 Jahren* können im Einzelfall selbst in den Eingriff/die Narkose einwilligen, sofern sie die nötige psychosoziale Reife erkennen lassen. Auch dies dokumentieren.
  - *Bei Patienten, die nach Einschätzung des prämedizierenden Anästhesisten nicht einwilligungsfähig sind,* muss ein Betreuungsverhältnis (Pflegschaft) eingerichtet werden. Dies ist Aufgabe des Stationsarztes.
  - *Willigen Eltern oder Betreuer in wirklich notwendige Eingriffe (selbstkritisch prüfen!) nicht ein,* kann der Amtsrichter zwecks Entscheidung hinzugezogen werden, auch nachts und an Wochenenden.
  - *Findet die Prämedikationsvisite erst spät abends, in der Nacht oder am OP-Tag statt,* ist dem Patienten trotzdem ausreichend Zeit zum Nachdenken über die Entscheidung zur OP und damit zur Narkose zu geben. Eine Einwilligung, bei der der Patient den Eindruck gewinnt, „nicht mehr Nein sagen zu können", ist unwirksam, der Eingriff wird damit strafbar. Wird der Patient allerdings darauf hingewiesen, dass er, ohne Nachteile in Kauf nehmen zu müssen, mehr Bedenkzeit erhalten kann, er aber darauf verzichtet und sein Einverständnis erklärt (Zeitproblematik sorgfältig dokumentieren und unterschreiben lassen!), ist die Einwilligung trotzdem wirksam.
- **Aufklärung von Zeugen Jehovas:**
  - Grundsätzlich sollten religiöse Überzeugungen unabhängig vom eigenen Dafürhalten akzeptiert werden.
  - Lehnen Angehörige der Zeugen Jehovas von vornherein die Behandlung mit Erythrozytenkonzentraten oder anderen Blutkomponenten ab, ist dies dezidiert im Narkoseprotokoll zu vermerken.
  - Besteht nur eine geringe Chance, die Operation ohne Fremdbluttransfusion erfolgreich durchzuführen, sollte mit dem Operateur Rücksprache gehalten werden.
  - Der Patient ist auf das Risiko des Todes durch die Verweigerung der Fremdbluttransfusion eindringlich hinzuweisen.
  - Auf die Akzeptanz von Fremdblut sparenden Methoden wie intraoperativer isovolämischer Hämodilution und von Blutrückgewinnungssystemen (z. B. Cell-Saver) ist hinzuwirken.
- **Aufklärung und Einwilligung in Notfallsituationen:**
  - *Aufklärung und Einwilligung:* In Notfallsituationen wird entsprechend der Dringlichkeit und des Zustands des Patienten in unterschiedlichem Maße

auf die Erhebung von Anamnese und Befunden sowie auf Aufklärung und Einwilligung verzichtet.

- Die *Basisanamnese* enthält Fragen nach:
  - Name, Geburtsdatum bzw. Alter, zu verständigende Angehörige.
  - Größe und Gewicht.
  - Nüchternheit.
  - Allergien.
  - Ggf. Medikamenteneinnahme.
  - Ggf. wichtige sonstige Erkrankungen oder Operationen.

Prämedikation

- **Ziele:**
  - Sedierung und Anxiolyse (auch die durch Benzodiazepine hervorgerufene anterograde Amnesie ist eine erwünschte „Nebenwirkung").
  - Analgesie.
  - Parasympathikolyse.
  - Antiemesis.
  - Verminderung der Aspirationsgefahr.
  - Histamin-Rezeptor-Blockade.
- **Eingesetzte Medikamente:** Benzodiazepine oral. In der Regel stehen zur Verfügung: Flunitrazepam (Rohypnol), Chlorazepam (Tranxilium), Midazolam (Dormicum) oder vergleichbare Benzodiazepine.
- **Dosierung:**
  - *Am Vorabend einmalige Gabe von z. B.:*
    - 1–2 mg Flunitrazepam oder
    - 20–40 (60) mg Clorazepam.
  - *Am OP-Tag* in der Regel 1–2 Std. vor Narkoseeinleitung nochmals dieselbe Dosierung.
  - *Auswahl und Dosierung* erfolgen unter Berücksichtigung von Alter, Zustand, Organfunktion und psychischer Konstitution des Patienten sowie Art und Dauer des operativen Eingriffs.

Beachte:
- *Koronarpatienten* eher stärker sedieren, um sie vor einer stressbedingten myokardialen Ischämie zu schützen. Aber Vorsicht bei EF $< 30\%$, akuter kardialer Dekompensation oder hochgradiger Hauptstammstenose mit niedrigen systolischen Drücken (< 100 mmHg)!
- *Klappenpatienten* eher vorsichtig sedieren, insbesondere bei hochgradiger Aortenklappenstenose und länger bestehender Mitralklappenstenose.
- *Patienten mit COLD oder obstruktivem Schlafapnoe-Syndrom* am Vorabend nicht oral sedieren.
- *Asthmapatienten mit normaler BGA und Patienten mit instabiler AP* sollten keine reduzierte, sondern die normale Sedierungsdosis erhalten.

Präoperative Umstellung der bisherigen medikamentösen Therapie

Hinweis: Die Umstellung der bisherigen medikamentösen Therapie erfolgt gemäß den Erfordernissen der präoperativen Phase in Rücksprache mit dem Herzchirurgen.

- **Pharmaka mit kardiovaskulärer Wirkung** in der Regel bis zum Morgen des OP-Tages verabreichen.

  Beachte: Bei der Narkoseeinleitung kann es unter der Therapie mit Diuretika, β-Blockern und Herzglykosiden aufgrund des reduzierten zirkulierenden Blutvolumens, unter der Therapie mit Kalziumantagonisten und ACE-Hemmern aufgrund des reduzierten peripheren Gefäßwiderstands zu einem RR-Abfall kommen.

- **Diuretika:** Letzte Dosis am Vorabend.
- **Digitalis:** Wirkspiegel beachten. Letzte Dosis am Vorabend; Ausnahme bei TAA (Tachyarrhythmia absoluta): Letzte Dosis am Morgen des OP-Tages.
- **Antiarrhythmika:** Weitergeben.
  - ***Beachte:*** β-Blocker unbedingt weitergeben (Entzugssyndrom bei akutem Absetzen!), auch Kalziumantagonisten weitergeben (allerdings tritt bei akutem Absetzen kein Entzugssyndrom auf).
- **Nitroperfusor:** Therapie bis zur OP weiterführen.
- **Heparinperfusor:** Therapie bis zur OP weiterführen, aktuelles Labor inkl. AT III und Thrombozytenzahl (Ausschluss einer HIT).
- **Thrombozytenaggregationshemmer:** Dauer der Einnahme wird vermerkt. Kumarinderivate zum Erhalt einer normalen INR durch Heparin austauschen. ASS 7 Tage präoperativ absetzen (heute oft nicht möglich, daher Gabe von Aprotinin). Weitere Antikoagulanzien entsprechend der Halbwertszeit absetzen.
- **Orale Antidiabetika:** Abendliche Dosis absetzen.
- **Insulin:** Intensivierte Diabetestherapie:
  - *Vorabend:* Spätmahlzeit wie gewohnt, abendliche Dosis Insulin wie gewohnt.
  - *OP-Morgen:* OP möglichst an erster Stelle, ab 6:00 Uhr stündlich BZ-Kontrolle, Glukoseinfusion und ggf. Insulingaben im Bolus oder über Perfusor durch Stationsarzt. Bei Wartezeit ist ein venöser Zugang obligat.
- **Anti-Parkinson-Mittel:** Nicht absetzen.
- **Antiasthmatika:** Nicht absetzen, dem Patienten Sprays in den OP mitgeben.
- **Kortikoide:** Nicht absetzen.
- **Thyreostatika:** Nicht absetzen.
- **Antikonvulsiva:** (Bei normalen Wirkstoffspiegeln) nicht absetzen.
- **Antidepressiva:** Letzte Dosis am Vorabend.
  - ***Beachte:*** Trizyklische Antidepressiva möglichst mindestens 1 Woche vor OP auf tetrazyklische oder neuere Antidepressiva umstellen (Rücksprache mit Psychiater).

Bereitstellung von Blutkonserven

- Präoperative Entnahme von Kreuzblut, die Anforderung von Erythrozyten-, Thrombozytenkonzentraten, FFP (fresh frozen plasma) etc. sind grundsätzlich Aufgaben des Kardiochirurgen. Der Anästhesist überzeugt sich in Rücksprache mit dem Labor oder dem Blutdepot von der korrekten Bereitstellung der Blutbestandteile.
- Bei seltenen Blutgruppen (z. B. B rh-negativ, AB) empfiehlt es sich, mit dem Labor bzw. Blutdepot im Haus zu klären, wie viele Konserven nachgekreuzt werden können bzw. welche Nachschubmöglichkeit aus den Blutspendeeinrichtungen besteht. Gleiches gilt für Patienten mit irregulären Antikörpern.
- Das Vorhandensein von Eigenblutkonserven überprüfen.

Antibiotikaprophylaxe

- **Indikation:** Da das Blut des Patienten während herzchirurgischer Operationen mit Fremdoberflächen in Kontakt kommt und die postoperativen Wundflächen ausgedehnt sein können, ist eine Antibiotikaprophylaxe indiziert.
- **Eingesetzte Medikamente:** Cephalosporine.
- **Zeitpunkt der Applikation (insgesamt 3 ×):**
  - *1. Gabe:* Nach Narkoseeinleitung.
  - *2. Gabe:* Nach Ende der extrakorporalen Zirkulation.
  - *3. Gabe:* 8 Std. später.

1.5 Seelsorge und Tod des Patienten

Seelsorgerische Begleitung von Herz-OP-Patienten

- **Vorbemerkungen:**
  - „... so wurde immer deutlicher, dass es hier um Erinnerung geht, um Erinnerung des Wenigen des Lebens“ (L'Espagnol).
  - Patienten, denen eine Herzoperation bevorsteht, erfahren sich selbst und ihre Daten durch eine hochspezialisierte Herzchirurgie differenziert und segmentiert in einzelne Fachbereiche und Behandlungsabläufe. Klinische Seelsorge hingegen versucht, dem Patienten in seiner seelischen und körperlichen Gesamtbefindlichkeit zu begegnen.
  - Die Seelsorge ist ein völlig freiwilliges Angebot sowohl für den Patienten als auch für die Angehörigen. Sie bietet die Chance zu einer Kontextualisierung von Krankheits- und Klinikerfahrungen mit der je eigenen Lebens- und Glaubensgeschichte. So stellen sich die Fragen: „Was hat der medizinische Eingriff mit meinem bisherigen Leben zu tun?“ „Was habe ich zukünftig zu erwarten, und auf was kann ich vertrauen?“
- **Das seelsorgerische Gesprächsangebot** ermöglicht dem Patienten den Wandel vom Objekt medizinischen Handelns hin zum Subjekt, das nach Heilung verlangt und dem Heilung zuteil wird.
- **Der Seelsorger:**
  - Der Seelsorger ist in seinem Dienst für Kranke, Angehörige und Mitarbeiter(innen) eines Herzzentrums angewiesen auf eine gute Kooperation mit den ärztlichen Kollegen, auf Offenheit und Sensibilität seitens der sozialen und pflegenden Dienste.
  - Dabei erscheint er unabhängiger von einem medizinischen Kontext, unterliegt weniger einem Zeitdruck oder irgendwelchen Gesprächsprogrammen.
  - Hieraus ergibt sich die Grundlage für tiefer gehende Gespräche mit den Patienten. Vielleicht kommen dabei die Faktoren der Lebensgeschichte oder der Persönlichkeitsstruktur in den Blick, die für die koronare Herzkrankheit mitverantwortlich gemacht werden.
- **Seelsorge vor der Operation:**
  - Vor der Operation stehen möglicherweise noch die zurückliegenden, lebensbedrohlichen Erfahrungen mit der Krankheit im Vordergrund – aber auch die Hoffnung auf einen möglichst schnellen Genesungsweg. Der Seelsorge kommt es nun zu, da zu sein, mit auszuhalten, dem Befinden Beachtung zu schenken, nach Sprache, nach Worten, nach Bildern mit dem Patienten zu suchen.
  - Wichtig ist, dass beklemmenden, einengenden oder den durch den Alltag oft „zugedeckten“ Gefühlen Bedeutung zukommen darf, so dass Heilung und Lebensveränderung geschehen können.
- **Möglichkeiten der Seelsorge:**
  - Sedierten oder komatösen Patienten wird ebenso seelsorgerische Begleitung zuteil. Der Seelsorger nimmt Kontakt mit komatösen Patienten auf, er spricht mit ihnen. Der Besuch dient einer Unterbrechung der monoton erlebten Klinikatmosphäre.
  - Andere Patienten sind dankbar um einen Zuhörer, welcher die Gefühle und die Gedanken ernst nimmt, vielleicht ein Gebet des Trostes oder des Dankes formulieren hilft. Die Wichtigkeit eines positiven Zuspruchs ist offensichtlich. Für manche Christen ist die Feier der Krankenkommunion Ort tiefster Geborgenheit, Ort der persönlichsten Klage, aber auch Ort einer Vertrauenszusage, nicht alleine zu sein.
- **Seelsorge bei sterbenden Patienten und ihren Angehörigen:**
  - Begleitung sterbender Patienten und ihrer Angehörigen stellt eine besondere Herausforderung dar.

- Einerseits bedarf es in dieser Zeit oft medizinischer und pflegerischer Intensivpflege. Andererseits wünscht eine seelsorgerische Begleitung für den Sterbenden und seine Angehörigen eine Zeit des Zur-Ruhe-Kommen-Dürfens und der Lebensreflexion (Revue de vie), Worte der Versöhnung, des Dankes und des Gebets, Möglichkeiten zu einem guten Abschied nehmen.
- So ist eine besondere Sensibilität des ärztlichen wie des pflegerischen Dienstes gefragt (bei allem Einsatz von Überlebenstechnik), um dieser Zeit Geborgenheit und Würde zukommen zu lassen.

Ärztliches Verhalten bei sterbenden Patienten

- **Akute Todesereignisse perioperativ:** Bei einer sehr geringen Zahl von Patienten kommt es zu einem perioperativen Ableben des Patienten. Als Ursache sind beispielsweise nichtbeherrschbare Ausgangssituationen wie kardiogener Schock bei Infarkt, Salvage-OP unter Reanimation, extrem brüchiges Gewebe, intraoperative Aortendissektion zu nennen.
- **Postoperative Todesereignisse:**
  - Andere Patienten erholen sich nicht mehr von einem kardiochirurgischen Eingriff und sterben an seinen Folgen, meist an einer generalisierten Sepsis.
  - Bei diesen Patienten muss sich der behandelnde Arzt ab einem gewissen Zeitpunkt zusammen mit den Angehörigen (Pflegschaft) und wenn möglich, dem Patienten überlegen, ob es im Sinne des Patienten ist, intensivmedizinische und medizinische Maßnahmen bis zum Allerletzten auszuschöpfen oder ob es das Behandlungsziel sein soll, das Leiden des Patienten zu mindern und seine Lebensqualität in der Zeit vor dem Tod zu optimieren.
  - Frühzeitig sollte erfragt werden, ob der Patient ein (Patienten-)Testament verfassen möchte oder seelsorgerischen Beistand wünscht.
  - Sollen keine Reanimationsmaßnahmen mehr erfolgen, Kollegen und Pflegepersonal rechtzeitig darüber informieren und mit einem Eintrag in der Krankenakte dokumentieren. Alle derartigen Einschränkungen ärztlicher Handlungen müssen präopaerativ mit dem Patienten und seinen Angehörigen abgesprochen sein. Ferner muss die Situation, in der sich der Patient befindet, dokumentiert, seine Chancen müssen abgewogen werden.
  - In dieser Phase benötigen die Angehörigen des Sterbenden den zeitnahen Beistand des zuständigen Arztes in besonderer Weise. Eine rechtzeitige Aufklärung über die Schwere der Erkrankung, die Situation des Patienten und einen möglichen ungünstigen Ausgang ist absolut geboten.

  Beachte: Jede Information der Angehörigen bezüglich der ärztlichen Behandlung erfordert prinzipiell das Einverständnis des Patienten.
- **Informationsweitergabe bei Zustandsverschlechterung und Tod:**
  - Befindet sich der Patient „in extremis", sollten die Angehörigen informiert werden, damit sie den Sterbenden auf seinem letzten Weg begleiten können.
  - Ist der Patient verstorben, so sollten der einweisende Kollege und der Hausarzt des Patienten darüber informiert werden.

Feststellung des Todes

- **Unsichere Todeszeichen:** Pulslosigkeit, tiefes Koma (reaktionslos), Fehlen zentraler Reflexe, Muskelerschlaffung, totale Apnoe, Pupillenerweiterung (klinischer Tod).
- **Erste sichere Todeszeichen:**
  - *Totenflecken:* Rotviolette Flecken durch Absinken des Blutes in die abhängigen Körperpartien. Auftreten ca. 30–60 Min. nach Eintreten des Todes, Wegdrückbarkeit für 12–36 h, länger bei Kälte, kürzer bei Wärme.

  - *Totenstarre:* Auftreten einige Stunden nach Todeseintritt, meist am Kiefergelenk beginnend. Volle Ausprägung nach 6–12 h (Variationsbereich 2–20 Std., je nach Temperatur). Rückbildung nach 2–6 d.
- **Herztod:** Die bisher erwähnten Todeszeichen setzen einen Herzstillstand voraus (Herztod).
- **Hirntod:**
  - Bei Hirntod, also bei Zerstörung des Gehirns durch Krankheiten oder Unfall und erhaltener Kreislauffunktion infolge künstlicher Beatmung, treten die erwähnten Todeszeichen nicht auf.
  - Hier ist eine Untersuchung durch einen Neurologen oder Neurochirurgen erforderlich: Erst wenn dieser nach einer standardisierten Untersuchung den vollständigen und definitiven Ausfall der Hirnfunktion diagnostiziert, kann der Tod festgestellt werden.
- **Ein Patient ist dann als tot zu erklären,** wenn eines der sicheren Todeszeichen in Verbindung mit Hypothermie festgestellt wird. Erst dann darf der Totenschein ausgestellt werden. Um die Todesbescheinigung ausstellen zu können, ist darüber hinaus die Untersuchung der vollständig entkleideten Leiche erforderlich.
- **Ist die unmittelbare Todesursache nicht eindeutig festzustellen,** sollten die vermutete wahrscheinliche Todesursache und der mögliche pathophysiologische Zusammenhang zur Grunderkrankung aufgeführt werden. Beispiel: *Todesursache:* Protrahierter septischer Schock; *Folge von:* Aortenklappenendokarditis vor OP einer akuten Aortenklappeninsuffizienz; *Ursächliche Grunderkrankung:* Vereiterte Zahnwurzel.
- **Bei völlig unklarer oder unnatürlicher Todesursache,** auch bei Verletzungen ohne ersichtliche Fremdeinwirkung, insbesondere bei unbekannten Patienten, müssen Kriminalpolizei und Staatsanwaltschaft informiert werden. Nach der Spurensicherung muss die Leiche dem Gerichtsmedizinischen Institut zur Autopsie zugeführt werden.
- **Ärzte im Praktikum (AiP)** sollten die Leichenschau unter Aufsicht eines vollapprobierten Arztes vornehmen; dieser muss die Todesbescheinigung gegenzeichnen.
- **Nicht natürlicher Tod:** Bei Todesursachen aufgrund von Fremdeinwirkung Dritter (z. B. Messerstich) oder bei Folgen von Unfällen (z. B. Autounfall → Aortenruptur) ist „Anhalt für nicht natürlichen Tod" anzugeben.

1.6 Qualitätsmanagement in der Herzchirurgie

Bedeutung des Qualitätsmanagements in der Herzchirurgie

- Besonders in der Herzchirurgie ist es wichtig, sich mit Qualitätsmanagement, Leitlinien und Standards auseinander zu setzen, da gerade die herzchirurgischen Operationen ein Höchstmaß an Qualität erfordern, um insbesondere Hochrisikopatienten adäquat behandeln zu können.
- Es reicht nicht aus, sich nur mit der externen Qualitätssicherung (Deutsche Gesellschaft für Thorax-, Herz- und Gefäßchirurgie) auseinander zu setzen, es müssen weitere Schritte in Richtung eines intern gut funktionierenden Qualitätsmanagements unternommen werden, wie z. B. ein monatliches Berichtswesen.
- Ein weiterer Grund, ein internes Qualitätsmanagement einzuführen, ist die Schaffung der Transparenz ärztlicher Maßnahmen.

Voraussetzungen für ein gut funktionierendes Qualitätsmanagement

- **Qualitätsmanagement-Tools:** Hat man sich entschlossen, ein „umfassendes Qualitätsmanagement" aufzubauen, so müssen schon vorhandene Qualitätsmanagement-Tools (wie z. B. eine regelmäßig tagende Gruppe, die sich mit der innerbetrieblichen Prozessoptimierung beschäftigt) in das System integriert werden.
- **„Betriebsphilosophie":** Es muss eine vom ganzen Haus akzeptierte „Betriebsphilosophie" entwickelt werden.
- **Möglichkeiten der externen Bewertung:** Schon in der Aufbauphase des Qualitätsmanagement-Systems muss überlegt werden, wie man es später von extern bewerten oder zertifizieren kann, um dies gegenüber Patienten, einweisendem Arzt, Kostenträger usw. vertreten zu können.

Konkretes Vorgehen beim Qualitätsmanagement

- **Grundlagen:**
  - Die ISO-Norm zwingt ein Krankenhaus, ein Qualitätsmanagement strukturiert aufzubauen.
  - Es genügt nicht, auf einigen Gebieten sehr gut zu sein, in der Hoffnung, damit Schwächen auszugleichen. Das gesamte System muss der Norm entsprechen, so dass man gezwungen ist, sich besonders mit den Schwächen auseinander zu setzen, eine Schwachstellenanalyse durchzuführen.
  - Die Mitarbeiterbefragung gibt dem Krankenhaus in einem besonderen Maße die Möglichkeit, die Mitarbeiter in das System zu integrieren und Schwächen zu entdecken, die durch die ISO-Norm nicht abgedeckt werden.
  - Mittels jährlicher Mitarbeiterbefragungen und jährlicher Überwachungsaudits durch den Zertifizierer wird der Fortschritt des Krankenhauses auf dem Gebiet der Qualistätssicherung überprüft.
- **DIN EN ISO 9001 und EFQM-Modell:** Die Erfahrungen haben gezeigt, dass es am besten ist, sowohl die Zertifizierung nach DIN EN ISO 9001 als auch die Selbstbewertung nach dem EFQM-Modell durchzuführen.
  - *DIN EN ISO 9001:* Internationale Norm, nach der durch vorgegebene Richtlinien eine Messung von Qualität möglich wird. In Deutschland wird die Zertifizierung meist nach den Richtlinien der TÜV-CERT vorgenommen. Die Konkretisierung der DIN EN ISO 9001 entspricht dem TÜV CERT-Leitfaden zur Zertifizierung von Krankenhäusern mit Stand 1996.
  - *EFQM (European Foundation of Quality Management):* Wesentliche Elemente der FQM-Bewertung sind Kundenzufriedenheit, Mitarbeiterzufriedenheit, Wirkung auf die Gesellschaft, Führung und Unternehmenspolitik, Personal, Ressourcen. Bestandteil der EQA (European Quality Award) ist die Selbstbewertung, eine systematische Messung und Überprüfung aller Schlüsselaktivitäten und -ergebnisse. Der Bewertungsprozess umfasst Kriterien, die jeweils zwischen 60 und 200 Punkten enthalten können (z. B. Führung 100 Pkt., Mitarbeiterführung 90 Pkt., Produkt und Strategie 80 Pkt., Ressourcen 90 Pkt., Prozesse 100 Pkt., Mitarbeiterzufriedenheit 90 Pkt., Kundenzufriedenheit 200 Pkt., Auswirkung auf die Gesellschaft 60 Pkt., Geschäftsergebnisse 150 Pkt.). Ziel des EQA ist es, Kundenzufriedenheit und kontinuierliche Verbesserung zu erreichen.
- In enger Zusammenarbeit mit dem Zertifizierer werden die zusammengetragenen Daten strukturiert, überprüft und dort, wo Handlungsbedarf im Sinne der Norm besteht, wird eingegriffen.
- **Voraudit:** Besonders wenn kein externer Berater hilft, sollte mit dem Zertifizierer ein Voraudit vereinbart werden. In dieser Generalprobe wird das vorhandene Qualitätsmanagement überprüft, und seine Stärken und Schwächen sowie die Erfahrungen können auf das ganze Haus übertragen werden. Bei

einem Voraudit wird überprüft, ob ein Qualitätsmanagement eingerichtet wurde, das die Elemente der Norm berücksichtigt.

- **Interner Qualitätsbericht, von der ISO-Norm gefordert:** Der von der ISO-Norm geforderte „interne Qualitätsbericht" ist wichtig, er muss von der gesamten Leitung (Abteilungen, Verwaltung, Klinikleitung) unterschrieben und interpretiert werden. Von allen müssen zusätzlich überprüfbare Ziele für das kommende Jahr schriftlich fixiert werden.
- **Fragenkatalog nach dem EFQM-Modell:** Parallel zum Aufbau des Qualitätsmanagements wird der Fragenkatalog nach dem EFQM-Modell entwickelt. Es ist wichtig, dass die gesamte Leitung die Fragen genehmigt. Der Rücklauf muss deutlich über 50 % liegen, da die Relevanz der Daten sonst angezweifelt werden könnte.

2 Untersuchungstechniken

2.1 Herzkatheter

Definition

- **Prinzip der Herzkatheteruntersuchung:** Einführen von Kathetern über periphere und zentrale Arterien und Venen zur Darstellung der Herzhöhlen und Koronargefäße (s. Abb. 1).
- Je nach Lage des Katheters unterscheidet man den Linksherzkatheter und den Rechtsherzkatheter.

Linksherzkatheter

- **Prinzip:**
  - Röntgenologische Darstellung der linken Herzhöhlen und Koronararterien durch Kontrastmittelinjektion über einen Katheter, der via A. femoralis comunis, A. brachialis oder A. radialis bis zum Herzen vorgeschoben wird.
  - In besonderen Fällen können bei hochgradiger Aortenklappenstenose, Z.n. mechanischem Herzklappenersatz, obstruktiver hypertrophischer Kardiomyopathie oder extrem arteriosklerotisch veränderten Arterien die linken Herzhöhlen auch transseptal dargestellt werden.
  - Druckmessung in den Herzhöhlen und in der Aorta zur Bestimmung der Hämodynamik sowie der Druckgradienten an den Herzklappen, elektrophysiologische Diagnostik und Therapie, Durchführung therapeutischer Eingriffe.
- **Indikationen:**
  - *Diagnostisch:* s. Tab. 2.

Tabelle 2 · **Methoden, Untersuchungsziele und Indikationen der Herzkatheteruntersuchung (aus Hahn JM. Checkliste Innere Medizin. 3. Aufl. Stuttgart: Georg Thieme; 2000)**

Methode	Untersuchungsziel	Indikationen
Koronarangiographie	– selektive Darstellung der Koronararterien (Abb. 1), Beurteilung von Ausmaß und Lokalisation koronarer Gefäßstenosen, gleichzeitige Durchführung einer Ventrikulographie	– (nach) Myokardinfarkt, instabile oder therapierefraktäre Angina pectoris; dringender V. a. Koronarinsuffizienz bei typischer Klinik, pathologischem Belastungs-EKG oder Myokardszintigraphie und therapeutischen Konsequenzen; vor Herzoperationen
Ventrikulographie	– Auskunft über Größe, Form, Kontraktionsverhalten des linken (oder rechten) Ventrikels, Erkennung und Quantifizierung von Klappendysfunktion, Druckmessungen zur Funktionsdiagnostik des Myokards	– koronare Herzkrankheit, Diagnostik von Vitien, Diagnostik von Kardiomyopathien

Fortsetzung →

Tabelle 2 · Fortsetzung von Seite 18

Methode	Untersuchungsziel	Indikationen
elektro-physiologische Untersuchung (EPU), diagnostische Elektrostimulation	– Differenzierung von Herzrhythmusstörungen; Methoden: • Vorhofstimulation • His-Bündel-EKG • programmierte Ventrikelstimulation (Mapping)	– Sinusknotensyndrom, Diagnostik von Erregungsbildungs- und -leitungsstörungen, komplexe, therapierefraktäre Herzrhythmusstörungen, Therapiekontrolle bei antiarrhythmischer Therapie
Myokardbiopsie	– Gewinnung von Myokardgewebe zur histologischen Untersuchung	– Diagnose primärer und sekundärer Kardiomyopathien, Myokarditis, nach Herztransplantation (Abstoßungsreaktion? s. S. 233)

– *Therapeutisch:* s. Tab. 3.

Tabelle 3 · Therapeutische Indikationen für einen Herzkatheter

Methode	Indikationen/Therapieziel	Komplikationen
*PTCA (= **p**ercutanous **t**ransluminal**c**oronary **a**ngioplasty)*	– bei 1–2-Gefäßerkrankungen Dilatation verengter Koronararterien mittels Ballonkatheter, alternativ mittels Laser-, Rotations-, Hochfrequenzangioplastie oder als Rescue-PTCA bei akutem Gefäßverschluss	– *akut:* Koronararteriendissektion und –verschluss – *chronisch:* Restenosierungen (ca. 30 % in den ersten 6 Monaten)
Stent-Implantation	– bei dilatierten Koronararterien mit einem Mindestdurchmesser von 2,5 mm zur Verhinderung der Restenosierung durch elastische Rückstellkräfte oder zur Rekanalisierung einer Koronararteriendissektion	– Restenosierung (15–20 %)
intrakoronare Lysetherapie	– bei frischem Myokardinfarkt	– Reperfusionsschaden, Blutungskomplikationen
Mitralklappensprengung	– bei Mitralklappenstenose (selten)	– Überkorrektur zur Mitralklappeninsuffizienz
ASD- oder Foramen-ovale-Verschluss	– Verschluss eines ASD oder eines offenen Foramen ovale mittels „Schirmchen“	– Embolisation des Schirmchens, Thrombose, Perforation des Schirmchens
Katheterablation	– Elektrokoagulation von ektopischen Störherden oder Leitungsbahnen nach vorherigem Mapping	– Rhythmusstörungen, totaler AV-Block (SM-Implantation), Verletzung des Myokards

- **Kontraindikationen:** Die Kontraindikationen sind relativ, da selbst bei instabiler Hämodynamik, z. B. beim akuten Myokardinfarkt, ein Herzkatheter mit Notfall-PTCA oder anschließender notfallmäßiger Bypass-Operation die Hämodynamik stabilisieren und dem Patienten das Leben retten kann. Das Risiko ist bei Gerinnungsstörungen erhöht.
- **Vorbereitung:**
  - *Folgende Fragen klären:*
    - Bekannte Kontrastmittelallergie? (absolute Kontraindikation).
    - (Latente) Hyperthyreose? (absolute Kontraindikation, daher Bestimmung von TSH basal, s. u.).
    - Bekannte Allergie? (relative Kontraindikation).
    - Gefahr der Überwässerung? (relative Kontraindikation).
    - Chronische Niereninsuffizienz? (relative Kontraindikation).
    - Schilddrüsendiagnostik geplant? Ggf. Diagnostik vor Kontrastmittelgabe.
    - Radiojodtherapie geplant? Nach Kontrastmittelgabe monatelang nicht möglich.
  - *Voruntersuchungen:*
    - Röntgenthorax, Ruhe-EKG, möglichst Belastungs-EKG.
    - Labor: Blutbild, Quick, Kreatinin, Elektrolyte, Herzenzyme, TSH-basal.
  - *Voraussetzungen:*
    - Aufklärung und schriftliche Einwilligung des Patienten.
    - Patient mindestens seit 3 Std. nüchtern.
  - *Prämedikation bei Risikopatienten für eine Kontrastmittelallergie:*
    - Glukokortikoide: 250 mg Prednisolon (z. B. Solu-Decortin-H) i.v.
    - H_1-Antagonist: z. B. 2 Amp. Fenistil oder Tavegil langsam i.v. (2 Min.)
    - H_2-Antagonist: z. B. 2 Amp. Tagamet langsam i.v. (4 Min.)
    - Kontrastmittelapplikation 30 Min. später.
- **Nachsorge:** Bettruhe, Druckverband für 6–12 Std., Überwachung über 24 Std., Kontrolle von EKG und Herzenzymen.
- **Komplikationen** (Risiko < 1 %, höher bei schweren Herz- oder Begleiterkrankungen): Kontrastmittelunverträglichkeit, kardiale Dekompensation, Rhythmusstörungen, zerebrale Embolien, Myokardinfarkt, Tod. Lokale Gefäßkomplikationen an der Punktionsstelle in 1–3 % (z. B. Hämatome, Gefäßdissektionen, Fisteln).

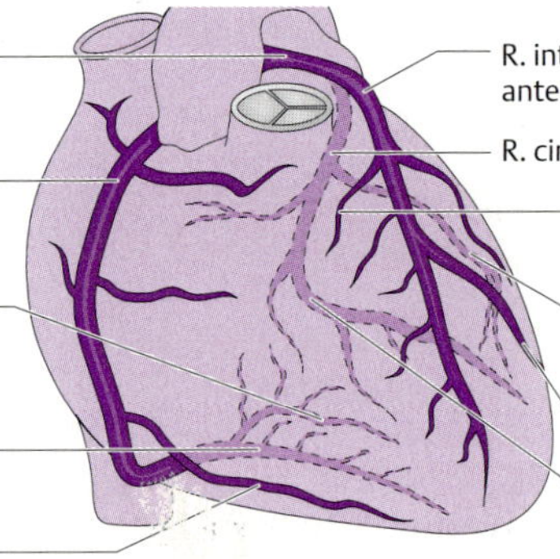

Abb. 1 Schema der wichtigsten Koronararterien (Abkürzungen in Klammern) (aus Hahn JM. Checkliste Innere Medizin. 3. Aufl. Stuttgart: Georg Thieme; 2000)

Rechtsherzkatheter, Pulmonalarterienkatheter

- **Indikationen:**
  - *Intraoperativ:* Eingeschränkte Herzfunktion, pulmonale Hypertonie, Z.n. akutem Myokardinfarkt, „ausgebrannte" Klappenvitien.
  - *Postoperativ:* Instabile Hämodynamik, differenzierte Steuerung der Volumengabe und/oder Katecholamintherapie im Schock, ausgedehnter Myokardinfarkt, Implantation einer IABP (intraaortalen Ballonpumpe, s. S. 32), Lungenödem unklarer Ursache u. a.
- **Messparameter und Normwerte:**
  - *Zentraler Venendruck (ZVD), rechtsatrialer Druck (RAP):* Mittel 5–10 mmHg, bei lang bestehenden Herzvitien ist auch noch ein mittlerer ZVD um 15 mmHg „normal".
  - *Rechtsventrikulärer Druck:* Systolisch 20–30 mmHg, enddiastolisch 4–7 mmHg.
  - *Pulmonalarteriendruck (PAP):* Systolisch 15–25 mmHg, diastolisch 8–15 mmHg, Mittel 10–20 mmHg.
  - *Pulmonal-kapillärer Verschlussdruck = Wedge-Druck (PCWP)* ~ linker Vorhofdruck: Mittel 4–12 mmHg.
  - *Herzzeitvolumen (HZV):* Bestimmung mittels Thermodilutionsmethode nach schneller Injektion einer definierten Menge (meist 5–10 ml) einer kalten Kochsalzlösung: 4–8 l/Min (Temperaturmessung mittels Thermistor).
  - *Cardiac Index (CI):* HZV auf Körperoberfläche bezogen: 2,5–4 l/Min./m².
  - *Pulmonaler Gefäßwiderstand (PVR):* > 250 dyn × Sek. × cm^{-5}.
  - *Systemischer Gefäßwiderstand (SVR):* 800–1200 dyn × Sek. × cm^{-5}.
  - *Gemischt-venöse Sauerstoffsättigung (S_vO_2)* = Sauerstoffsättigung in der A. pulmonalis: 75 %.
- **Differenzialdiagnose anhand hämodynamischer Parameter:** s. Tab. 4.

Tabelle 4 · Differenzialdiagose anhand hämodynamischer Parameter (aus Hahn JM. Checkliste Innere Medizin. 3. Aufl. Stuttgart: Georg Thieme; 2000)

	ZVD/RAP	PCWP	HZV/CI	SVR	S_vO_2
Hypovolämie	↓	↓	↓↓	↑	↓
Kardiogener Schock	↑	↑↑	↓↓	↑	↓
Anaphylaktischer Schock	↓	↓	↓	↓	(↓)
Sepsis/septischer Schock:					
– frühe Phase	↓	↓	↑	↓	↓↑
– späte Phase	↓	↓↑	↓	↑	↓
Lungenembolie	↑	↓↑	(↓)	↑	↓
Perikardtamponade	↑↑	↑↑	↓	↑	↓

Abkürzungen: s. Text

- **Praktisches Vorgehen:**
  - *Voraussetzungen:* EKG- und RR-Monitoring, peripherer Zugang, Reanimationsbereitschaft.
  - *Punktion:* Wie bei ZVK-Anlage in Seldinger-Technik z. B. über rechte V. jugularis interna (technisch am günstigsten). Einführen des Katheters über Dilatator und Einführschleuse, vorher alle Katheterlumen mit 0,9 % NaCl füllen.
  - Anschluss des Druckmessers zur kontinuierlichen Druckregistrierung.

- Ungeblockten Katheter bis in Höhe V. cava superior (bei Punktion der V. jugularis interna etwa der 20-cm-Markierung entsprechend).
- Ballon mit 1,5–2 ml Luft blocken und unter Beachtung der Druckkurven (vgl. Abb. 3) langsam vorschieben, bis die typische Druckkurve der Wedge-Position erscheint, dann Katheter entblocken (→ Pulmonalisdruckkurve). Katheter wird jeweils nur *kurzfristig* zur Messung des Verschlussdruckes geblockt.

Beachte: Bei der Positionierung zur Vermeidung von Verletzungen den Katheter stets geblockt vorschieben, aber nur ungeblockt zurückziehen.

Beachte: Wegen Gefahr des Lungeninfarkts Katheter nie längere Zeit (> 30–40 Sek.) in Verschluss-(Wedge-)Position geblockt lassen.

► **Komplikationen:** Pneumothorax, Luftembolie, Kathetersepsis (→ Katheter entfernen), Katheterembolie oder Knotenbildung (→ operative Entfernung), Perforation einer Pulmonalarterie (→ Thorakotomie), Herzrhythmusstörungen (→ Lagekorrektur, ggf. Katheter entfernen), Lungeninfarkt (→ Katheter entfernen), Ballonruptur (→ Katheterwechsel).

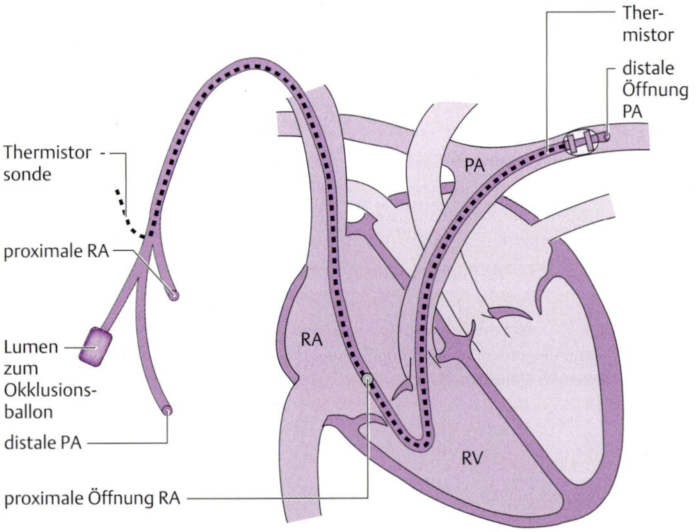

Abb. 2 Pulmonalarterienkatheter (RA = rechter Vorhof, RV = rechter Ventrikel, PA = Pulmonalarterie) in Verschluss-(Wedge-)Position (aus Leuwer H, Schürmeyer TH, Trappe HJ, Zuzan O. Checkliste Interdisziplinäre Intensivmedizin. 1. Aufl. Stuttgart: Georg Thieme; 1999)

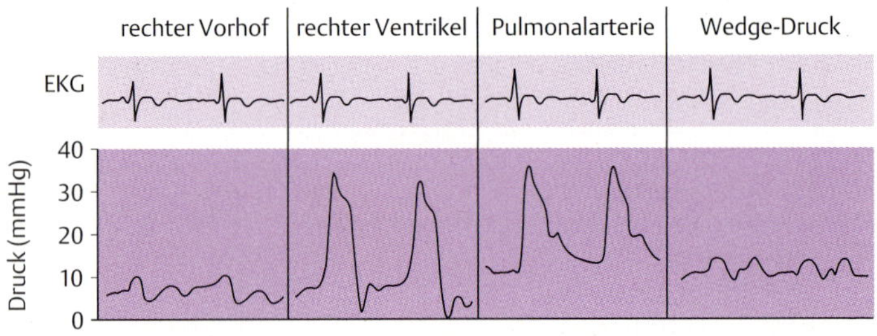

Abb. 3 Pulmonalarterienkatheter: Druckkurven und Normwerte (aus Leuwer H, Schürmeyer TH, Trappe HJ, Zuzan O. Checkliste Interdisziplinäre Intensivmedizin. 1. Aufl. Stuttgart: Georg Thieme; 1999)

2.2 Echokardiographie

Stellenwert in der Herzchirurgie und Haupteinsatzgebiete

- **Stellenwert:** Mit der Echokardiographie, transthorakal oder transösophageal durchgeführt, lassen sich eine Vielzahl morphologischer und hämodynamischer Informationen gewinnen. Ihr Stellenwert in der Herzchirurgie nimmt daher stetig zu.
- **Haupteinsatzgebiete** in der Herzchirurgie:
  - *Präoperative Diagnostik bei:*
    - KHK zur Beurteilung der Ventrikelfunktion, zum Nachweis von Infarktarealen, Aneurysmata, Infarkt-VSD, Mitralklappendysfunktion und zum Vitalitätsnachweis des Myokards mittels Stress-Echo bzw. Tissue-Doppler.
    - HOCM zur Indikationsstellung und Lokalisation einer septalen Myektomie.
    - Valvulären Vitien zur Beurteilung des Schweregrades, Indikationsstellung zur OP und Planung des operativen Vorgehens, vor Re-Eingriffen bei Prothesendysfunktion, bei Endokarditis.
    - Dissektion der Aorta.
    - Septumdefekten, komplexen Herzfehlern, Tumoren, Thromben zur Bestimmung von Schweregrad und Lokalisation.
  - *Perioperative Erfolgskontrolle:*
    - Nach prothetischem Klappenersatz zur Beurteilung der Funktion, Suche nach paravalvulären Lecks.
    - Nach rekonstruktiven Eingriffen.
    - Nach IABP-Implantation (s. S. 34) zur Lage- und Funktionskontrolle.
  - *Frühpostoperativer Intensivverlauf:*
    - Diagnose von Perikarderguss und -tamponade.
    - Beurteilung der myokardialen Funktion und der Klappenfunktion.
    - Diagnose der Lungenembolie und Lokalisation kardialer Emboliequellen.
  - *Postoperatives Follow-up.*

Echokardiographie bei valvulären Vitien

- **Entscheidungskriterien zur Operation:** Die Echokardiographie liefert – v.a. unter Zuhilfenahme von Farbdoppler, Kontrastmittel und transösophagealer Untersuchung – für die Indikationsstellung zur Operation und für die Wahl des Verfahrens wichtige Entscheidungskriterien. Eine Synopsis mit der Klinik und den anderen präoperativen Befunden ist jedoch unabdingbar.
- **Schweregradeinteilung der Vitien und OP-Indikation:**
  - Vitien werden echokardiographisch nach dem Schweregrad der Dysfunktion in leicht, mittel und schwer eingeteilt.
  - *Eine isolierte oder kombinierte schwere Dysfunktion* stellt in der Regel eine OP-Indikation dar.
  - *Eine geringe Dysfunktion* kann zunächst einer konservativen Therapie und Verlaufskontrolle zugeführt werden.
  - *Bei isolierter oder kombinierter mittelgradiger Dysfunktion* gehen Klinik, stattgehabte Komplikationen und flankierende echokardiographische Befunde sekundärer kardialer Dysfunktion stärker in die Nutzen-Risiko-Abwägung ein.
- **Befunde:**
  - *Aortenklappenstenose:* s. S. 150.
  - *Mitralklappenstenose:* s. S. 156.
  - *Pulmonale Hypertonie:* s. S. 160.
  - *Mitralklappeninsuffizienz:* s. S. 158.
  - *Aortenklappeninsuffizienz:* s. S. 152.

2.3 Blutgasanalyse (BGA)

Indikation

- Die Blutgasanalyse liefert die einzigen objektiven Parameter zur Beurteilung des pulmonalen Gasaustauschs.
- Beurteilung des Säure-Basen-Haushalts.

Praktisches Vorgehen

- Blutabnahme kapillär (hyperämisiertes Ohrläppchen), arteriell oder (meist versehentlich) venös.
- Die Blutprobe muss sofort analysiert werden, da sich die Messgrößen bei längerem Stehen verändern.

Messgrößen (s. Tab. 5)

Tabelle 5 · Blutgasanalyse – Normwerte (nach Hahn JM. Checkliste Innere Medizin. 3. Aufl. Stuttgart: Georg Thieme; 2000)

Bestimmung	Einheit	Bedeutung	arteriell	kapillär	venös
pH		Maß für den Säure-Basen-Haushalt	7,36–7,44	7,36–7,44	7,36–7,40
pCO_2	mmHg kPa	einziges Maß für die alveoläre Ventilation	35–45 4,6–6,0	38–45 5,1–6,0	40–50 5,3–6,6
pO_2	mmHg kPa	unter Luftatmung Maß für den Sauerstoffaustausch	90–100 12–13,3	> 80 > 10,6	35–45 4,6–6,0
SaO_2 (Sauerstoffsättigung)	%	unter Luftatmung Maß für den Sauerstoffaustausch	92–96	92–96	55–70
HCO_3^- (Standardbikarbonat)	mmol/l	Maß für den Säure-Basen-Haushalt	22–26	22–26	24–30
BE (Basenüberschuss)	mmol/l	Maß für den Säure-Basen-Haushalt	−2–+2	−2–+2	−2–+2

Auswertung

- **Respiratorische Globalinsuffizienz:**
  - Störung des Gasaustauschs für O_2 und CO_2: Hypoxämie (pO_2-Abfall) + Hyperkapnie (pCO_2-Anstieg).
  - *Ursachen:* Generalisierte alveoläre Hypoventilation, z. B. durch Verlegung der Luftwege, Störung des Atemantriebs (Schädel-Hirn-Trauma, Schlaganfall), Versagen der Atemmuskulatur (neuromuskuläre Erkrankungen), fortgeschrittene chronisch-obstruktive Lungenerkrankung. Jeder Atemstillstand und jede ungenügende Ventilation (unter Luftatmung) führen zur akuten Globalinsuffizienz.

► **Respiratorische Partialinsuffizienz:** Störung des Gasaustauschs für O_2: Hypoxämie. Der Gasaustausch für CO_2 bleibt unbeeinflusst, da die übrigen gesunden Alveolargebiete der Lunge durch regionale Hyperventilation den vermehrt anfallenden Anteil an CO_2 kompensatorisch abatmen. Der arterielle pCO_2 ist daher nicht erhöht, sondern oft eher erniedrigt (Überkompensation infolge Hypoxämie). Es werden grundsätzlich 3 Formen der Partialinsuffizienz unterschieden: s. Tab. 6.

Tabelle 6 **· Formen der Partialinsuffizienz**

	Pathophysiologie	Beispiele	Reaktion auf Erhöhung der inspiratorischen O_2-Erhöhung
1. Diffusionsstörung	– Verlängerung der Diffusionsstrecke, Verminderung der gasaustauschenden Oberfläche – Verkürzung der Kontaktzeit	– intraalveoläres Lungenödem bei Linksherzinsuffizienz, interstitielles Lungenödem [„fluid lung“], Lungenfibrosen, Spätstadium des ARDS	– Ausgleich möglich
2. pulmonaler Rechts-Links-Shunt (venöse Beimischung)	– venöses Blut wird nicht arterialisiert, sondern unaufgesättigt dem arterialisierten Blut aus anderen Bezirken beigemischt	– Atelektasen	– kein Ausgleich möglich, da der O_2 die atelektatischen Bezirke nicht erreicht, in den gesunden Lungengebieten aber bereits eine volle Aufsättigung erzielt wird
3. ventilatorische Verteilungsstörung im engeren Sinne	– regionale Minderbelüftung bei unveränderter Perfusion → Hypoxämie	– Obstruktion, Stenosen und regionale Unterschiede der Atemmechanik	– Ausgleich möglich

► **Säure-Basen-Haushalt:** s. Tab. 7.

Tabelle 7 **· Blutgasanalyse bei Störungen im Säure-Basen-Haushalt (nach Hahn JM. Checkliste Innere Medizin. 3. Aufl. Stuttgart: Georg Thieme; 2000)**

Störung	pH	pCO_2	HCO_3^-
metabolische Azidose	vermindert	vermindert (kompensatorisch)	vermindert (kausal)
respiratorische Azidose	vermindert	erhöht (kausal)	erhöht (kompensatorisch)
metabolische Alkalose	erhöht	erhöht (kompensatorisch)	erhöht (kausal)
respiratorische Alkalose	erhöht	vermindert (kausal)	vermindert (kompensatorisch)
Normwerte	7,36–7,44	35–45 mmHg	22–26 mmHg

3 Arbeitstechniken

3.1 Zentralvenöse Zugänge

Prinzip, Zugangswege

- **Prinzip:** Einlage eines Venenverweilkatheters mit 1–4 Lumina in die obere Hohlvene mittels Seldinger-Technik (s. S. 28) unter sterilen Bedingungen.
- **Zugangswege:** V. subclavia, V. jugularis interna, V. femoralis.

Indikationen

- Notwendige Überwachung des Füllungsdruckes auf der rechten Herzseite.
- Gabe venenreizender Medikamente (z. B. hochkalorische Ernährung, Elektrolyte, diverse Antibiotika).
- Gabe kreislaufwirksamer Medikamente, die sicher im Kreislauf ankommen müssen.
- Periphere Venenpunktion nicht möglich.

Material

- Katheterset, bestehend aus: Punktionskanüle (16 G), Plastikspritze mit leichtgängigem Kolben, Seldinger-Draht, Dilatator zum Aufdehnen des Punktionsloches, Stichskalpell, Dreiwegehähne, Abdecktuch. Die Lumina des ZVK werden vor der Einlage mit NaCl durchgespült und aufgefüllt.
- Steriles Xylocain 2 % (10 ml).
- Sterile, eine geringe Menge NaCl enthaltende 10-ml-Spritzen (bei geringen Mengen von NaCl fällt die Entscheidung, ob es sich beim punktierten Gefäß um eine Arterie oder Vene handelt, leichter), gelbe Einmalpunktionsnadel.
- Mundschutz, Kopfhaube, sterile Handschuhe und steriler Kittel.
- Steriles Abdecklochtuch, sterile Abdecktücher.
- Nahtmaterial.
- Steriles Pflaster.

Merke: Die Anlage eines ZVK sollte immer unter Monitorüberwachung (EKG!) und Bereitstellung eines Defibrillators erfolgen. Nie alleine einen ZVK legen, immer zusammen mit erfahrener Schwester oder Kollegen.

Punktion der V. jugularis interna

- **Vorteile:**
  - Risiko der Pleura- oder Lungenverletzung geringer als bei der Subklaviapunktion (s. S. 27).
  - Zugang über die rechte Seite gelangt fast immer in die obere Hohlvene.
  - Orientierung an M. sternocleidomastoideus, Krikoid und A. carotis möglich.
- **Nachteile:**
  - Verletzung der A. carotis möglich.
  - Bei Struma ist die Punktion schwieriger.
  - Bei Patienten mit Tracheotomie ist das Risiko der katheterassoziierten Infektion erhöht.
  - Beim hypovolämischen Patienten ist die Punktion erschwert.
- **Vorbereitung:** Patienten über das geplante Vorgehen informieren.
- **Praktisches Vorgehen:**
  - *Schritt 1:* Brett am Kopfende des Bettes und Kopfkissen entfernen. Patient in Kopftieflage (zur besseren Venenfüllung und Vermeidung von Luftembolien), Kopf mit der Kinnspitze auf das Knie der Gegenseite ausrichten. Inspektion des Situs, um sich die Lage von Sternokleidomastoideus, Karotis und Kehlkopf einzuprägen. EKG anschließen, Defibrillator in Reichweite bringen. Positionierung an der Kopfseite des Bettes.

- *Schritt 2:* Mundschutz und Kopfhaube anziehen. Händedesinfektion, sterile(n) Einmalkittel und Handschuhe anziehen. Sprüh-Wischdesinfektion der Einstichstelle mit sterilen Kompressen (Einwirkzeit 2 Min.). Abdecken der Injektionsstelle mit sterilem Lochtuch und großzügiges Abdecken des umgebenden Bettes mit sterilen Abdecktüchern.
- *Schritt 3:* Applikation von Lokalanästhetikum (z. B. Xylocain 2 %). Punktionsort lateral der A. carotis, Vorpunktion mit einer dünnen Nadel unter Aspiration, Stichrichtung auf die ipsilaterale Mamille zu. Bei Aspiration von dunklem Blut Nadel stecken lassen, um die Stichrichtung für die Punktionskanüle zu kennzeichnen. Bestehen Zweifel, ob es sich um arterielles oder venöses Blut handelt, Blutgasanalyse oder Druckmessung durchführen.
- *Schritt 4:* Punktion mit der Punktionskanüle in Richtung der dünnen Nadel. Hat man die V. jugularis interna getroffen, lässt sich schlagartig dunkles Blut aspirieren.
- *Weiteres Vorgehen* s. Seldinger-Technik.

Punktion der V. subclavia

- **Vorteile:**
  - Auch bei hypovolämischen Patienten wird die V. subclavia durch ihre Bandaufhängung offen gehalten.
  - Bei Patienten mit Struma oder Tracheostoma ist diese Punktion komplikationsärmer als die der V. jugularis interna.
  - Unter Reanimationsbedingungen schneller und sicher durchzuführender Zugang (die Punktion wird von der Seite durchgeführt).
- **Nachteile:**
  - Verletzungsgefahr von Lunge und Pleura erhöht.
  - Verletzung der A. subclavia mit anschließendem Hämatothorax möglich.
  - Bei Katheterfehllage kann die Infusion in die Pleurahöhle erfolgen.
  - Bei stark gebogener Klavikula kann die Punktion schwierig sein.
- **Vorbereitung:** Patienten über das geplante Vorgehen informieren.
- **Praktisches Vorgehen:**
  - *Schritt 1:* Lagerung des Patienten: Kopfkissen entfernen, Kopftieflagerung (zur besseren Venenfüllung und Vermeidung von Luftembolien). Beim beatmeten Patienten PEEP herausdrehen. Inspektion des Situs. EKG anschließen, Defibrillator in Reichweite bringen. Positionierung auf der Seite der Punktion.
  - *Schritt 2:* Mundschutz und Kopfhaube anziehen. Chirurgische Händedesinfektion, sterile(n) Einmalkittel und Handschuhe anziehen. Sprüh-Wischdesinfektion der Einstichstelle mit sterilen Kompressen (Einwirkzeit beachten). Abdecken der Injektionsstelle mit sterilem Lochtuch und großzügiges Abdecken des umgebenden Bettes mit sterilen Abdecktüchern.
  - *Schritt 3:* Applikation von Lokalanästhetikum (z. B. Xylocain 2 %). Die Punktion erfolgt ca. 2 cm lateral der Medioklavikularlinie und ca. 2 Querfinger unterhalb der Klavikula. Die Nadel wird in Richtung des Vorderrandes der Klavikula vorgeschoben, bis Knochenkontakt auftritt. Die Kanüle unter fortbestehendem Knochenkontakt und leichter Aspiration unter der Klavikula in Richtung des Jugulums vorschieben. Nach ca. 4–5 cm kommt es zum schwallartigen Einstrom von dunklem Blut in die Spritze. Bestehen Zweifel, ob es sich um arterielles oder venöses Blut handelt, Blutgasanalyse oder Druckmessung durchführen.
  - *Weiteres Vorgehen* s. Seldinger-Technik.

Seldinger-Technik (s. Abb. 4)

- **Definition:** Bei der Katheterisierung von Venen und Arterien (u. a.) benutztes Verfahren, das durch Verwendung dünnerer Punktionskanülen eine geringe Traumatisierung bewirkt und somit komplikationsärmer als die konventionelle Technik ist.
- **Praktisches Vorgehen:**
  - *Schritt 1:* Nach Punktion der Vene die auf die Punktionskanüle aufgesetzte Spritze entfernen und den Seldinger-Draht vorschieben. Dabei auf Herzrhythmusstörungen achten! Falls diese auftreten, den Draht etwas zurückziehen. Soll eine zusätzliche venöse Schleuse (für PA-Katheter oder Einschwemmschrittmacher, s. S. 29) eingebracht werden, sollte ein zweiter Draht auf dieselbe Weise vorgeschoben werden. Eine Punktion bei liegendem ZVK birgt das Risiko, dass der Katheter anpunktiert werden kann.
  - *Schritt 2:* Kleine Stichinzision mit dem Stichskalpell zur Dilatation der Einstichstelle. Aufbougieren des Stichkanals mit dem Dilatator (*Cave:* Den Dilatator nie ganz hinein-, sondern nur ca. 5 cm vorschieben, große Perforationsgefahr!).
  - *Schritt 3:* Entfernen des Dilatators. Nun den Katheter so lange auf den Draht auffädeln, bis dieser durch das Katheterende wieder herausschaut. Den Katheter über den Draht vorschieben und dabei das Drahtende festhalten, um ein zu weites Vorschieben des Drahtes zu verhindern. Auf Herzrhythmusstörungen achten! Katheter auf ca. 18 cm (bei linksseitiger Punktion der V. jugularis interna) bzw. ca. 16–18 cm (bei rechtsseitiger Punktion der V. jugularis interna oder Punktion der V. subclavia) vorschieben.
  - *Schritt 4:* Den Draht nun komplett entfernen. Lagekontrolle der einzelnen Lumina durch Aspiration. Anschluss an die ZVD-Messung.
  - *Schritt 5:* Fixation des Katheters mittels der mitgelieferten Fixationshilfen. Bei unruhigen Patienten den Katheter annähen, dabei darauf achten, dass kein Lumen eingeengt wird.
  - *Schritt 6:* Steriles Pflaster. Kopftieflage aufheben. Patienten auskultieren (Pneumothorax?), Röntgenbild veranlassen und Ergebnis dokumentieren.

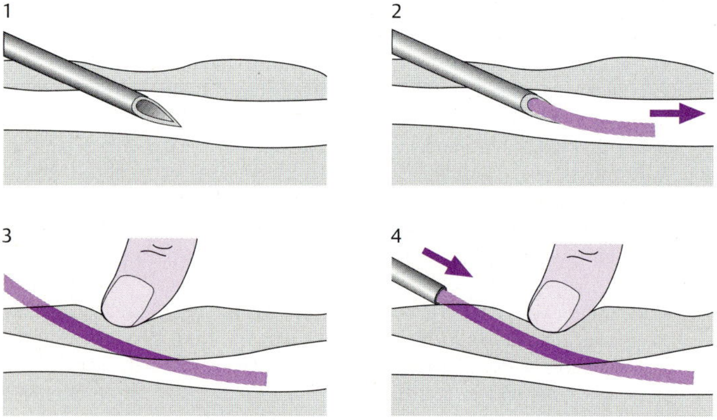

Abb. 4 Seldinger-Technik (aus Hahn JM. Checkliste Innere Medizin. 3. Aufl. Stuttgart: Georg Thieme; 2000)

Komplikationen

- Hämatom.
- Katheterassoziierte Infektion.
- Gefäß-, Lungen- und Pleuraverletzungen.
- Verletzungen des rechten Herzens.
- Herzrhythmusstörungen.
- Luftembolie.

3.2 Pulmonaliskatheter und Einschwemmschrittmacher

Prinzip des „Einschwemmens“

- Katheter (Pulmonaliskatheter oder temporäre Schrittmacherelektroden) können über einen großlumigen Zugang (8–9 French) mit Membran in das rechte Herz bzw. die Pulmonalarterie eingeschwemmt werden.
- Die Katheter sind zu diesem Zweck mit einem Ballon ausgestattet, so dass sie im Blutstrom schwimmen und die Verletzungsgefahr des rechten Herzens gering ist.

Pulmonalarterieller Thermodilutionskatheter (PA-Katheter)

- **Indikationen:** Monitoring der Füllungsdrucke des rechten und linken Herzens sowie Ermittlung des Herzzeitvolumens und der gemischt-venösen Sauerstoffsättigung.
- **Vorbereitung, Material:**
  - Reanimationsbereitschaft (EKG, Defibrillator, Notfallmedikamente).
  - Punktionsset, bestehend aus der Schleuse (8 oder 9 French) mit passendem Sterilüberzug, Stichskalpell, Seldinger-Draht, Dilatator.
  - Pulmonalis-Thermodilutionskatheter (ZVK-Lumen proximal mit blauem Dreiwegehahn, PA-Lumen distal mit rotem Dreiwegehahn, Konnektor zum Thermistor). Ein Lumen dient zur Injektion von 1 ml Luft, um den Ballon am Ende des Katheters aufzublasen.
  - Sterile Abdecktücher, sterile Spritzen, Xylocain (2 %), Mundschutz, Kopfhaube, steriler Einmalkittel, sterile Handschuhe.
- **Praktisches Vorgehen:**
  - *Schritt 1:* Punktion der rechten V. jugularis interna (Schritte 1–3, s. S. 26).
  - *Schritt 2:* Die Schleuse und der daran befindliche Sideport werden mit NaCl durchspült.
  - *Schritt 3:* Punktion der Vene mit der Punktionskanüle in Richtung der dünnen Nadel. Hat man die V. jugularis interna getroffen, lässt sich schlagartig dunkles Blut aspirieren.
  - *Schritt 4:* Entfernen der aufgesetzten Spritze und Vorschieben des Seldinger-Drahtes. Auf Herzrhythmusstörungen achten! Falls diese auftreten, den Draht etwas zurückziehen.
  - *Schritt 5:* Kleine Stichinzision mit dem Stichskalpell zur Dilatation der Einstichstelle. Aufbougieren des Stichkanals mit dem Dilatator. *Cave:* Den Dilatator nie ganz hinein-, sondern nur ca. 5 cm vorschieben, große Perforationsgefahr!
  - *Schritt 6:* Entfernen des Dilatators. Nun wird die Schleuse auf den Dilatator aufgefädelt und der Dilatator mit der Schleuse vorsichtig über den Seldinger-Draht vorgeschoben, jedoch nur 5 cm. Dann wird die Schleuse ohne den Dilatator in die V. jugularis vorgeschoben. Der Seldinger-Draht und der Dilatator werden gemeinsam entfernt. Die Schleuse wird komplett vorgeschoben (Länge ca. 14 cm).

- *Schritt 7:* Aspiration von Blut über den Sideport. Anschluss an die ZVD-Messung.
- *Schritt 8:* Fixation der Schleuse mit den mitgelieferten Fixationshilfen. Beim Annähen ist zu beachten, dass ein Knicken der Schleuse nicht möglich ist.
- *Schritt 9:* Das PA- und das ZVD-Lumen des PA-Katheters werden mit NaCl gespült. Der Ballon wird aufgeblasen, um zu prüfen, ob die Luft komplett entweicht. Dann wird der sterile Überzug über den Katheter gestülpt. Die Einschleusungsmembran an der Schleuse wird geöffnet und der PA-Katheter ca. 15 cm vorgeschoben. Anschluss an die Druckmessung des distalen Schenkels (PA-Druckmessung). Der Ballon wird aufgeblasen und der Katheter unter EKG- und PA-Kurvenkontrolle so lange vorgeschoben, bis zuerst eine RV- und dann eine PA-Druckkurve erscheinen. Anschluss an den Thermistor und Messung des HZV.
- *Schritt 10:* Steriles Pflaster. Kopftieflage aufheben. Patienten auskultieren, um einen Pneumothorax auszuschließen. Röntgenbild veranlassen und Ergebnis dokumentieren.

Einschwemmschrittmacher

- **Indikation:** Bradykarde Herzrhythmusstörungen.
- **Vorbereitung, Material:**
  - Reanimationsbereitschaft (EKG, Defibrillator, Notfallmedikamente).
  - Punktionsset, bestehend aus der Schleuse (8 oder 9 French) mit passendem Sterilüberzug, Stichskalpell, Seldinger-Draht, Dilatator.
  - Temporärer Einschwemmschrittmacher (bipolare Schrittmacherelektrode). Externes Schrittmacheraggregat.
  - Sterile Abdecktücher, sterile Spritzen, Xylocain (2 %), Mundschutz, Kopfhaube, steriler Einmalkittel, sterile Handschuhe.
- **Praktisches Vorgehen:**
  - *Schritt 1–8:* s. pulmonalarterieller Thermodilutionskatheter S. 29.
  - *Schritt 9:* Den Ballon des Einschwemmschrittmachers aufblasen, um zu prüfen, ob die Luft komplett entweicht. Dann wird der sterile Überzug über den Katheter gestülpt. Der Katheter wird auf ca. 15 cm vorgeschoben, der Ballon aufgeblasen. Die beiden externen Elektroden mit dem externen Schrittmacher (VVI-Modus, keine Ausgangsleistung) verbinden. Den Einschwemmschrittmacher vorschieben, bis sich ein Sensingsignal am externen Schrittmacher zeigt (*Cave:* Herzrhythmusstörungen!). Nun werden Frequenz und Ausgangsleistung im VVI-Modus erhöht, bis sich ein Pacingsignal zeigt. Die Sonde wird mit dem Schraubverschluss fixiert. Ist das Einschwemmen nicht möglich, die Sonde unter Röntgenbildwandlerkontrolle vorschieben.

3.3 Arterielle Zugänge

Prinzip, Zugangswege

- **Prinzip:** Punktion einer Arterie unter sterilen Bedingungen.
- **Zugangswege:** A. radialis, A. femoralis; A. brachialis oder A. dorsalis pedis, falls die Punktion an anderen Orten nicht möglich ist.

Indikationen

- Arterielle Verweilkanüle.
- Invasive Blutdruckmessung zur Überwachung der Hämodynamik.
- Bestimmung der arteriellen Blutgaswerte.

Kontraindikationen

- Pathologischer Allen-Test (s. S. 4).
- Entnahme der A. radialis für die Bypass-Chirurgie.
- Dialyse-Shunts am Arm.
- paVK bei Punktionen der A. femoralis.
- Gerinnungsstörungen (Quick < 50 %) relative Kontraindikation.
- Lokale Infektion.

Material

- Arterielle Verweilkanüle zur direkten Punktion oder eine Verweilkanüle mit Seldinger-Draht.
- Kopfhaube, Mundschutz, steriler Einmalkittel, sterile Handschuhe.
- Sterile Abdecktücher, sterile Kompressen, Desinfektionsspray.
- Fixationsmaterial (Pflaster oder Nahtmaterial).
- Lokalanästhetikum (Xylocain 2 %) in einer Spritze mit dünner Kanüle.
- Druckaufnehmersystem zur invasiven Blutdruckmessung.

Punktion der A. radialis

- **Vorbereitung:** Patienten über das geplante Vorgehen informieren.
- **Praktisches Vorgehen:**
  - *Schritt 1:* Lagerung der Hand mit leicht überstrecktem Handgelenk. Die Hand kann auch mit Pflasterstreifen fixiert werden.
  - *Schritt 2:* Mundschutz und Kopfhaube anziehen. Händedesinfektion, sterile(n) Einmalkittel und Handschuhe anziehen. Sprüh-Wischdesinfektion mit sterilen Kompressen (Einwirkzeit beachten). Abdecken der Injektionsstelle mit sterilem Lochtuch.
  - *Schritt 3:* Applikation von Lokalanästhetikum.
  - *Schritt 4:* Die A. radialis am Handgelenk palpieren und mit der Kanüle punktieren. Es ist nicht nötig, eine Spritze auf die Kanüle aufzusetzen. Bei erfolgreicher Punktion spritzt das arterielle Blut pulsatil aus der Kanüle.
  - *Schritt 5:* Nun den Seldinger-Draht vorschieben. Dies sollte leicht möglich sein. Ist das Vorschieben des Drahtes nur unter Druck möglich, ist die Arterie wahrscheinlich nicht korrekt punktiert worden, oder sie ist stark verkalkt.
  - *Schritt 6:* Liegt der Draht, wird die Teflonkanüle über den Draht hinweg in die Arterie vorgeschoben. Beim Entfernen des Drahtes kommt es zum pulsatilen Blutaustritt aus der Kanüle.
  - *Schritt 7:* Die Kanüle mit dem Druckaufnehmersystem verbinden und an der Haut fixieren. Einen roten Dreiwegehahn anbringen und mit der Aufschrift „Arterie“ versehen, um Injektionen zu vermeiden.
  - *Schritt 8:* Die Hand auf suffiziente Durchblutung prüfen, das Ergebnis dokumentieren.

Punktion der A. femoralis

- **Vorbereitung:** Patienten über das geplante Vorgehen informieren.
- **Praktisches Vorgehen:**
  - *Schritt 1:* Lagerung des Beines: Der Patient liegt flach auf dem Rücken, das Bein ist nach auswärts rotiert.
  - *Schritt 2:* Rasur der Leiste. Kopfhaube und Mundschutz anziehen. Händedesinfektion, sterile(n) Einmalkittel und Handschuhe anziehen. Sprüh-Wischdesinfektion mit sterilen Kompressen (Einwirkzeit 2 Min.). Abdecken der Leiste mit sterilem Lochtuch und weiteren sterilen Abdecktüchern. Positionierung auf der Seite der Punktion.
  - *Schritt 3:* Leistenpuls palpieren und die A. femoralis unterhalb des Leistenbandes zwischen dem Zeige- und Mittelfinger fixieren.

- *Schritt 4:* Die Arterie mit der Kanüle im Winkel von ca. 50° punktieren. Die erfolgreiche arterielle Punktion ist am pulsatilen Blutfluss aus der Kanüle zu erkennen. Bei Ausstrom von venösem Blut aus der Kanüle ist die Punktionsstelle zu weit medial, die Nadel dann zurückziehen und die Stichrichtung nach lateral korrigieren.

Merke: IVAN = **I**nnen **V**ene **A**rterie **N**erv.

- *Schritt 5:* Liegt die Kanüle korrekt, wird sie abgesenkt und der Seldinger-Draht eingeführt.
- *Schritt 6:* Punktionskanüle entfernen. Die Verweilkanüle wird unter drehenden Bewegungen über den Draht eingeführt. Anschließend wird der Draht entfernt.
- *Schritt 7:* Die Kanüle mit dem Druckaufnehmersystem verbinden und an der Haut fixieren, am besten mit Nahtmaterial. Einen roten Dreiwegehahn anbringen und mit der Aufschrift "Arterie" versehen, um Injektion zu vermeiden. Steriler Verband.
- *Schritt 8:* Die Extremität auf suffiziente Durchblutung prüfen, das Ergebnis dokumentieren.

Komplikationen

- Ischämie der Extremität (besonders unter Katecholamintherapie).
- Hämatom.
- Infektionen (häufig bei Kathetern in der Leistengegend).
- Versehentliche Diskonnektion (eine arterielle Verweilkanüle, an der keine Blutdruckmessung durchgeführt wird, sollte entfernt werden!).
- Versehentliche intraarterielle Injektionen bei fehlender Beschriftung.

3.4 Intraaortale Ballonpumpe

Prinzip, Zugangswege

- **Prinzip:**
  - Platzierung eines Ballonpumpenkatheters (intraaortale Ballonpumpe, IABP, s. Abb. 5) in der thorakalen Aorta direkt unterhalb des Abgangs der A. subclavia links mittels Punktion nach Seldinger (s. S. 28) oder Arteriae sectio.
  - Der Ballonkatheter wird in der Diastole – nach Aortenklappenschluss – mit Helium aufgeblasen. Dies erfolgt EKG-getriggert über eine externe Steuerungseinheit. Durch den aufgeblasenen Ballon nimmt die diastolische Koronarperfusion zu.
  - Noch bevor das Schlagvolumen vom linken Ventrikel in der Systole ausgeworfen wird, entbläht sich der Ballon aktiv. Dies führt zu einer Senkung der Nachlast des Herzens bei vermehrter diastolischer Koronarperfusion.
  - Die Implantation erfordert steriles Vorgehen oder erfolgt intraoperativ über mediane Sternotomie oder Arteriae sectio.
- **Zugangswege:** A. femoralis, Aorta abdominalis, Aorta ascendens, A. axillaris, A. subclavia.

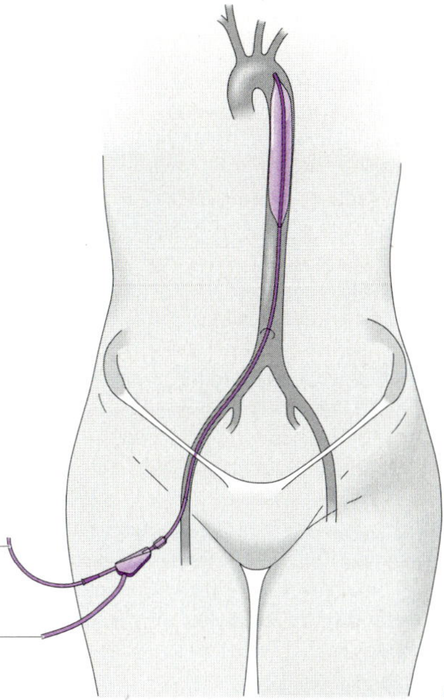

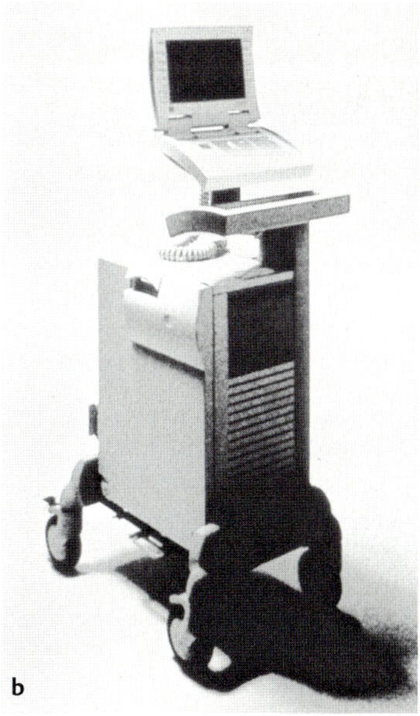

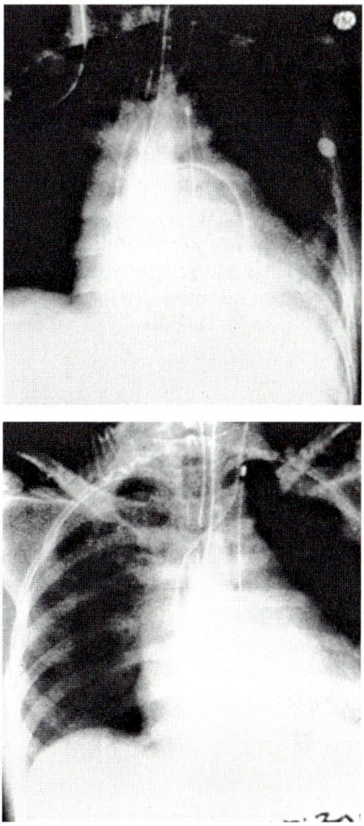

Abb. 5 Intraaortale Ballonpumpe.
a Schematische Darstellung einer implantierten IABP;
b externe Steuerungseinheit;
c Röntgen-Thorax bei implantierter IABP
(a + b mit freundlicher Genehmigung der Firma Datascope GmbH)

Indikationen

- Prä- und postoperative Low-Cardiac-Output-Situationen ohne Aortenklappeninsuffizienz oder Dissektion der Aorta.
- Prä- und postoperativer Myokardinfarkt.
- Instabile Angina pectoris mit evolving infarction (s. S. 130).
- Akute Mitralklappeninsuffizienz (auch bei akutem postinfarziellen Papillarmuskelabriss).
- Akuter postinfarzieller Ventrikelseptumdefekt.

Material

- **Set zum Legen einer IABP,** bestehend aus:
  - Seldinger-Draht (120 cm) mit flexibler Spitze und einer Punktionskanüle (16 G).
  - Dilatatoren bis zur Größe von 9,5 French.
  - Arterielle Schleuse (9,5 French oder 8,0 French) zum Einbringen des Ballonkatheters.
  - Dreiwegehahn und Druckmessschlauch zum Monitoring des Aortendruckes.
  - Verbindungsschlauch zur externen Steuerungseinheit der IABP.
  - Ballonkatheter (je nach Größe des Patienten 34 ccm, 40 ccm oder 50 ccm).
  - 50-ml-Spritze mit Einwegeventil zum kompletten Entleeren des Ballons.
- **Bei Implantation durch direkte Punktion** werden benötigt:
  - Sterile 10-ml-Spritze.
  - Desinfektionsmittel.
  - Sterile Handschuhe, Kopfhaube, Mundschutz, steriler Einmalkittel, sterile Handschuhe.
  - Sterile Abdecktücher.
  - Fixationsmaterial (Nahtmaterial).
  - Ggf. Spritze mit Lokalanästhetikum (z. B. Lidocain 2 %).
- **Bei Implantation durch Arteriae sectio** werden zusätzlich benötigt:
  - Gefäßinstrumentensieb, ggf. 6-mm-Gore-Tex-Prothese, ca. 6 cm lang.
  - Operationspersonal.
  - Anästhesist.
- **Bei Implantation über die Aorta ascendens** (während einer Herzoperation) werden zusätzlich benötigt:
  - Dacronprothese (10 mm), 30 cm lang,
  - Ggf. eine Durchleuchtungseinheit, um die Lage der IABP intraoperativ zu kontrollieren.

Implantation der IABP durch Punktion der A. femoralis

- **Vorteile:**
  - Die Implantation erfolgt schnell und schonend (besonders geeignet für Notfallsituationen) und ist auch beim wachen Patienten möglich.
  - Es besteht ein deutlich geringeres Risiko der Infektion der Leistenregion als bei Freilegung der A. femoralis (s. S. 36). Das Auftreten von Lymphfisteln infolge der Punktion ist nahezu Null.
  - Die Explantation der IABP ist einfach (IABP herausziehen und Druckverband anlegen).
- **Nachteile:**
  - Gefahr der Implantation der IABP in eine zu kleine oder durch atheromatöse Plaques geschädigte Arterie, ohne dass dies bei der Implantation auffällt.
  - Gefahr der Perforation der Arterienhinterwand durch den Seldinger-Draht.
  - Gefahr der Dissektion der A. femoralis durch Punktion in einen Plaque und Vorschieben des IABP-Katheters.

- Gefahr des Auftretens eines Aneurysma spurium oder eines großen Hämatoms nach Explantation oder eines retroperitonealen Hämatoms.
- Gefahr des Zerreißens der A. femoralis bei der Explantation der IABP durch einen teilthrombosierten Katheter.
- Gefahr der Embolisation von Thrombenmaterial in die Peripherie.

► **Vorbereitung:**

Beachte: Vor der Punktion der A. femoralis folgende Punkte klären:
  - Leidet der Patient an einer paVK? Wenn ja, sollte die IABP auf der nicht betroffenen Seite implantiert werden.
  - Sind die Leistenpulse tastbar? Pulsstatus beider Beine erheben. Bei nicht palpablen Leistenpulsen ist die Implantation durch Freilegung der A. femoralis bzw. die Implantation über die Aorta zu bevorzugen.
- Patienten über das geplante Vorgehen informieren.

► **Praktisches Vorgehen:**

- *Schritt 1:* Lagerung des Patienten flach auf dem Rücken mit gestreckter Hüfte.
- *Schritt 2:* Rasur der Leiste. Händedesinfektion, Kopfhaube und Mundschutz, sterile(n) Einmalkittel und Handschuhe anziehen. Hautdesinfektion des Abdomens bis zum Nabel und des gesamten Oberschenkels. Sprüh-Wisch-desinfektion mit sterilen Kompressen (Einwirkzeit 2 Min.). Steriles Abdecken, so dass zur Not ein extraperitonealer Zugang möglich ist.
- *Schritt 3:* Beim wachen Patienten Applikation von Lokalanästhetikum.
- *Schritt 4:* Anreichen des Teiles des IABP-Sets, der das Punktionsmaterial enthält. Aufsetzen einer 10-ml-Spritze mit Kochsalz auf die Punktionskanüle.
- *Schritt 5:* Fixation der A. femoralis unterhalb des Leistenbandes zwischen Zeige- und Mittelfinger der linken Hand.

Merke: IVAN = **I**nnen **V**ene **A**rterie **N**erv.

- *Schritt 6:* Punktion mit der Punktionskanüle im 45°-Winkel zur Haut in Richtung der Arterie.
- *Schritt 7:* Ist die Punktion gelungen, spritzt Blut pulsatil aus der Kanüle. Nun wird die Kanüle zur Haut hin abgesenkt und noch 2 mm vorgeschoben.
- *Schritt 8:* Unter Fixation wird die Spritze von der Kanüle entfernt und der Seldinger-Draht (ca. 50 cm) über die liegende Kanüle eingeführt. Gelingt dies nur gegen Widerstand, wurde die Arterie nicht korrekt punktiert oder ist stark verkalkt.
- *Schritt 9:* Die Punktionskanüle wird entfernt und die Einstichstelle durch eine Hautinzision mit einem Stichskalpell (Nr. 22) erweitert.
- *Schritt 10:* Über den liegenden Draht Gefäßdilatatoren in aufsteigendem Durchmesser aufsetzen, um den Stichkanal aufzubougieren. Auf den letzten Dilatator wird die blutdichte Schleuse für den Katheter aufgesetzt und in das Gefäß vorgebracht. Der Dilatator wird entfernt, der Seldinger-Draht bleibt aber noch liegen.
- *Schritt 11:* Erst jetzt wird der übrige Teil des IABP-Sets angereicht. Das Einwegeventil wird auf die IABP aufgesetzt und mit der 50-ml-Spritze die gesamte Luft aus dem Ballon herausgesaugt. Den Ballonkatheter vorsichtig aus seiner Schutzhülle herausziehen und den Mandrin mit der roten Kappe aus dem IABP-Katheter entfernen. Über das Mandrinlumen wird der Seldinger-Draht in den Katheter vorgeschoben, bis das Drahtende aus dem Stutzen am Ende des IABP-Katheters herausragt. Dann wird der IABP-Katheter über die Schleuse in die Aorta vorgeschoben. Nach sorgfältiger Luftaspiration die intraaortale Druckmessung des IABP-Katheters über den Druckmessstutzen anschließen. Das Signal sollte eine regelrechte arterielle Druckkurve anzeigen.

- *Schritt 12:* Mit dem Mandrin die Lage der IABP grob bestimmen. Hierzu das Ende des Mandrins an den Stutzen des IABP-Katheters halten. Die Spitze des Mandrins sollte ca. 2 Querfinger unterhalb der Klavikula zu liegen kommen.
- *Schritt 13:* Den IABP-Katheter an die Steuereinheit anschließen. Der IABP-Ballon wird mit Helium gefüllt, die IABP eingestellt. Es werden einige Probeschläge durchgeführt, und das Augmentationssignal (an der arteriellen Druckmessung des Patienten) wird überprüft.
- *Schritt 14:* Der IABP-Katheter und die Schleuse mit Nahtmaterial fixieren, steriler Verband.
- *Schritt 15:* Direkt nach der Implantation erneut einen Pulsstatus erheben (beide Beine!). Für die Verlaufsbeobachtung ist es hilfreich, die Stellen mit dem besten Pulssignal zu markieren.
- *Schritt 16:* Lagekontrolle der IABP-Spitze im Röntgenthorax.

Implantation der IABP durch Freilegung der A. femoralis

- **Vorteile:**
  - Die Punktion der A. femoralis erfolgt unter direkter Sicht, so dass sich der bzgl. Lokalisation (proximal des Abgangs der A. profunda femoris) und Gefäßqualität (Atherome sind palpabel) optimale Punktionsort aufsuchen lässt.
  - Die Gefahr einer Gefäßverletzung, besonders der Arterienhinterwand, ist geringer als bei der Punktion ohne direkte Sicht.
  - Die Entscheidung, ob die Implantation der IABP über einen Gefäßprothesenstutzen erfolgen sollte, fällt leichter als bei der Punktion ohne direkte Sicht.
  - Da die IABP ohne Schleuse eingeführt werden kann, ist der Durchmesser des implantierten Katheters deutlich reduziert.
- **Nachteile:**
  - Aufwendigeres und teureres Verfahren, da ein OP-Team eingesetzt werden muss.
  - Höheres Risiko für Wundkomplikationen (Wundinfektion, Lymphabflussprobleme).
- **Praktisches Vorgehen** (unter Operationsbedingungen):
  - *Schritt 1:* Lagerung des Patienten flach auf dem Rücken mit gestreckter Hüfte.
  - *Schritt 2:* Rasur der Leiste und Hautdesinfektion des Abdomens bis zum Nabel und des gesamten Oberschenkels. Steriles Abdecken, so dass zur Not ein extraperitonealer Zugang möglich ist.
  - *Schritt 3:* Beim wachen Patienten Applikation von Lokalanästhetikum. Stand-by der Anästhesieabteilung zur Intubation, falls der Eingriff ausgedehnt werden muss.
  - *Schritt 4:* Anreichen des Teiles des IABP-Sets, der das Punktionsmaterial enthält. Freilegung der A. femoralis. Es ist streng darauf zu achten, dass die A. femoralis communis punktiert wird. Daher sollten die A. femoralis superficialis und die A. profunda femoris identifiziert werden. Gabe eines Bolus Heparin (5000 IE), falls das Ausklemmen der A. femoralis nötig werden sollte.
  - *Schritt 5:* An der Punktionsstelle der Arterie wird mit 5-0-Prolenenaht eine Tabaksbeutelnaht vorgelegt, in deren Mitte die A. femoralis mit einer Punktionskanüle punktiert wird.
  - *Schritt 6:* Ist die Punktion gelungen, spritzt Blut pulsatil aus der Kanüle. Nun wird die Kanüle noch 2 mm vorgeschoben. Ist die Gefäßqualität schlecht, ist das Aufnähen eines Goretexstutzens (6 mm Durchmesser, ca. 6 cm lang) zu empfehlen, wodurch die A. femoralis communis erweitert

wird. Hierzu muss die Arteria femoralis ausgeklemmt werden. Über eine Längsinzision wird der Goretexstutzen aufgenäht. Das Einführen der IABP erfolgt dann ohne vorherige Bougierung.

- *Schritt 7:* Über die liegende Kanüle wird der Seldinger-Draht (ca. 50 cm) eingeführt. Gelingt dies nur gegen Widerstand, wurde die Arterie nicht korrekt punktiert oder ist stark verkalkt.
- *Schritt 8:* Die Punktionskanüle wird entfernt.
- *Schritte 9–12:* s. Schritte 10–13 der Implantation der IABP durch Punktion der A. femoralis, S. 31.
- *Schritt 13:* Der IABP-Katheter wird mit Nahtmaterial fixiert.
- *Schritt 14:* Nach der Insertion den Puls in den Aa. femoralis superficialis und profunda femoris palpieren und das Ergebnis dokumentieren. Danach erfolgt der Wundverschluss der Leiste in Einzelknopftechnik, eine Redondrainage wird subfaszial eingelegt. Der Hautverschluss erfolgt ebenfalls mit Einzelnähten.
- *Schritt 15:* Direkt nach der Implantation erneut den Pulsstatus erheben (beide Beine!). Für die Verlaufsbeobachtung ist es hilfreich, die Stellen mit dem besten Pulssignal zu markieren.
- *Schritt 16:* Lagekontrolle der IABP-Spitze im Röntgenthorax.

Implantation der IABP über die Aorta ascendens im Rahmen einer Herzoperation

► **Vorteile:**
- Es ist keine weitere Inzision notwendig.
- Das Risiko einer Malperfusion der Extremitäten ist äußerst gering. Ein Embolierisiko besteht jedoch weiterhin.

► **Nachteile:**
- Implantation von Fremdmaterial im Thorax.
- Diese Technik der Implantation ist nur im Rahmen einer Herzoperation möglich.

► **Praktisches Vorgehen:**
- *Schritt 1:* Tangentiales Ausklemmen eines geeigneten Areals der Aorta ascendens, um die Gefäßprothese (Dacron, 10 mm ∅, 30 cm Länge) aufzunähen.
- *Schritt 2:* Längsinzision der Aorta ascendens und End-zu-Seit-Anastomose mit der Gefäßprothese. Die Naht erfolgt mit 4–0 Prolene. Das freie Ende der Gefäßprothese wird durch die rechte Thoraxwand über eine Miniinzision ausgeleitet und mit einer Klemme abgeklemmt.
- *Schritt 3:* Den Seldinger-Draht in die Gefäßprothese einführen, dabei die linke A. subclavia digital komprimieren, um den Draht in die Aorta descendens zu leiten.
- *Schritt 4:* Das IABP-Set wird angereicht. Das Einwegeventil auf die IABP aufsetzen und mit der 50-ml-Spritze die gesamte Luft aus dem Ballon heraussaugen. Der Ballonkatheter wird vorsichtig aus seiner Schutzhülle herausgezogen und der Mandrin mit der roten Kappe aus dem IABP-Katheter entfernt. Über das Mandrinlumen wird der Seldinger-Draht in den Katheter vorgeschoben, bis das Drahtende aus dem Stutzen am Ende des IABP-Katheters herausragt. Dann den IABP-Katheter über die Prothese in die Aorta descendens vorschieben. Auch hier ist die digitale Kompression der linken A. subclavia vorteilhaft, um den IABP-Katheter in die richtige Richtung zu lenken. Bestehen Zweifel, wo die Spitze des IABP-Katheters liegt, durchleuchten. Nach sorgfältiger Luftaspiration wird die intraaortale Druckmessung des IABP-Katheters über den Druckmessstutzen angeschlossen. Das Signal sollte eine regelrechte arterielle Druckkurve anzeigen.

- *Schritt 5:* Mit der entsprechenden Länge des Mandrin prüfen, ob die Spitze der IABP oberhalb des Zwerchfells zu liegen kommt. Anschließend den IABP-Katheter an die Steuerungseinheit anschließen.
- *Schritt 6:* Der IABP-Ballon wird mit Helium gefüllt, die IABP eingestellt. Es werden einige Probeschläge durchgeführt, und das Augmentationssignal (an der arteriellen Druckmessung des Patienten) wird überprüft.
- *Schritt 7:* Außerhalb des Thorax werden Ligaturen angelegt, die den Ballonkatheter nicht einengen, aber die Prothese abdichten. Die IABP wird mit Nähten an der Haut fixiert.
- *Schritt 8:* Nach Abschluss der Herzoperation wird die Lage der IABP mittels Röntgenaufnahme kontrolliert. Durch die Implantationstechnik kommt das distale Ende der IABP oberhalb des Zwerchfells zu liegen, das proximale Ende sollte im Bereich des Abgangs der A. subclavia liegen.

Komplikationen

- Katheterassoziierte thromboembolische Komplikationen in der Peripherie oder dem Intestinum oder Malperfusion der unteren Extremitäten (Kompartmentsyndrom der unteren Extremität).
- Trash-Foot (periphere Gefäßembolisation) durch abgeschlagene Atherome.
- Katheterassoziierte Infektionen.
- Ruptur des IABP-Ballons und Thrombosierung des Ballons mit Entrapment des Katheters in der Aorta.
- Aortendissektion.
- Hämatom.
- Heliumembolien.
- Perforation der Aorta oder peripherer Arterien.
- Mechanische Zerstörung von Blutzellen (Thrombozyten, Erythrozyten).

3.5 Pleurapunktion und Pleuradrainage

Pleurapunktion

- **Indikationen:**
  - Diagnostisch: Differenzialdiagnose des Pleuraergusses.
  - Therapeutisch: Entlastung bei postoperativem Pleuraerguss.
- **Kontraindikationen:**
  - Relativ: Gerinnungsstörungen.
  - Vorliegen flächiger pleuraler Verwachsungen.
- **Material:**
  - Pleurapunktionsset, bestehend aus: Punktionskanüle 14 French mit Schleuse, Dreiwegehahn, Ablaufbeutel, 50-ml-Spritze mit Luerlock.
  - Mundschutz, Kopfhaube, steriler Kittel, sterile Handschuhe, sterile Abdecktücher, sterile Kompressen, Braunolsalbe, Xylocainlösung 2 %, sterile Spritzen, sterile Kanülen zur Vorpunktion (gelb), Verbandmaterial zum luftdichten Verschluss der Punktionsstelle.
  - Bei einer diagnostischen Punktion zusätzlich: Probengefäße für Bakteriologie inkl. Tbc-Diagnostik, Zytologie und klinische Chemie (zur Bestimmung von LDH, Glukose, Eiweiß, Triglyzeriden, Laktat, Hb, Hk und spezifischem Gewicht).
- **Vorbereitung:** Patienten über das geplante Vorgehen informieren.
- **Praktisches Vorgehen:**
  - *Schritt 1:* Nochmaliges Anschauen des Röntgenbildes, um die Seite der Punktion festzulegen.

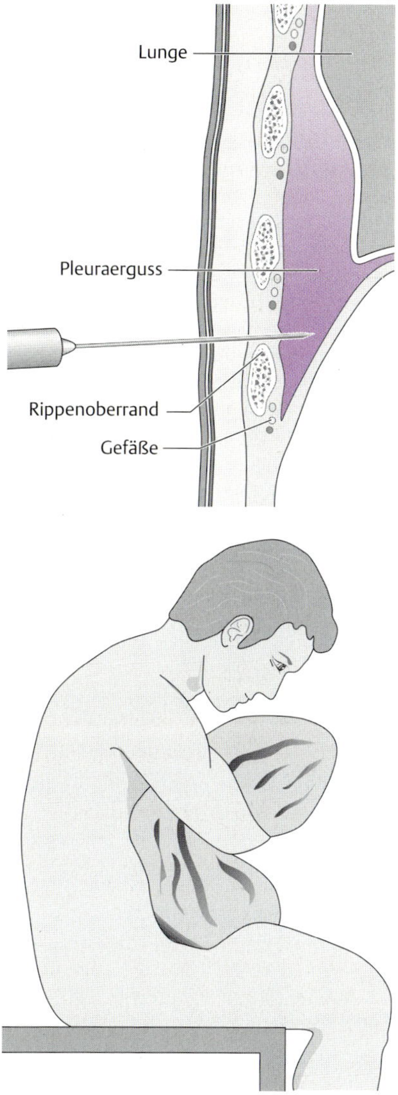

Abb. 6 Pleurapunktion (aus Hahn JM. Checkliste Innere Medizin. 3. Aufl. Stuttgart: Georg Thieme; 2000)

- *Schritt 2:* Lagerung des Patienten am besten sitzend und nach vorne gebeugt (s. Abb. 6).
- *Schritt 3:* Markierung der Punktionsstelle in der hinteren Axillar- oder Skapularlinie am entsprechenden *Rippenoberrand* (Interkostalgefäße und -nerven befinden sich am Rippenunterrand) unter echokardiographischer Kontrolle.
- *Schritt 4:* Desinfektion und Infiltration des Punktionsbezirks mit Xylocain 2 %; auch eine kleine Menge intrapleural geben (am Oberrand der Rippe!) und dabei schon aspirieren.
- *Schritt 5:* Mundschutz und Kopfhaube anziehen. Händedesinfektion, sterile(n) Einmalkittel und Handschuhe anziehen. Sprüh-Wischdesinfektion

mit sterilen Kompressen (Einwirkzeit beachten) und Abdecken des Bereichs mit sterilen Tüchern.
- *Schritt 6:* Kleine Stichinzision der Haut am zuvor markierten Punkt. Punktion senkrecht zur Hautoberfläche, die stählerne Punktionskanüle bis auf die Mitte der Rippe vorschieben. Danach über den Oberrand der Rippe hinweg in die Pleurahöhle einstechen und aspirieren. Bei sicherer intrapleuraler Lage der Punktionskanüle die Plastikschleuse über die stählerne Punktionskanüle hinweg vorschieben.
- *Schritt 7:* Gewinnung von Material zur Diagnostik: Aspiration von Erguss über den Dreiwegehahn (dabei darauf achten, dass keine Luft in die Pleurahöhle gelangen kann). Anschließend wird der Ableitungsschlauch mit der aspirierten Flüssigkeit gefüllt und der Ableitungsbeutel unten angeschlossen. Den Erguss langsam abfließen lassen, maximal 1000 ml, da sonst wegen Dekompression der Lunge die Gefahr eines Lungenödems besteht.
- *Schritt 8:* Beginnt der Patient zu husten, haben sich die beiden Pleurablätter aneinander gelegt, und die Punktion sollte beendet werden. Meist ist dann kein Erguss mehr vorhanden, und es besteht die Gefahr eines Pneumothorax.
- *Schritt 9:* Den Patienten anweisen, tief ein- und dann maximal auszuatmen. Während der Exspiration die Punktionskanüle entfernen. Einen Tupfer mit Braunolsalbe auf die Punktionsstelle auflegen (besonders bei kachektischen Patienten) und mit einer Pflasterlage fixieren.
- *Schritt 10:* Erfolgskontrolle mit Auskultation, Pleurasonographie, Röntgenkontrolle zum Ausschluss eines Pneumothorax.

► **Komplikationen:**
- Pneumothorax, Hämatothorax, Infektionen.
- Verletzung intraabdominaler Organe (z. B. Leber, Milz).
- Verletzung großer Gefäße und des Herzens.
- Lungenödem bei zu schneller Entlastung eines Pleuraergusses (Folge eines zu schnellen intrathorakalen Druckabfalls).

Pleuradrainage

► **Indikationen:**
- *Diagnostisch und therapeutisch:* Postoperativer Pleuraerguss.
- Postoperativer Pneumothorax oder Spannungspneumothorax.
- Ausgeprägtes Hautemphysem mit oder ohne Pneumothorax.

► **Kontraindikationen:**
- *Relativ:* Gerinnungsstörungen, ausgedehnte Pleuraverwachsungen.
- *Absolut:* Hämatothorax bei bekannter Typ-B-Dissektion, großes Aneurysma der Aorta descendens.

► **Material:**
- Kleines Wundversorgungsset: Schere Lexer, Schere Metzenbaum, Peanklemme, Pinzette chirurgisch, Pinzette anatomisch.
- Stichskalpell (Nr. 11), Drainage (16–32 Charr, je nach Grund der Pleuradrainage; Luft: kleineres Lumen, Blut oder Erguss: größeres Lumen), Pleuradrainageflasche, Wasserschloss mit Sog (18–22 cm Wassersäule).
- Sterile Abdecktücher, Mundschutz, Kopfhaube, steriler Kittel, sterile Handschuhe, sterile Kompressen, Xylocainlösung 2 %, sterile Spritzen, sterile Kanülen zur Vorpunktion (gelb), Nahtmaterial, Verbandmaterial zum Verschluss der Drainagestelle.
- Bei einer diagnostischen Punktion zusätzlich: Probengefäße für Bakteriologie inklusive Tbc-Diagnostik, Zytologie und klinische Chemie (zur Bestimmung von LDH, Glukose, Eiweiß, Triglyzeriden, Laktat, Hb, Hk und spezifischem Gewicht).

► **Vorbereitung:** Patienten über das geplante Vorgehen informieren.

- **Praktisches Vorgehen:**
  - *Schritt 1:* Nochmaliges Anschauen des Röntgenbildes, um die Seite der Drainage festzulegen.
  - *Schritt 2:* Lagerung des Patienten: Aufrecht sitzend oder liegend mit entsprechendem Arm nach oben gestreckt, am besten mit Pflasterstreifen fixiert.
  - *Schritt 3:* Anlagestelle: 3.–4. ICR in der vorderen Axillarlinie. Desinfektion und Infiltration des Bezirks um die Anlagestelle mit Xylocain 2 %, auch eine kleine Menge intrapleural geben (am Oberrand der Rippe!) und dabei schon aspirieren.
  - *Schritt 4:* Mundschutz und Kopfhaube anziehen. Händedesinfektion, sterile(n) Einmalkittel und Handschuhe anziehen. Sprüh-Wischdesinfektion

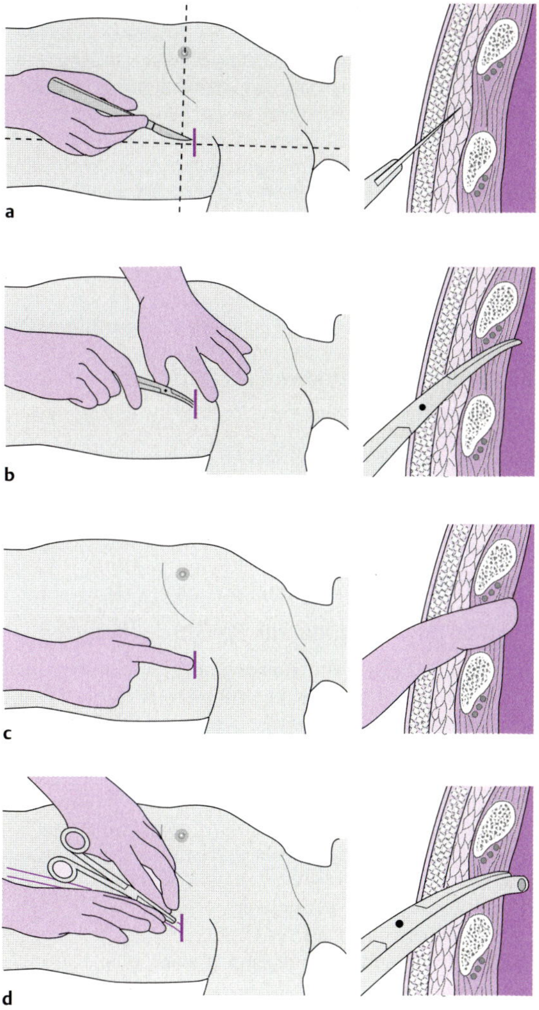

Abb. 7 Einführen der Pleuradrainage in den Pleuraspalt (aus Leuwer M, Schürmeyer TH, Trappe HJ, Zuzan O. Checkliste Interdisziplinäre Intensivmedizin 1. Aufl. Stuttgart: Georg Thieme; 1999)

mit sterilen Kompressen (Einwirkzeit 2 Min.) und Abdecken des Bereichs mit sterilen Tüchern. Anreichen der Wundversorgung und der Drainage.
- *Schritt 5:* Stichinzision der Haut. Mit der Schere durch das Subkutangewebe zum Oberrand der Rippe hin präparieren. Die geschlossene Schere wird senkrecht zur Haut in den Pleuraspalt eingeführt (Schere dabei abstützen!), anschließend Schere öffnen und den Pleuraspalt damit spreizen. Mit dem Finger tasten, ob Verwachsungen vorliegen. Nun wird die Drainage mithilfe der Peanklemme eingeführt (s. Abb. 7). Beim beatmeten Patienten PEEP herausdrehen und im Moment des Hineingehens in den Pleuraspalt kurzzeitig komplett diskonnektieren, um eine Verletzung des Lungenparenchyms zu verhindern.
- *Schritt 6:* Vorschieben der Drainage, bei Entlastung eines Pneumothorax nach oben, bei Drainage von Flüssigkeit Richtung Wirbelsäule. Gewinnung von Material zur Diagnostik.
- *Schritt 7:* Anschließen der Drainage an die Drainageflasche, zunächst ohne Sog. Bei Pleuraerguss die Flüssigkeit langsam abfließen lassen, maximal 500 ml, da sonst wegen Dekompression der Lunge die Gefahr eines Lungenödems besteht. Drainage intermittierend abklemmen. Bei Pneumothorax auch die spontane Entlastung abwarten, dann erst saugen, sonst besteht auch hier die Gefahr eines Lungenödems. Nachdem die Flüssigkeit abgeflossen bzw. die Luft spontan entwichen ist, über das Wasserschloss Sog erzeugen.
- *Schritt 8:* Nach Vorlegen einer Zuziehnaht Drainage an der Haut fixieren. Verband, Auskultation.
- *Schritt 9:* PEEP wieder erhöhen, Röntgenbild zur Lagekontrolle der Drainage.

► **Komplikationen:**
- Pneumothorax, Hämatothorax, Infektionen.
- Verletzung intraabdominaler Organe (z. B. Leber, Milz).
- Verletzung großer Gefäße und des Herzens.
- Lungenödem bei zu schneller Entlastung eines Pleuraergusses (Folge eines zu schnellen intrathorakalen Druckabfalls).

3.6 Perikardentlastung

Herzbeuteltamponade als Indikation zur Perikardentlastung

► **Eine drohende oder manifeste Herzbeuteltamponade** stellt eine Indikation zur Perikardentlastung dar.

► **Klinik der Herzbeuteltamponade:** Tachykardie, Blutdruckabfall, Anstieg des ZVD, Reduktion oder Sistieren der Urinproduktion, hämodynamisch wirksamer Perikarderguss im Echo.

► **Ursache einer Herzbeuteltamponade:**
- *Hämoperikard,* z. B. als Folge
  - einer Nachblutung im Rahmen einer Herzoperation.
  - eines Unfalls.
  - einer Herzwandruptur nach Myokardinfarkt.
  - von Gerinnungsstörungen.
- *Seroperikard,* z. B. bei Malignomen oder Leberinsuffizienz.

Methoden zur Perikardentlastung

► **Perikardpunktion:**
- Lagerung des Patienten halbsitzend.
- Echokardiographische Kontrolle der Punktionsrichtung.

- Mundschutz, Haube und sterile Handschuhe anziehen. Desinfektion, steriles Abdecken der Punktionsstelle.
- Lokalanästhesie im Bereich der Einstichstelle. Einstichstelle zwischen Xiphoid und linkem Rippenbogen.
- Einstich mittels Punktionsset oder 6–8 cm langer Punktionskanüle, Punktionsrichtung retrosternal nach kranial in Richtung des sonographisch sichtbaren Perikardergusses.
- Kontinuierliche Aspiration. Lässt sich der Perikarderguss punktieren, wird die Punktionskanüle vorsichtig zurückgezogen und die Plastikkanüle vorgeschoben. Anschluss der Plastikkanüle über einen Dreiwegehahn an ein ableitendes Schlauchsystem. Aktives wiederholtes Abziehen des Ergusses mit einer 50-ml-Spritze oder passives Ablaufen des Ergusses.
- Nach Perikardentlastung Entfernung der Kanüle, Punktionsstelle mit sterilem Pflaster bedecken. Röntgenthoraxkontrolle.

► **Entlastung durch Einlegen einer subxiphoidalen Drainage**
- Lagerung des Patienten liegend.
- Durchführung in der Regel in Lokalanästhesie möglich, alternativ in Narkose.
- Mundschutz, Haube und sterile Handschuhe anziehen. Desinfektion, steriles Abdecken.
- In Verlängerung des Xiphoids etwa 4–6 cm langer Hautschnitt. Präparation bis zur Rektusfaszie, Durchtrennen der Faszie und subxiphoidales Eröffnen des Herzbeutels. Absaugen des Ergusses mit dem OP-Sauger.
- Einlegen einer Medialstinaldrainage, Annähen der Drainage, Anlage einer U-Naht, die später beim Entfernen der Drainge die Drainagenöffnung verschließt. Verschluss der Wunde in anatomischen Schichten.
- Anschluss der Drainageflasche an ein Wasserschloss, Anbringen eines sterilen Wundpflasters, Röntgenthoraxkontrolle.

► **Rethorakothomie nach Herzoperation:**
- Besteht der Verdacht einer Tamponade als Folge einer Blutung nach Herzchirurgie, wird der Thorax zur Ausräumung der Tamponade im Operationssaal unter Vollnarkose wiedereröffnet.
- Suchen und Stillen der Blutungsquelle. Nicht immer lässt sich z. B. bei Blutungen infolge Gerinnungsstörungen eine Blutungsursache finden.
- Einlegen von 1–2 Mediastinaldrainagen.
- Ggf. bei Eröffnung der Pleura Legen einer Pleuradrainage.
- Verschluss des Thorax in den anatomischen Schichten, Anbringen eines sterilen Wundpflasters, Röntgenthoraxkontrolle.

Hinweis: Bei Tamponade nach herzchirurgischen Eingriffen ohne Verdacht einer aktiven Blutung kann in Lokalanästhesie nach Eröffnen der Nähte im Bereich des Xiphoids ebenfalls eine Perikarddrainge eingelegt werden.

Komplikationen

► Pneumothorax.

► Herzrhythmusstörungen.

► Herzverletzungen, Lungenverletzungen, Blutungen, Verletzungen von Organen und Strukturen im Bauchraum.

3.7 Tracheotomie nach kardiochirurgischen Eingriffen

Indikationen

- Langzeitbeatmung (> 1 Woche) mit nicht absehbarem Weaning (Entwöhnung vom Respirator).
- Entwöhnung von der Respiratorbeatmung bei respiratorisch eingeschränktem Patienten (COPD, respiratorische Globalinsuffizienz, latente Ateminsuffizienz).
- Vermeidung von Drucknekrosen der Trachea.
- Verminderung der Gefahr einer Sinusitis und anschließender Verschleppung der Keime in das Bronchialsystem via „stille Aspiration".
- Ermöglichen der Bronchialtoilette.
- Selten: Orale Intubation nicht möglich.

Kontraindikationen

- Extrem schlechter Gasaustausch trotz Beatmung (besonders bei der perkutanen, bronchoskopisch geleiteten Tracheotomie).
- Massive Gerinnungsstörungen.

Konventionelle Tracheotomie

- **Personal und Material:**
  - Operateur, Assistent, Anästhesist, OP-Schwester, ggf. Springer, Intensivschwester.
  - Komplette Abdeckung für Halseingriff, Tracheotomiesieb (entspricht dem OP-Instrumentarium für eine Strumektomie), Elektrokauter, Absaugung, OP-Lampe, Nahtmaterial (resorbierbar und nicht resorbierbar), Trachealkanülen Größe 7–9 (Low-Pressure-Cuff).
  - Intubationsbereitschaft.
- **Praktisches Vorgehen:**
  - *Schritt 1:* Lagerung des oral intubierten Patienten mit rekliniertem Kopf in Rückenlage. Falls notwendig Rasur des Halses und der Brust bis zu den Mamillen. Inspektion des Situs. Am Respirator FiO_2 von 1,0 einstellen. Überwachung des Patienten mittels kontinuierlicher SaO_2-Messung (Pulsoxymetrie), EKG- und Blutdruckmonitoring.
  - *Schritt 2:* Hautdesinfektion und steriles Abdecken. Quere, ca. 4 cm messende Hautinzision ca. 2 cm unterhalb des Krikoidknorpels. Stumpfe Präparation bis auf das Platysma.
  - *Schritt 3:* In Längsrichtung die Mittellinie des Platysmas eröffnen (auf ca. 4 cm). Venen, die quer über die Mittellinie ziehen, werden ligiert. Dann Einsetzen eines Wundspreizers.
  - *Schritt 4:* Auf den Ringknorpel hinunterpräparieren, Venen dabei ligieren. So wird die Vorderseite der Trachea dargestellt. Am unteren Wundpol ist mit Schilddrüsengewebe (Isthmus) zu rechnen. Dieses Schilddrüsengewebe wird – streng auf der Trachalvorderwand bleibend – mobilisiert. Dazu wird die Trachea am Ringknorpel mit einem Haken angehoben und kopfwärts gezogen. Ist der Isthmus sehr prominent, muss er zwecks besserer Exposition der Trachea durchtrennt werden. Dies geschieht am besten unter Umfahrung des Isthmus und beidseitiger doppelter Ligatur.
  - *Schritt 5:* Die Inzision der Trachea sollte optimalerweise zwischen dem 3. und 4., sonst zwischen dem 2. und 3. Trachealknorpel erfolgen, um bei einer Tracheomalazie noch genügend Trachealknorpel zur Wiedervereinigung der Trachea aufzusparen.
  - *Schritt 6:* Die Trachealvorderwand wird an ihrer halben Zirkumferenz freigelegt. Dann Tubus vorschieben lassen. Inzision mit dem Stichskalpell

zwischen zwei Trachealknorpeln. Die Breite der Inzision hängt von der ausgewählten Trachealkanüle ab. Die Querinzision wird L-förmig nach unten erweitert, so dass sich der Trachealknorpel nach unten klappen lässt. Auf Blutstillung im Schleimhautniveau achten! Die Ecke des nun entstandenen Trachealfensters wird mit einer 3–0-Prolenenaht angeschlungen, um das spätere Wechseln der Trachealkanüle zu vereinfachen.
- *Schritt 7:* Trachealkanüle testen und mit Gleitmittel benetzen.
- *Schritt 8:* Der Blick auf den Tubus ist nun frei. Tubus unter Sicht langsam zurückziehen, bis der Cuff und das Murphey-Auge sichtbar werden. Die Trachealkanüle einsetzen und blocken. Die sterile Beatmungsverlängerung an die Anästhesie abgeben und kontrollieren, ob der Patient beatmet ist.
- *Schritt 9:* Nochmalige Kontrolle auf Blutungen. Adaptation des Platysmas und der Haut.
- *Schritt 10:* Verband mit Metalline-Kompresse. Die vorgelegte 3–0-Prolenenaht wird um die Trachealkanüle gewickelt, um beim späteren Wechsel eine Schienung des Trachealkanals zu vereinfachen.
- *Schritt 11:* Röntgenbild zur Lagekontrolle der Trachealkanüle.

Perkutane, bronchoskopisch dirigierte Tracheotomie

► **Personal, Material:**
- Anästhesist oder Chirurg mit Methodenerfahrung, Assistent mit Bronchoskopieerfahrung, Intensivschwester.
- Komplette Abdeckung für Halseingriff, Instrumentarium für die Punktions-Dilatationstracheotomie (nach Giallia oder mittels Portexzange), Bronchoskopieausrüstung, Trachealkanülen Größe 7–9 (Low-Pressure-Cuff).

► **Praktisches Vorgehen:**
- *Schritt 1:* Lagerung des oral intubierten Patienten mit rekliniertem Kopf in Rückenlage. Falls notwendig Rasur des Halses und der Brust bis zu den Mamillen. Inspektion des Situs. Am Respirator FiO_2 von 1,0 einstellen, Überwachung des Patienten: Pulsoxymetrie, EKG- und Blutdruckmonitoring.
- *Schritt 2:* Hautdesinfektion und steriles Abdecken. Quere, ca. 2 cm messende Hautinzision ca. 2 cm unterhalb des Krikoidknorpels. Stumpfe Präparation bis auf das Platysma.
- *Schritt 3:* Die Mittellinie des Platysmas wird stumpf in Längsrichtung eröffnet (auf ca. 2 cm). Venen, die quer über die Mittellinie ziehen, werden nach oben bzw. unten gedrängt.
- *Schritt 4:* Auf den Ringknorpel hinunterpräparieren. So wird die Vorderseite der Trachea dargestellt.
- *Schritt 5:* Zurückziehen des Tubus auf die Stimmbandebene und Anleuchten der Trachealvorderseite. Hier mit einer Hohlnadel unter Aspiration zwischen zwei Trachealknorpeln punktieren, bis sich Luft in der Kanüle zeigt. Die ständige bronchoskopische Kontrolle stellt sicher, dass nicht die Trachealhinterwand aufgeladen wird. Liegt die Punktionskanüle sicher in der Trachea, wird ein stabiler Seldinger-Draht eingeführt. Dieser muss nach unten (Richtung Trachealbifurkation) zeigen.
- *Schritt 6:*
  - Bei Verwendung der *Dilatationsmethode* werden – unter ständiger bronchoskopischer Kontrolle – Dilatatoren mit steigendem Durchmesser eingesetzt, um die Öffnung der Trachea aufzubougieren. Anschließend wird die Trachealkanüle eingesetzt.
  - Bei Verwendung der *Dilatationsmethode mit einer Spezialzange* (Fa. Portex) wird – unter ständiger bronchoskopischer Kontrolle – die geschlossene, konisch zulaufende Dilatationszange über den Seldinger-Draht eingesetzt und gespreizt. So entsteht eine Öffnung in der Trachealvorderwand.

- *Schritt 7:* Die Trachealkanüle an den Respirator anschließen. Kontrolle der Lage der Trachealkanüle und Kontrolle auf Blutungen mittels Bronchoskop. Ein Hautverschluss ist bei kleinem Schnitt nicht notwendig, da die Haut bei dieser Methode um die Kanüle wächst und sie abdichtet.
- *Schritt 8:* Verband mit Metalline.
- *Schritt 9:* Röntgenbild zur Lagekontrolle der Trachealkanüle.

Komplikationen

- **Blutungen** aus dem Operationsfeld (v.a. aus den Venen der Schilddrüse) oder Schleimhautarrosionen (bei Vollheparinisierung des Patienten).
- Verletzung der Tracheahinterwand; ggf. ösophagotracheale Fistel.
- **Phlegmone** der Halsweichteile (selten bei Punktionstracheotomie).
- **Drucknekrosen** der Trachea.
- **Kanülenwechsel erschwert** bei langem Kanal.
- **Mediastinitis:**
  - Besonders nach kardiochirurgischen Eingriffen besteht die Gefahr der Verschleppung von Keimen aus dem Tracheostomabereich auf die noch frische Sternotomiewunde.
  - Direkte Verbindungen von Stoma und Mediastinum wurden als Ursache für eine erhöhte Mediastinitisrate diskutiert. In einer Untersuchung der kardiochirurgischen Abteilung des Herzzentrums Lahr/Baden konnte weder bei konventioneller noch bei perkutaner Tracheotomie eine erhöhte Mediastinitisrate festgestellt werden.
- **Kanülendislokation** in das Mediastinum.

Nachbehandlung des Tracheostomas

- Nach 7 Tagen erster Kanülenwechsel (durch einen Arzt!).
- Bei Entzündungen des Tracheostomas Lösen der Adaptionsnähte, offene Wundbehandlung.
- Bei Spontanatmung kann eine Sprechkanüle eingesetzt werden. Muss der Patient nur noch für die Bronchialtoilette abgesaugt werden, kann ein kleiner Platzhalter (Ch 8) eingesetzt werden. Über diesen kann das Tracheostoma jederzeit reaktiviert werden.
- Sobald die Trachealkanüle entfernt wurde, granuliert das Stoma innerhalb von 3 Tagen spontan zu.

4 Material und Geräte

4.1 Nahtmaterial und spezielles Zubehör

Übersicht über das Nahtmaterial in der Herzchirurgie

- **Prolene:** Polypropylen, monofil, nicht resorbierbar.
- **Softsilk:** Seide, beschichtet, geflochten, nicht resorbierbar.
- **Mersilene:** Polyester, beschichtet, geflochten, nicht resorbierbar.
- **Mersilene-Halteband:** Polyester, gewebt, flach, nicht resorbierbar.
- **Cardiofil, Ethibond, Seracor:** Polyester, beschichtet, geflochten, nicht resorbierbar.
- **Stahldraht:** Stahldraht 316 L, monofil, nicht resorbierbar.
- **Knochenwachs.**
- **Dexon, Vicryl:** Polyglaktin, geflochten, beschichtet, resorbierbar.
- **Biosyn:** Glykomer 631, monofil, synthetisch, resorbierbar.

Nahtmaterial beim ACVB (s. Tab. 8)

Tabelle 8 · **Nahtmaterial beim ACVB**

Operationsschritt	Material/Naht
Blutstillung am Sternum	– Knochenwachs
Thymusresektion	– resorbierbare Ligaturen (2–0 dexon oder vicryl)
Perikardhochhaltenaht	– nichtresorbierbare Ligaturen (0er Mersilene oder Softsilk)
Tabaksbeutelnähte und Kanülierung für die HLM	– nicht resorbierbare Nähte, z. B. 3–0 Prolene
Injektion der Kardioplegielösung über die Aortenwurzel	– zusätzliche 4–0-Prolene-Sicherungsnaht
Fixieren der gelegten aortalen und venösen Kanüle, nach Anziehen der Fadentourniquets an die Gummimuffen	– starke 2er Mersilene- oder Softsilk-Ligaturen
koronar-venöse Anastomosen	– in der Regel 7–0 Prolene/doppelt armiert fortlaufend genäht
koronar-arterielle Anastomosen	– 8–0 Prolene/doppelt armiert oder 7–0 Prolene/doppelt armiert, aber mit feinerer Nadel
proximale Anastomosen an der abgeklemmten Aorta	– 6–0 Prolene/doppelt armiert fortlaufend genäht
evtl. Übernähung nach Dekanülierung des venösen Zweistufenkatheters	– 4–0 Prolene
evtl. Übernähung nach Dekanülierung der arteriellen Kanüle	– 4–0 Prolene/einfach oder 4-0-Prolene-Teflonnaht/doppelt armiert
Fixierung von Mediastinal- und evtl. Pleuradrainagen an der Haut	– 0er oder 2er Mersilene oder Softsilk
evtl. Perikardverschluss	– resorbierbare Naht (3–0 Dexon oder Vicryl)
Sternumverschluss	– Stahldrähte oder Sternumbänder

Fortsetzung →

Tabelle 8 · Fortsetzung von Seite 47

Operationsschritt	Material/Naht
Fasziennaht	– resorbierbare Naht (1er Dexon oder Vicryl), Einzelknopfnähte oder fortlaufende Naht
Subkutisnaht	– resorbierbarer Naht (0er Dexon oder Vicryl), Einzelkopfnähte oder fortlaufende Naht
Hautnaht intrakutan	– resorbierbare Naht (3–0 Dexon oder 4–0 Biosyn, monofiler Faden)

Nahtmaterial zur Venenentnahme (s. Tab. 9)

Tabelle 9 · **Nahtmaterial zur Venenentnahme**

Operationsschritt	Material/Naht
Ligieren der Seitenäste der V. saphena magna	– kleine Titanclips oder nicht resorbierbare 5–0-Prolene-Durchstechungsnaht
schichtweiser Verschluss der Beinwunde	– resorbierbare Naht (0er oder 2–0 Dexon)
Hautnaht intrakutan	– resorbierbare Naht (3–0 Dexon oder 4–0 Biosyn)

Nahtmaterial beim Aortenklappenersatz (s. Tab. 10)

Tabelle 10 · **Nahtmaterial beim Aortenklappenersatz**

Operationsschritt	Material/Naht
Blutstillung am Sternum	– Knochenwachs
evtl. Thymusresektion	– resorbierbare Ligaturen, z. B. 2–0 Dexon oder Vicryl
Perikardhochhaltenähte	– nichtresorbierbare Ligaturen (2–0 Mersilene oder 0er Softsilk)
Tabaksbeutelnähte zur Kanülierung der HLM	– 3–0 Prolene
Tabaksbeutelnähte zum Einlegen eines Ventkatheters und der evtl. nötigen Retroplegiekanüle	– 3–0 Prolene
Fixieren aller Kanülen	– nichtresorbierbare starke 2er Mersilene- oder Softsilk-Ligaturen
Einnähen mechanischer Herzklappen und biologischer Herzklappen mit Stent	– 14–16 nichtresorbierbare 2–0 Cardiofil- oder Ethibond-Nähte/sie sind doppelt armiert mit einem Teflonpledget und werden von den Firmen in Multipacks in zwei Farben (blau/weiß, grün/weiß) angeboten; dieser farbliche Unterschied dient zur besseren Übersicht beim Einnähen

Fortsetzung →

Tabelle 10 · Fortsetzung von Seite 48	
Operationsschritt	**Material/Naht**
Einnähen von biologischen Stentless-Herzklappen	– 25–30 einzelne nicht resorbierbare 4-0-Prolene-Nähte oder 20–25 einzelne nicht resorbierbare 2-0-Ethibond- oder Seracor-Nähte; bei fortlaufender Nahttechnik für die proximale Anastomose 4–0 Prolene mit RB-Nadel (rundgebogene Nadel)
Aortotomieverschluss	– 1–2 4-0-Prolene-Nähte/doppelt armiert mit Teflonpledgets und Gegenteflon
Übernähung des dekanülierten Ventkatheters und der Retroplegiekanüle	– 4–0 oder 3–0 Prolene
venöse Dekanülierung und Übernähung	– 4–0 Prolene
Übernähung der arteriellen Kanülierungsstelle	– 4–0 Prolene/einfach oder doppelt armiert mit Teflon
Fixierung der Mediastinaldrainagen	– 0er oder 2er Mersilene- oder Softsilk-Ligaturen
evtl. Perikardverschluss	– 3–0 Dexon oder Vicryl
Sternumverschluss	– Stahldrähte oder Sternumbänder
Fasziennaht	– 1er Dexon oder Vicryl/Einzelknopfnähte oder fortlaufende Naht
Subkutisnaht	– 0er Dexon oder Vicryl
Hautnaht intrakutan	– 3–0 Dexon oder 4–0 Biosyn/fortlaufend

Zusätzliches Nahtmaterial beim Mitralklappenersatz (s. Tab. 11)

Tabelle 11 · Zusätzliches Nahtmaterial beim Mitralklappenersatz	
Operationsschritt	**Material/Naht**
Anschluss an die HLM mit venöser Doppelkanülierung[1]	– 2 × 3–0 Prolene/als Tabaksbeutelnaht
Umschlingung der V. cava inferior und superior[1]	– 4-mm-Mersilene-Haltebänder
Einnähen mechanischer und biologischer Herzklappen	– in der Regel 16 nicht resorbierbare 2-0-Cardiofil- oder Ethibond-Nähte/doppelt armiert mit einem Teflonpledget, werden von den Firmen in Multipacks in zwei Farben angeboten
nach Implantation der Herzklappe Verschluss des Vorhofseptums[1] und des Vorhofes	– zwei fortlaufende nicht resorbierbare 3-0-Prolene-Nähte
venöse Dekanülierung und Übernähung	– jeweils 1 × 3–0 Prolene
arterielle Dekanülierung und evtl. Übernähung	– 4–0 Prolene oder 4–0 Prolene/doppelt armiert

[1]= bei transseptalem Zugang; bei Zugang über linken Vorhof entfällt die Hohlvenenausschlingung, Doppelkanülierung sowie Septumverschluss

Spezielles Zubehör in der Herzchirurgie

- **Zur besseren Sicht:** *Lupenbrille* mit 2,5–4,5facher Vergrößerung, zusätzlich evtl. *spezielle Kopflampe*.
- **Zur elektrischen Stimulation dienen:**
  - *Schocklöffel* zur internen Defibrillation.
  - *Fibrillationskabel* zur Induktion von Kammerflimmern und zum externen Pacen.
  - *Herzdrähte mit Überleitungskabel* zur externen Stimulation des Herzens.
- **Mikrochirurgische Ausrüstung beim ACVB:**
  - Beavermesser zur Präparation.
  - Mikromesser 15° zur Stichinzision.
  - Potts Federschere vorwärts 45°- oder 60°-Winkel.
  - Potts Federschere rückwärts 120°-Winkel.
  - Metall- oder Teflonsonden, Durchmesser 1,0–2,5 mm.
  - Bulldogklemmen, gerade oder gebogen.
  - Knopfkanülen, Durchmesser 1,2 mm und 2 mm.
  - Evtl. Dissektoren.
  - Atraumatische Pinzetten nach Diethrich, kurz und lang (20 und 24 cm).
  - Feine Pinzette mit Mikroring (Ringöffnung 0,5 mm ∅).
  - McIndoe-Pinzette.
  - Gerade Venenschere nach Joseph.
  - Koronar-Federnadelhalter.
  - Aortenstanze, Durchmesser 4 und 5 mm.
  - Aorten-Anastomosenausklemmer nach Lambert-Kay und DeBakey.

4.2 Klappenmaterial

Grundlagen

- **Herzklappen werden unterteilt in:**
  - *Kunststoffklappen (mechanische Herzklappen):*
    - Zweiflügelklappen.
    - Kippscheibenklappen.
  - *Bioprothesen (biologische Herzklappen):*
    - Perikardklappen vom Rind oder Schwein.
    - Schweineklappen mit einem flexiblen Rahmen.
    - Stentless-Klappen (gerüstlos).
    - Homograft.
- **Beispiele:** s. Abb. 8–14.

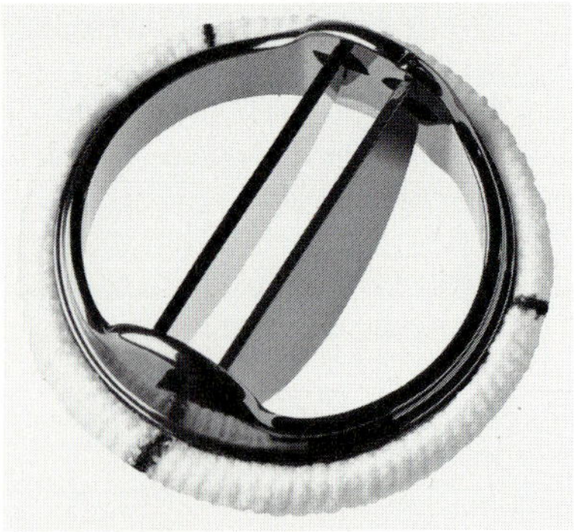

Abb. 8 Mechanische Herzklappe, Doppel-Kippscheibenprothese, SJM Regent™ (mit freundlicher Genehmigung der Firma St. Jude Medical)

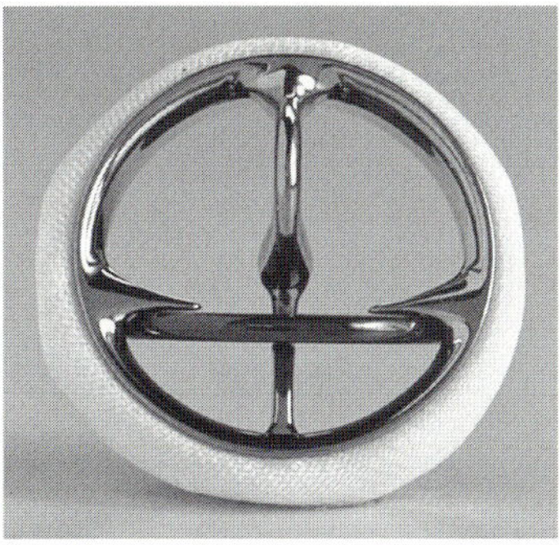

a

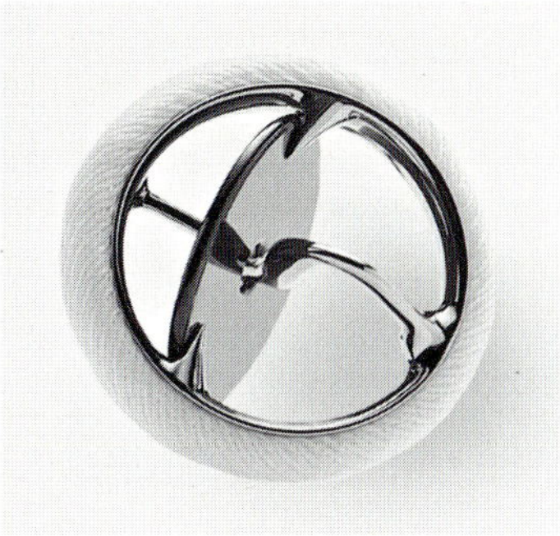

b

Abb. 9 Mechanische Herzklappe, Einzel-Kippscheibenprothese, Medtronic Hall^{TM} Inc. (mit freundlicher Genehmigung der Firma Medtronic GmbH)

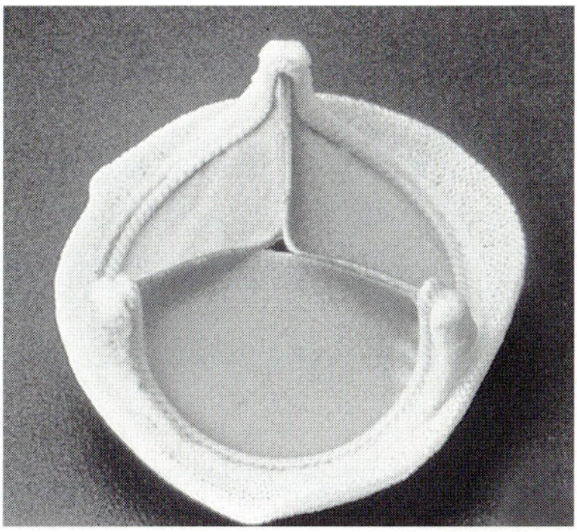

Abb. 10 Gestentete biologische Herzklappenprothese Carpentier-Edwards Perimount^{TM} Perikard Bioprothese CEP (mit freundlicher Genehmigung der Edwards Lifesciences Germany GmbH)

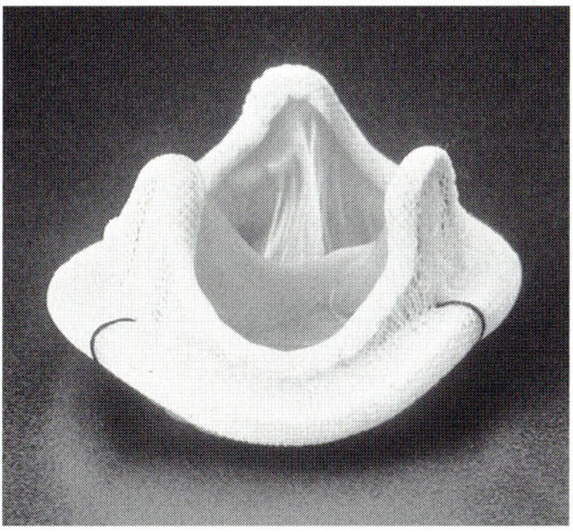

Abb. 11 Gestentete biologische Herzklappenprothese, Supra Annular Bioprothese SAV (mit freundlicher Genehmigung der Edwards Lifesciences Germany GmbH)

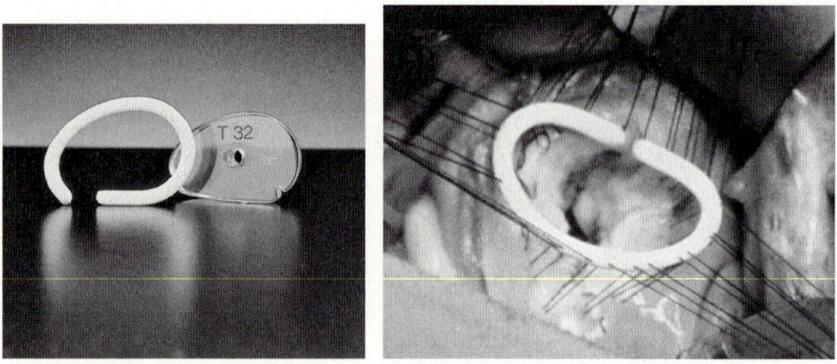

a b

Abb. 12 **a + b** Anuloplastie-Ring, Carpentier-Edwards Classic™ (mit freundlicher Genehmigung der Edwards Lifesciences Germany GmbH)

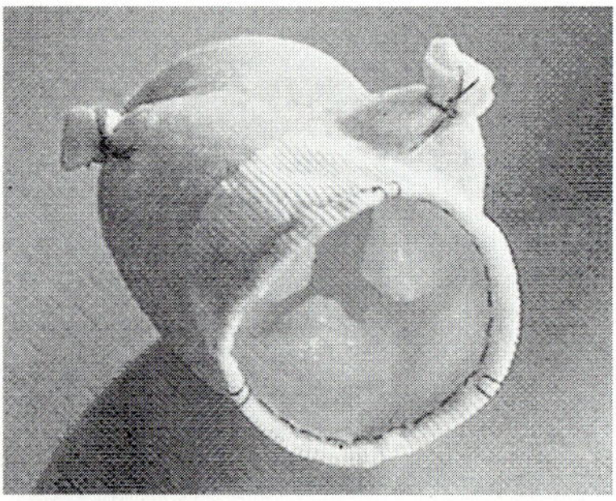

Abb. 13 Gerüstlose biologische Herzklappenprothese, Medtronic Freestyle®, Herzklappe vom Schwein (mit freundlicher Genehmigung der Firma Medtronic GmbH)

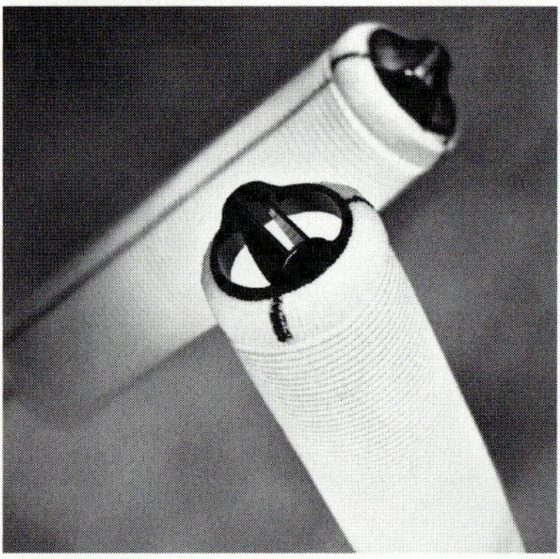

Abb. 14 Conduit oder Composite, SJM Masters Series Aortic Valved Graft = Rohrprothese mit integrierter mechanischer Herzklappenprothese (mit freundlicher Genehmigung der Firma St. Jude Medical)

- **Haltbarkeit:** Die Haltbarkeit biologischer Herzklappen ist deutlich kürzer (10–20 Jahre) als die der mechanischen Klappen (i. a. lebenslang).
- **Herstellung, Transport und Lagerung von Bioprothesen:** Bioprothesen werden bei ihrer Herstellung einem belastungsfreien Fixierungsvorgang mit Glutaraldehyd unterzogen, um die Dauerhaftigkeit und die Verkalkungsbeständigkeit zu verbessern. Transport und Lagerung erfolgen in einem Gefäß mit 0,2 %iger gepufferter steriler Glutaraldehydlösung.
- **Weitere Formen von Herzklappenprothesen:**
  - Der mechanische und biologische Conduit.
  - Der flexible oder semiflexible Anuloplastiering zur Rekonstruktion der Mitral- oder Trikuspidalklappe.

Lagerung von Herzklappen und Implantaten

- Sie müssen immer kühl und trocken gelagert werden.
- Sie müssen vor Beschädigung und Kontamination geschützt sein.
- Keine direkte Einwirkung von Sonnenlicht oder anderen ultravioletten Strahlen.
- Auf das Verfallsdatum achten!

Herzklappenzubehör

- Jede Firma stellt für ihre Klappe passendes Zubehör bereit:
  - Klappenmessgeräte (Sizer oder Obturatoren).
  - Klappenflügeltester.
  - Klappendreher (Rotatoren).
  - Klappenhaltegriff.
- Dieses Zubehör ist in der Regel unsteril. Es kann durch Autoklavieren (bei 121 °C oder 134 °C) aufbereitet und somit immer wieder neu verwendet werden.
- Es können auch selbstgefertigte Universalmessgeräte eingesetzt werden, obwohl die Klappenhersteller darauf hinweisen, diese (wegen Ungenauigkeit) nicht zur Größenbestimmung zu verwenden.

Handhabung mechanischer Herzklappen

- Nach Ansage des Operateurs, welche Klappenart und Klappenfirma verwendet wird, Anreichen passender, steriler Klappenmessgeräte.
- Nach erfolgter Größenbestimmung prüft man, ob Verpackung und Versiegelung der ausgewählten Klappe unbeschädigt sind.
- Springer und Instrumenteur müssen kontrollieren, ob zwischen den angesagten Daten und der Klappe Übereinstimmung besteht.
- Das äußere Klappengefäß ist unsteril und darf nicht in den sterilen Bereich gebracht werden.
- Beim Anreichen der Klappe die Versiegelung entfernen und den Deckel in Uhrzeigersinn abdrehen. *Achtung!* Nur das innere Sicherungsgehäuse mit der Klappe ist steril und pyrogenfrei.
- Nach Entgegennahme der Herzklappe muss nochmals kontrolliert werden, ob die Seriennummer am Hängeetikett der Klappe mit der auf der Verpackung übereinstimmt.
- Falls dies nicht der Fall ist, die Klappe nicht implantieren. Reklamation an die Firma!
- Anschließend Hängeetikett entfernen.
- Zur einfacheren Handhabung sollte, wenn nicht schon vorhanden, ein passender Klappenhaltegriff angereicht und aufgeschraubt werden.
- Bei einigen Klappenarten besteht die Möglichkeit, nach Implantation der Herzklappe mithilfe von Klappendrehern die Klappe durch Drehbewegungen neu auszurichten.

Handhabung biologischer Herzklappen

- Die anfängliche Handhabung entspricht der bei mechanischen Herzklappen.
- Beim sterilen Herausnehmen der Klappe aus ihrem Gefäß ist darauf zu achten, dass das biologische Material nicht mit Pinzetten oder anderen Greifinstrumenten in Kontakt kommt. Die Klappe nur mit den Händen oder der Pinzette am festen Gerüst oder am Hängeetikett anfassen. So wird Gewebeschädigungen vorgebeugt.
- Zusätzlich muss die biologische Herzklappe, um die Konzentration von Glutaraldehyd so weit wie möglich zu verringern, vor der Implantation 3 × 2 Min. gespült werden. Dazu muss der Instrumenteur drei sterile Spültöpfe mit 300–500 ml 0,9%iger NaCl-Lösung bereitstellen. Während der Spülvorgänge

muss er die Klappe ständig vorsichtig hin und her schwenken, um überschüssige Glutaraldehydlösung zu entfernen. Bei biologischen Klappen mit einem Kunststoffnahtring muss auch dieser gründlichst ausgedrückt werden.

- Die Klappe sollte im dritten Spülbad verbleiben, bis sie vom Chirurgen benötigt wird.
- Bei Entgegennahme der Klappe sind dieselben Kontrollen vorzunehmen wie bei mechanischen Klappen.
- Ein Klappenhaltegriff kann nur bei biologischen Klappen mit einem Gerüst (Stent) verwendet werden.
- Während der Implantation sollte die Klappe ständig mit 0,9 %iger NaCl- oder Ringer-Lösung befeuchtet werden, um ein Austrocknen des Gewebes zu vermeiden.

5 Technische Voraussetzungen in der Herzchirurgie

5.1 Die Herz-Lungen-Maschine (HLM)

Grundlagen

- Im Vergleich zu den anderen chirurgischen Fächern ist die Herzchirurgie in besonderer Weise vom Einsatz der HLM abhängig, da derzeit der größte Teil der Eingriffe mit der HLM unter Einsatz geschulter Kardiotechniker durchgeführt werden müssen.
- **Funktionsprinzip der HLM:**
  - Das venöse Blut des Patienten wird über Kanülen in den Hohlvenen in die HLM geleitet. Dort wird es im Oxigenator mit O_2 gesättigt, CO_2 wird eliminiert, gefiltert, und Narkosegase werden zugeführt.
  - Das oxigenierte Blut wird mittels Rollerpumpen und einer Kanüle in eine Arterie des Patienten (Aorta oder A. femoralis) zurückgeleitet. Die Bluttemperatur wird mittels eines Normo-Hypo-Hyperthermiegeräts reguliert. Während dieser extrakorporalen Zirkulation werden EKG, Drucke, Flüsse, Zeiten (Aortenklemmzeit, Kardioplegiezeit, Perfusionszeit, Reperfusionszeit) und Temperaturen überwacht.
- **Aufbau der HLM:**
  - *Maschinelle Grundlage* ist eine Herz-Lungen-Maschine (HLM) (z. B. Jostra HL 20) mit vollständiger Datenübertragung zur Protokollerstellung. Alle während der Perfusion anfallenden Daten und Ereignisse werden aufgezeichnet. Die HLM besteht aus einer Fünfpumpenkonsole mit Rädern, Masten, Monitor, Bedienpanel und Ablage.
  - *Belegung der Konsolenplätze* (von rechts nach links):
    - Arterielle Pumpe.
    - Kardiotomiesauger (Blausauger).
    - Ventsaugerpumpe.
    - Doppelpumpenmodul für Blutkardioplegie und Eiswasser.
    - Der 5. Konsolenplatz bleibt unbelegt, er nimmt bei Bedarf den Eiswasserbehälter auf.
  - *Bestandteile des linken Mastes:* Gerät zur Messung der venösen Sauerstoffsättigung und Überwachung des Hämatokrits; Messgerät zur Überwachung des Sauerstoffpartialdruckes nach dem Oxigenator; Isofluraneverdampfer.
  - *Bestandteile des rechten Mastes:* Aufnahmevorrichtung für die Druckluft- und Sauerstoffschläuche, das Stromkabel und das Datenkabel; Gasblender zur Steuerung des Sauerstoff- und Kohlendioxidpartialdruckes; Drucktransducerhalterung; Druckmessgerät für den Liniendruck, arteriellen Druck und den Druck in der Kardioplegielinie; Halter für den Oxigenator und den arteriellen Filter.
  - *Bestandteile der Querverbindung:* Perfusor für die Kardioplegie, Halter für die Kardioplegietropfkammer, Steuerungseinheit für die HLM.
  - *Monitoringvorrichtungen:*
    - EKG, Drucke, Flüsse, Zeiten, Temperaturen, Bluttemperaturregelung über ein Normo-, Hypo- Hyperthermiegerät.
    - Ein Hochdruckstoppmesspunkt befindet sich in der arteriellen Linie, ein zweiter zwischen Rollenpumpe und Oxigenator.
    - Ein Low-Level-Sensor dient als Ultraschallsensor zum Abschalten der arteriellen Pumpe bei Unterschreitung des Minimalflüssigkeitspegels im venösen Reservoir.
    - Ein Bubbledetektor dient zur Anzeige oder zum Pumpenstopp bei vermehrtem Auftreten von Luft in der arteriellen Linie.

- *Oxigenator:* Wichtigster Bestandteil der HLM ist der Oxigenator. Man unterscheidet drei Oxigenationssysteme:
  - *Bubbleoxigenator*: Hier werden zur Oxigenierung Luftblasen verschiedener Größe durch eine Blutsäule geleitet. Der Kohlendioxidpartialdruck ist durch die Zugabe von CO_2 zu korrigieren. Vorteil dieses Oxigenators ist sein geringer Preis, von Nachteil sind das sehr hohe Füllvolumen, die Kontamination des Blutes durch Gas-Blutkontakt, das extrem hohe Risiko einer Luftembolie durch Mikrobubbles und die hohe Inzidenz von Schlaganfällen.
  - *Kapillarmembranoxigenator*: Hier werden Blut- und Gasphase durch eine mikroporöse Membran getrennt. Das Blut fließt innerhalb einer Kapillare, das Gas um die Kapillare herum oder umgekehrt. Vorteile dieses Oxigenators sind sein geringes Füllvolumen, die im Vergleich zum Bubbleoxigenator bessere Steuerung durch Rotameter und Gasblender (der Luftdurchfluss reguliert den Kohlendioxidpartialdruck und die Sauerstoffbeimischung den Sauerstoffpartialdruck). Eine Kontamination durch unsaubere Luftleitungen ist ausgeschlossen, das Preisgefüge fast wie beim Bubbleoxigenator.
  - *Plattenmembranoxigenator:* Er arbeitet nach dem gleichen Prinzip wie der Kapillarmembranoxigenator.

Indikationen

- Aortokoronare Bypass-Operation.
- Herzklappenrekonstruktion.
- Herzklappenersatz (Aorten- und Mitralklappenersatz, sehr selten Trikuspidalklappen- oder Pulmonalklappenersatz).
- Aneurysma der Aorta ascendens und descendens.
- Dissektion der Aorta.
- Angeborene Herzfehler (ASD, VSD, Lungenvenenfehlmündung, Fallot, TGA u. a.).
- Herztransplantation.
- Wiedererwärmung von stark unterkühlten Unfall-/Lawinenopfern.

Extrakorporale Zirkulation (EKZ)

- **Priming:**
  - Bevor die HLM an den Patienten angeschlossen wird, muss sie entlüftet werden (Priming). Hierzu werden 1,3–2,5 l kristalloider oder kolloidaler Lösungen oder eine Mischung aus beiden benötigt (Primingvolumen).
  - Menge und Zusammensetzung der Priminglösung sind in den unterschiedlichen herzchirurgischen Zentren verschieden. Im Herzzentrum Lahr/Baden wird die HLM mit 1300 ml Jonosteril (Fresenius) gefüllt, osmotisch wirksame Substanzen werden erst nach einer ersten Messung zugesetzt, da Hydroxyäthylstärke anscheinend das Risiko diffuser Blutungen erhöht und Humanalbumin 5 % oder 20 % ein ernst zu nehmendes Infektionsrisiko und aufgrund von Kapillarschrankenstörungen auch eine Gefährdung für den Gasaustausch des Patienten darstellt.
- **Berechnung der Flussrate (Flow):**
  - Vor Beginn der EKZ wird das zu erwartende Herz-Minuten-Volumen des Patienten errechnet. Im Normalfall sind dies 2,5 l/Min $\times$ m^2 Körperoberfläche.
  - Eine ausreichende Flussrate ist der limitierende Faktor für eine adäquate Organ- und Gewebsperfusion. Schon in moderater Hypothermie steigt die Blutviskosität an, deshalb wird ein Hämatokritwert von ca. 21 % an der HLM angestrebt.

- **Heparinisierung:**
  - Es sollte ein hochmolekulares Präparat verwendet werden. Die Dosierung beträgt 375 IE/kg Körpergewicht.
  - Nach Beginn der EKZ wird die ACT (activated clotting time) gemessen. Sie sollte nicht unter 400 Sek. liegen.
  - Bei nicht ausreichender Heparinisierung würde in kürzester Zeit das Schlauchsystem, der Oxigenator oder der arterielle Filter verstopfen, da an den Fremdoberflächen sofort die Gerinnungskaskade in Gang gesetzt werden würde.
  - ***Hinweis:*** Dank Einsatz heparinbeschichteter Systeme kann der systemische Einsatz von Heparin ebenso wie die durch den Blutkontakt mit der Fremdoberfläche hervorgerufene Entzündungsreaktion verringert werden.
  - Nach Beendigung der EKZ wird Heparin durch Protamin 1:1 antagonisiert und anschließend eine ACT (activated clotting time) bestimmt (Norm 100–130 Sek.).
- **Führung der EKZ:**
  - *Voraussetzungen für eine sichere Führung:*
    - Einbindung des staatlich geprüften Kardiotechnikers während des gesamten Ablaufs der Perfusion in das herzchirurgische Team. Kommunikation ist ein Eckpfeiler in der offenen Herzchirurgie. Die Aufgaben jedes einzelnen Mitglieds des Teams müssen genau definiert sein.
    - Der Kardiotechniker muss während der Perfusion akzeptierte Sicherheitsstandards einhalten.
    - Vor Beginn des Bypasses muss eine systematische Sicherheitsprüfung durchgeführt und in einer Checkliste dokumentiert werden.
  - *Einsatz von Schutzsystemen:*
    - Der arterielle Filter und der Pre-Bypass-Filter sind die einzige Möglichkeit, Mikrobubbles, Zelltrümmer und Pumpenabrieb aus dem Kreislauf fernzuhalten.
    - Luftförderung im arteriellen Schenkel stellt eine sehr große Gefährdung des Patienten dar. Durch die zusätzliche Verwendung eines Luftblasendetektors wird die Patientensicherheit erhöht.
    - Weitere Schutzsysteme ergänzen diese Kombination. Der Einsatz aller dieser Schutzsysteme entbindet den Anwender jedoch nicht von seiner Sorgfaltspflicht.
  - *Wahl des Oxigenators:* Der sichere Gebrauch der verschiedenen Typen von Oxigenatoren ist abhängig von der Schulung und der Erfahrung des Benutzers. Wegen des geringeren Bluttraumas, der reduzierten Produktion von Mikrobubbles, der getrennten Steuerung von Sauerstofftransfer und Kohlendioxidelimination sowie der besseren Langzeitstabilität wird in fast allen Kliniken dem Membranoxigenator der Vorzug gegenüber dem Bubbleoxigenator gegeben.
  - *Handhabung der Kardioplegie:* Die Anwendung der Kardioplegie und ihre Wirkung auf die Perfusion müssen dem Kardiotechniker bekannt sein, die Kardioplegie wegen der extremen Gefahr von Mikrobubbles sehr sorgfältig gehandhabt werden.
  - *Regelmäßige Kontrollen:*
    - Wassersysteme, Wärmeaustauscher, Druckkontrollen, Fluss- und Temperaturanzeigen müssen ständig kontrolliert werden.
    - Der Anwender der HLM muss im Interesse der maximalen Sicherheit des Patienten ständig auf ungewöhnliche oder unvorhersehbare Ereignisse in der Operationsphase vorbereitet sein. Das Eindringen von Luft in das arterielle System ist die größte Gefahr für den Patienten während der EKZ. Diese Gefahr ist durch ständige Überwachung, zusätzlichen Einsatz von Low-Level-Kontrollgeräten mit optischem und akustischem

Alarm sowie elektrisches Abschalten der arteriellen Blutpumpe bei Unterschreitung eines vorgewählten Minimalspiegels auszuschließen.
  - Der arterielle Liniendruck muss kontinuierlich mittels eines Druckmessgeräts überwacht werden, das bei Überschreiten eines vorwählbaren Druckes optisch und akustisch Alarm gibt und die arterielle Blutpumpe automatisch abschaltet. Die gleichzeitige Okklusion der venösen Drossel ist wünschenswert, um beim Stillstand der arteriellen Pumpe ein „Leerlaufen" des Patienten zu verhindern.
- *Säure-Basen-Status:* Der Einsatz aller Hilfsmittel während der Perfusion soll sich in einem nahezu normalen Säuren-Basen-Status niederschlagen.

- **Anschluss der HLM** (s. auch S. 184):
  - Im Operationssaal werden die Tischlinien – arteriell und venös – steril übergeben und an die HLM angeschlossen. Außerdem werden ein Kardiotomiesauger zum Absaugen des während der Operation anfallenden Blutes und ein Ventsauger zur Entlastung des linken Ventrikels in eine Rollerpumpe eingelegt.
  - Nach Kanülierung durch den Chirurgen langsames und normothermes Anfahren der HLM, bei vollem Fluss eventuelles Abkühlen des Blutes und Abklemmen der Aorta.
- **Ende der EKZ:**
  - Nach dem operativen Eingriff wird, falls Hypothermie vorlag, das Blut mithilfe der HLM erwärmt.
  - Nach Öffnen der abgeklemmten Aorta stellt sich in den meisten Fällen ein spontaner Sinusrhythmus ein. Ist dies nicht der Fall, wird kardiovertiert.
  - Nach ausreichender Nachperfusion wird die Beatmung des Patienten von der Anästhesie wieder aufgenommen und das HZV der Herz-Lungen-Maschine unter Anstauen und Füllen des Herzens langsam verringert.
- **Entsorgung der HLM-Komponenten, die mit Blut Kontakt hatten:** Alle Komponenten, die Blutkontakt haben, sind Einmalartikel, die nach dem Ende der Operation umweltschonend entsorgt werden. Immer mehr Hersteller gehen dazu über, Verpackungsmaterialien zurückzunehmen.

Komplikationen nach Einsatz der HLM

- Aktivierung des Immunsystems (SIRS) → Komplementaktivierung.
- Lungenversagen (fluid-lung; ARDS).
- Hämolyse (Thrombozytenfunktion gestört).
- Nachblutungen.
- Embolien.
- Low-Output-Syndrom.
- Reversible Psychosyndrome.

5.2 EKZ im Säuglings- und Kleinkindalter

Grundlagen

- Für Säuglinge stehen Säuglingsoxygenatoren mit geringen Füllvolumina zur Verfügung (Füllvolumen 300–350 ml inklusive Schlauchsystem).
- Dennoch stellt die extrakorporale Zirkulation für den Säugling eine starke Volumenbelastung dar. Daher ist bei Säuglingen im Gegensatz zu Erwachsenen meistens eine Füllung der HLM mit Blut notwendig.

Besonderheiten der extrakorporalen Zirkulation bei Neugeborenen und Kleinkindern

- **Kontrolle von Shunts:** Bestehende oder chirurgisch erzeugte Shunts zwischen einer systemischen Arterie und der Pulmonalarterie müssen vor Beginn der extrakorporalen Zirkulation kontrolliert, d. h. angeschlungen werden. Sie dürfen auf keinen Fall schon verschlossen werden, da unter Umständen die Oxigenierung stark beeinflusst wird. Diese Shunts werden nach Anfahren der extrakorporalen Zirkulation als Erstes verschlossen.
- **Perfusionsflow:**
  - Beim hypothermen Kreislaufstillstand wird die Bluttemperatur des Patienten mithilfe der HLM gesenkt und nach Operationsende wieder normalisiert. Vorteile des hypothermen Kreislaufstillstandes, insbesondere bei sehr kleinen Säuglingen, sind ein blutfreies Operationsfeld und die Tatsache, dass alle Kanülen zwecks besserer Exposition des Operationsgebiets aus dem kleinen Situs entfernt werden können.
  - Bei einer Temperatur $< 20^\circ$C kann der Kreislaufstillstand auf eine Dauer von 60 Min. ausgedehnt werden. Nach 30 Min. ist eine etwa 5minütige Low-Flow-Perfusion ratsam. Aufgrund neuer Untersuchungen kommen Zweifel an der zerebroprotektiven Wirkung des hypothermen Kreislaufstillstandes auf, so dass die Low-Flow-Perfusion in tiefer Hypothermie oft bevorzugt wird. Durch die Flussverringerung wird ebenfalls ein weitgehend blutfreies Operationsfeld erzielt. Der Vorteil des durch Kanülen unbeeinträchtigten Operationsfeldes geht jedoch verloren.
  - Chirurgen gehen zunehmend dazu über, auch Säuglinge in moderater Hypothermie oder Normothermie in High-Flow-Bypass zu operieren. Hiermit lassen sich sehr gute Operationsergebnisse erzielen. Die postoperative Behandlung wird durch den Verzicht auf Hypothermie wesentlich erleichtert (Kreislaufzentralisation, Thrombozytendysfunktion, Diurese).
- **Myokardprotektion.** Zur Myokardprotektion bei Neugeborenen, Säuglingen und Kleinkindern wird meistens eine kristalloide Lösung verwendet (Bretschneider-Lösung, St.-Thomas-Lösung). Bei älteren Kindern wird zunehmend Blutkardioplegie eingesetzt.

6 Bridging-Systeme

6.1 Bridging-Systeme

Grundlagen

- Terminales globales Herzversagen kann nach Ausschöpfung pharmakologischer Therapie oft nur mit mechanischen Assist-Systemen beherrscht werden.
- Ist das Herzversagen intraktabel und irreversibel, kann durch mechanische Kreislaufassistenz ein sog. „Bridging" zur Transplantation durchgeführt werden. Bei Kindern findet in erster Linie das „Medos" (s. u.) Verwendung, bei Erwachsenen kommen zur Überbrückung bis zur Transplantation komplexere Systeme zur Anwendung. Die Typen „Novacor, " „TCI" und Berlin-Heart, welche im Prinzip gleichartige Systeme darstellen, werden am häufigsten eingesetzt.

Novacor und TCI (s. Abb. 15 und Abb. 16)

- **Mobilität des Patienten bei implantiertem System:** Die Systeme sind nahezu voll implantierbar und geben dem Patienten nach postoperativer Erholung eine große Mobilität, da er sich mit einer kleinen Batterietasche bis zu 6 Std. außerhalb des Krankenzimmers bewegen kann. Ein sog. „Home-Monitor", mit dem diese Patienten entlassen werden können, erlaubt weitergehende Mobilität.

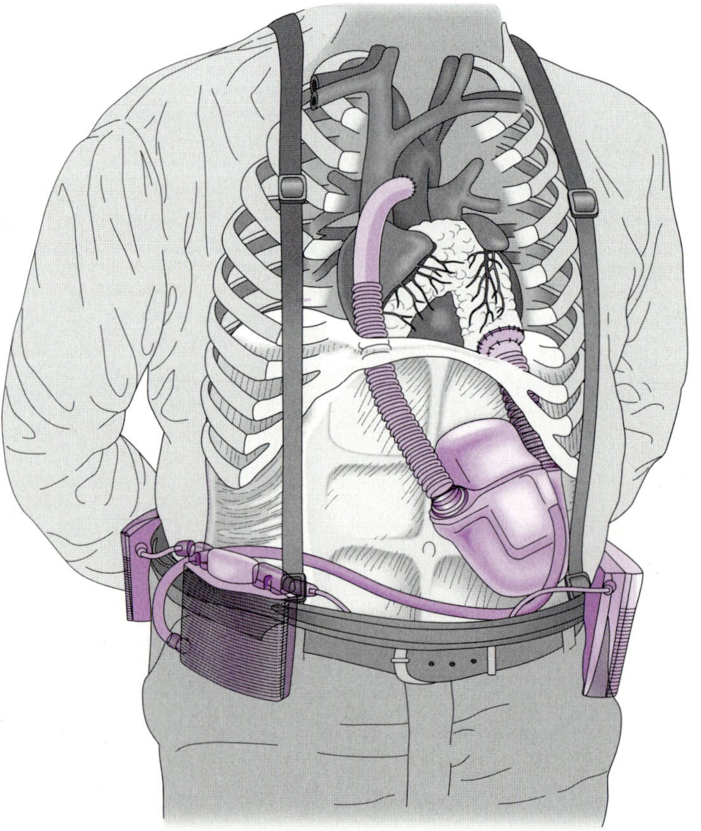

Abb. 15 Novacor (mit freundlicher Genehmigung der Firma World Heart Inc., Oakland, CA)

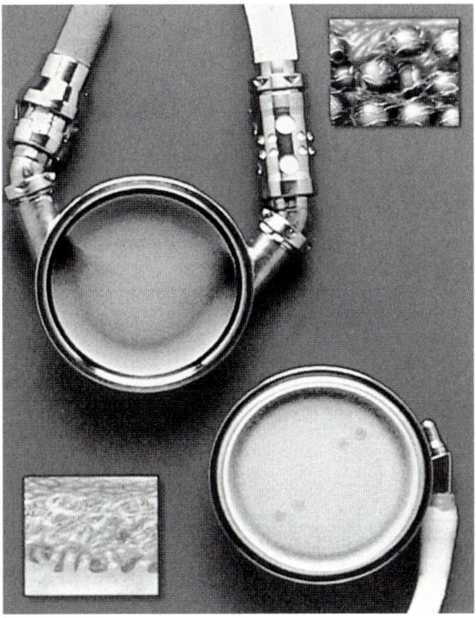

Abb. 16 TCI (mit freundlicher Genehmigung der Firma Krauth medical)

► **Funktionsweise der Systeme:**
- Es handelt sich bei diesen beiden Systemen um sog. „Verdrängerpumpen", d. h. zyklisch wird ein bestimmtes Blutvolumen gepumpt, welches durch die Bewegung einer Membran, die vor- und zurückbewegt wird, verdrängt wird. Dies erfolgt beim TCI elektrisch oder pneumatisch, beim Novacor gibt es nur eine elektrische Version.
- Verdrängerpumpen erzeugen pulsatilen Fluss. Dies ist in bestimmten klinischen Situationen vorteilhaft.
- Beide Systeme entlasten den linken Ventrikel durch Kanülierung der linksventrikulären Spitze, das Outflowgraft wird an die A. ascendens anastomosiert. Eine kleine Hautdurchleitung für die sog. „Driveline" wird ins linke Epigastrium gelegt. Die Systeme sind also demnach fast komplett implantierbar und erlauben dem Patienten eine relativ hohe Mobilität. Mit beiden Systemen sind Überbrückungszeiten von mehreren Jahren möglich.

Medos (s. Abb. 17)

► **Entwicklung:**
- Das Medos HJA-VAD wurde von Reul et al. am Helmholtz-Institut, Aachen, entwickelt und in intensiven In-vitro- und In-vivo-Untersuchungen erprobt.
- Zeitgleich entwickelte die Firma Medos einen neuen leistungsfähigen Antrieb.

► **Aufbau:**
- Das System ist in drei verschiedenen Größen mit einem maximalen Schlagvolumen von 10, 25 bzw. 60 ml verfügbar. Um 10 % kleinere Pumpen (maximales Schlagvolumen 9, 22,5 bzw. 54 ml) sind für die rechtsventrikuläre Unterstützung erhältlich.
- Das CAD-Design der Ventrikel wurde durch hydrodynamische Studien optimiert.
- Die Klappengeometrie entspricht der menschlicher Semilunarklappen. Funktionsverbesserungen und Verfeinerungen der Herstellungstechnik

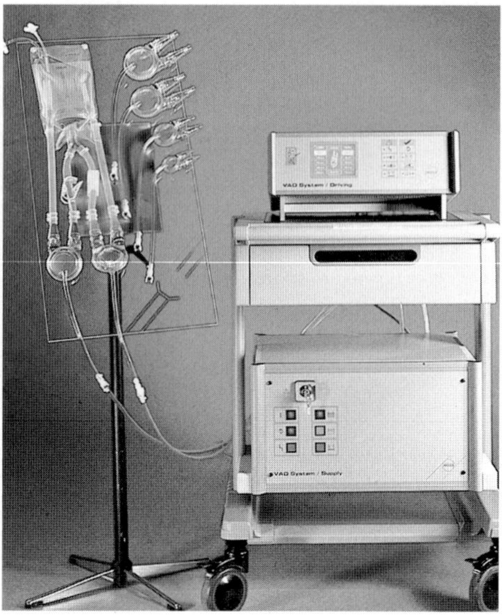

Abb. 17 Medos (mit freundlicher Genehmigung der Firma Medos Medizintechnik AG)

führten zu einer Segeldicke von nur 0,2 mm. Daraus resultieren niedrige systolische transvalvuläre Gradienten und ein schneller Schluss der Klappe mit minimalem Regurgitationsflow. Die Ventrikel sind aus Polyurethan gefertigt und haben eine doppelte innere Membran. Die dreizipfligen Polyurethanklappen sind nahtlos in den transparenten Ventrikel inkorporiert.

- Die Transparenz der Pumpen erlaubt die optische Kontrolle des Systems auf Luft bei der Füllung. Das System lässt sich somit leicht überwachen, insbesondere ist bei längerem Einsatz eine zuverlässige Kontrolle auf Thrombusformation möglich.
- Das Antriebsaggregat kann durch externe Strom-, Druck- oder Vakuumquellen gespeist werden. Eine interne Batterie und ein integrierter Kompressor erlauben den mobilen Einsatz. Der Antrieb erzeugt einen positiven Druck bis zu 300 mmHg, einen negativen Druck bis zu 80 mmHg und Frequenzen bis 180/Min.
- Das System kann mit fest eingestellter Schlagfrequenz oder EKG-getriggert eingesetzt werden, eine 1:1-, 1:2- oder 1:3-Gegenpulsation ist möglich. Das Antriebssystem wird über den interaktiven Touchscreen-Monitor bedient, der gleichzeitig den operationellen Status der Pumpe wiedergibt.

7 Perioperative Maßnahmen

7.1 Postoperative Versorgung

Verlegung auf die Intensivtherapiestation

- Nach Verlassen des Operationssaales wird der Patient durch die Anästhesie auf die Intensivtherapiestation (ITS) verlegt. Dabei ist der Patient in den meisten Fällen intubiert und beatmet.
- Während des Transports ist eine lückenlose Überwachung der hämodynamischen Parameter durch invasives Blutdruckmonitoring, EKG- und SaO_2-Monitoring mittels Pulsoxymetrie gewährleistet.
- Nach Ankunft auf der ITS wird der Patient beatmet, die hämodynamischen Parameter werden überwacht und zahlreiche Kontrollen durchgeführt (s. u.). Die im Operationssaal begonnene Therapie (z. B. mit Katecholaminen) wird zunächst weitergeführt und im weiteren Verlauf an die hämodynamischen Bedürfnisse des Patienten angepasst.

Laborkontrollen

- Während der postoperativen Phase werden folgende Parameter mehrfach kontrolliert:
  - Kardiale Markerenzyme (CK, CK-MB, Troponin-T).
  - Gerinnungsparameter (Quick bzw. INR, PTT, ACT [activated clotting time], AT III, ggf. Thrombozytenfunktionstests).
  - Blutbild rot und weiß.
  - Nierenfunktionsparameter (Harnstoff, Kreatinin).
  - Leberfunktionsparameter (GOT, GPT, GGT, CHE, Bilirubin gesamt).
  - Hämolyseparameter (LDH, HBDH).
  - Elektrolyte.

Hinweis: Bei stationärer Aufnahme erfolgt eine umfangreiche Laborkontrolle. Die weiteren zeitlichen Abstände wie auch die Zahl der zu überprüfenden Laborparameter erfolgen in Abhängigkeit von der klinischen Situation, z. B. engmaschige Kontrolle bei Blutungssituation oder perioperativem Infarktgeschehen. Bei komplikationslosem Ablauf erste Laborkontrolle direkt postoperativ, zweite Kontrolle 6 Std. später, dritte Kontrolle am Morgen nach der Operation, dann jeweils 1 × täglich.

- Je nach Beatmungs- und Kreislaufsituation des Patienten werden Blutgasanalysen durchgeführt (s. S. 24), dabei werden die Elektrolyte und der Laktatwert mitbestimmt.

Monitoring der Atmung und des Gasaustauschs

- **Vorbemerkung** – Auswirkungen der EKZ auf den Gasaustausch:
  - Beeinträchtigungen der Lungenfunktion werden bei allen Patienten während des kardiopulmonalen Bypass beobachtet. Normalerweise bleiben diese jedoch klinisch unbedeutsam.
  - Ursache ist eine Komplementaktivierung unter EKZ, speziell die Bindung von C5a an neutrophile Granulozyten, die zur Sequestration von Leukozyten in der Lunge führt. Hierbei kommt es zur Freisetzung von lysosomalen Enzymen und Sauerstoffradikalen, zu Endothelveränderungen und zu Einstrom von Wasser in die Alveolen.
  - Dies manifestiert sich durch eine gesteigerte Bronchialsekretion, einen erhöhten alveoloararteriellen Sauerstoffgradienten und eine herabgesetzte Lungendehnbarkeit in den ersten 24–48 Std. nach der Operation. Trotz dieser Veränderungen können die meisten Patienten bei ausreichendem Gasaustausch in den ersten 4–12 Std. nach der Operation extubiert werden (s. u.).

Beachte:
- Der postoperative Gasaustausch ist nur dann korrekt zu beurteilen, wenn man den präoperativen Gasaustausch berücksichtigt!
- Bei akuter Verschlechterung des Gasaustauschs bei Klappenpatienten unbedingt an ein akutes Klappenproblem im Sinne einer Prothesenblockierung oder eines paravalvulären Lecks denken!
- Ausgesprochen selten liegt bei herzchirurgischen Patienten postoperativ eine Lungenembolie vor.

- Auskultation und Perkussion.
- Blutgasanalysen (s. S. 24).
- SaO_2-Messung: Die kontinuierliche mittels Pulsoxymetrie postoperative SaO_2 sollte 90 % auch bei Laborkontrollen nicht unterschreiten (*Cave:* Bei hohen CO_2-Werten ist die SaO_2-Messung nicht aussagekräftig, sie zeigt dann falschhohe Werte an!).

Kreislaufmonitoring

- **Invasive Messung des arteriellen Druckes** als Mindestüberwachung des Patienten.
- **Pulmonalarterieller Katheter:** Die Messung des pulmonalarteriellen Druckes, pulmonalarteriellen Verschlussdruckes (PCWP, s. S. 21) und des Herzzeitvolumens mittels eines pulmonalarteriellen Katheters bleibt Hochrisikopatienten (z. B. nach Klappeneingriffen) vorbehalten.
- **Durch intraoperative Einlage eines Katheters in den linken Vorhof** lässt sich der Füllungszustand des linken Herzens überwachen (LA-Druck entspricht dem LVEDP, Störgrößen wie intrapulmonale Gradienten fallen hier weg!).
- **EKG**-Ableitungen.
- Die **stündliche Kontrolle der Urinausscheidung** ist ein guter Indikator für die kardiale Leistungsfähigkeit postoperativ. Diese wird durch eine Vielzahl von Faktoren wie Hypovolämie, Perikardtamponade etc. beeinflusst.
- **Blutgasanalyse** (BGA) (s. S. 24): Veränderungen der Kreislaufsituation schlagen sich schnell in einer Veränderung des Säure-Basen-Haushalts nieder. Patienten mit negativem Base-Excess (BE) und niedrigem pH-Wert zeigen oft mit diesen Werten schon in der BGA eine Kreislaufdepression an.
- **Gemischt-venöse Sauerstoffsättigung (SvO_2):** Die Blutentnahme erfolgt über den PA-Schenkel des PA-Katheters und erlaubt über die Entsättigung des arteriellen Blutes eine Aussage über die Kreislaufsituation (Normalwert ca. 70 %, bei niedrigem HZV kann die SvO_2 unter 60 % fallen). Bei der Beurteilung ist die arterielle BGA zu berücksichtigen. Diese sollte bei der Abnahme Normalwerte für den arteriellen Sauerstoffgehalt des Blutes zeigen.

Kontrolle des Blutverlusts

- Über die intraoperativ gelegten Drainagen können Blut, Luft und Sekret aus dem Perikard und der Pleura entfernt werden. Der postoperative Blutverlust hängt von verschiedenen Faktoren ab, z. B. der Gabe von Aprotinin oder Tranexam, Hypothermie oder Dauer der EKZ.
- **Grundregel:** Beim Erwachsenen sollte der Blutverlust in den ersten 3 Std. post operationem 600 ml nicht überschreiten.
- Bei Blutungen von mehr als 300 ml/Std. über eine Revision nachdenken.
- Wird der Patient hämodynamisch instabil oder anurisch bei Perikardtamponade, sollte sofort eine Second-Look-Operation erfolgen.

Röntgenthoraxkontrolle

- Nach der Operation ein Röntgenbild des Thorax anfertigen lassen.

- Kontrolle der Lage der intravasalen Katheter, Kontrolle der Lunge (pulmonale Komplikationen wie Pleuraerguss, Pneumothorax oder Atelektase?), Beurteilung der Herzsilhouette (Tamponade?).

Weitere Kontrollen

- **Gewichtskontrolle:** Ihr kommt in der postoperativen Phase eine große Bedeutung zu, da mit EKZ operierte Patienten häufig Wasser einlagern (die EKZ führt zu einem Kapillarleck). Oft muss während der Intensivtherapie die Kreislaufsituation durch Volumensubstitution stabilisiert werden, dieses Volumen kann im postoperativen Verlauf langsam entzogen werden (s. auch S. 70).
- **Echokardiographie:**
  - Eine postoperative Echokardiographie wird bei allen Patienten durchgeführt, bei denen ein Klappeneingriff durchgeführt wurde, um den Zustand der betroffenen Herzklappe zu beurteilen. Hierzu bestimmt man die Klappenöffnungsfläche und den Druckgradienten über der Herzklappe und sucht nach Insuffizienzströmen oder paravalvulären Lecks.
  - Zur Darstellung einer postoperativen Kontraktilitätsstörung als Infarkt- oder Ischämiefolge.
  - Bei Entwöhnung von einer intraaortalen Ballonpumpe.
  - Bei Patienten mit einer verbreiterten Herzsilhouette oder dem Verdacht auf Pleuraerguss sollte vor der Entlassung eine Echokardiographie durchgeführt werden.

Antikoagulation

- **Vorbemerkung:** Die EKZ führt u. a. zu einer vorübergehenden Störung der Thrombozytenfunktion (s. S. 57).
- **Operation mit EKZ:**
  - 6 Std. nach der Operation Beginn mit der Gabe von Heparin i.v.
  - Bei Patienten mit HIT Gabe von Hirudin i.v. in Abhängigkeit vom PTT-Wert, Gabe bei Absinken der PTT unter 60 Sek.
  - Am ersten postoperativen Tag Beginn mit der Gabe von Acetylsalicylsäure (100 mg/d), bei Vorliegen von Kontraindikationen gegen Acetylsalicylsäure mit Clopidogrel (Plavix) und Übergang von i.v.- auf s.c.-Applikation von Heparin (bzw. Hirudin bei HIT-Patienten).
  - Bei Vorhofflimmern, Herzrhythmusstörungen oder Myokardinfarkt wird die Antikoagulation mit Heparin (bzw. Hirudin bei HIT-Patienten) i.v. beibehalten oder erneut begonnen (s. auch S. 85).
  - Nach Klappenersatz (Ausnahme: gerüstlose Klappen) oder Operationen, bei denen Fremdmaterial implantiert wurde (Patches, Rekonstruktionsringe), wird die Antikoagulation mit Heparin bzw. Hirudin so lange fortgeführt, bis eine ausreichende Marcumarisierung erfolgt ist.
  - Koronarrevaskularisation am schlagenden Herzen (OPCAB = off pump coronary artery bypass): Antikoagulation von Klinik zu Klinik unterschiedlich, z. B. wie mit HLM (s. S. 57) mit postoperativer Antagonisierung.
- **Operation ohne EKZ:** Beginnt mit der Gabe von Heparin bzw. Hirudin (bei HIT) i.v. in Abhängigkeit vom PTT-Wert, d. h. bei PTT < 60 Sek. Zusätzlich 4 Std. nach der Operation Acetylsalicylsäure infundieren (250 mg Aspisol), wenn die Drainagen kein Blut fördern. Mit diesem Regime soll verhindert werden, dass postoperative Hyperkoagulationszustände zu Bypass-Frühverschlüssen führen.
- **Langfristige Antikoagulation nach Herzoperationen:** s. S. 87.

Nachbeatmung und Extubation

- **Vorbemerkung:** Generell werden die Patienten postoperativ mit einem erhöhten endexspiratorischen Druck (etwa 5 cm H_2O) beatmet. Bei höheren

Drücken muss die resultierende Rechtsherzbelastung und Stauung im Bereich der abdominellen Organe und des Zerebrums ins therapeutische Kalkül mit einbezogen werden. Aus diesem Grund wird beatmeten Patienten häufig Dopamin in niedriger Dosierung zur Verbesserung der Nierenperfusion appliziert. In höherer Dosierung kann Dopamin allerdings die hypoxische pulmonale Vasokonstruktion verstärken.

- **Nachbeatmungsdauer:** Sie hängt vom individuellen Verlauf ab. Der Patient kann von der Beatmung entwöhnt werden, wenn er hämodynamisch stabil, wach und ansprechbar ist, wenn gleichzeitig unter einem FiO_2 von 0,4 der Gasaustausch adäquat ist ($pO_2 > 60$ mmHg, $CO_2 < 45$ mmHg, pH normal, wobei die präoperativen Werte der Blutgasanalyse berücksichtigt werden sollten), die Atemmechanik normal ist und die Drainagen kein Blut mehr fördern.
- **„Weaning":** Die Entwöhnung von der Beatmung („Weaning") erfolgt in der Regel mittels druckunterstützter Verfahren (ASB). Auch körperlich schwache Patienten können so an die CPAP-Atmung und die Extubation herangeführt und ihre Atemmuskulatur gestärkt werden.
- **Extubation:** Die Extubation erfolgt unter Überblähung, um Mikroatelektasen der Lunge zu vermeiden.
- **Atemgymnastik:** Nach der Extubation ist Physiotherapie von großer Bedeutung. Der Patient erlernt Atemübungen zur Prophylaxe von Atelektasen und wird dazu angehalten, diese regelmäßig durchzuführen. Darüber hinaus sind CPAP-Masken-Atmung und IPPB unverzichtbar; wichtig ist es, den Patienten bereits präoperativ mit diesen Methoden vertraut zu machen, wodurch gleichzeitig die Lungenfunktion optimiert wird. Bei unkooperativen Patienten muss der Nasotrachealraum regelmäßig abgesaugt werden.

Mobilisation und Entfernen der Drainagen und Katheter

- **Mobilisation:** s. S. 91.
- **Entfernen von Drainagen:** Die Drainagen und der zentrale Venenkatheter werden zwischen dem ersten und dritten postoperativen Tag entfernt. Nach Entfernen der Thoraxdrainagen (s. S. 81) wird ein Röntgenbild des Thorax angefertigt, um pulmonale Komplikationen auszuschließen. Bei reizlosen Wundverhältnissen kann der Patient frühzeitig postoperativ duschen.

7.2 Infusionstherapie und Volumenersatz

Postaggressionsstoffwechsel

Tabelle 12 · **Phasen des Postaggressionsstoffwechsels (nach Cubbertson)**

Phase (Dauer)	**Bezeichnung**
I Stunden (bis 1 Tag)	**Akutphase** (Stressphase, katabole Phase): – *Veränderungen:* Verminderte Insulinwirkung, Überwiegen antiinsulinerger Faktoren (Adrenalin, Glukokortikoide, ADH, Glukagon), Hyperaldosteronismus – *Folgen:* Hyperglykämie, Lipolyse, Eiweißkatabolie („Autokannibalismus": Vermehrter Stickstoffverlust, vermehrter Harnstoffanfall, negative Stickstoffbilanz), vermehrte Kaliumausscheidung, Natriumretention
II Tage (bis wenige Wochen)	**Übergangsphase** (flow phase)
III Wochen	**Reparationsphase** (anabole Phase)

Grundlagen der Therapie

- **Flüssigkeitsbedarf pro Tag:**
  - *Basaler Bedarf:* 30 ml/kg KG.
  - *Mittlerer Bedarf:* 50 ml/kg KG.
  - *Hoher Bedarf:* 100–150 ml/kg KG.
- **Flüssigkeitsbilanzierung:**
  - *ZVD:* Bilanzierung (Normbereich 2–12 cm H_2O).
  - Der individuelle *Tagesbedarf* kann aus folgenden Parametern errechnet werden (Anhaltswerte bei normaler Nierenfunktion):
    - Diurese des Vortages plus
    - Perspiratio insensibilis (400 ml über die Atemwege, 400 ml über die Haut) plus
    - Verluste über Sonden und Drainagen plus
    - 500 ml pro °C > 37 °C.
  - Weiterhin zu berücksichtigen sind Ergüsse, Ödeme und Flüssigkeitssequestration in das Operationsgebiet und/oder in den Darm.
- **Weitere Steuerungsgrößen:**
  - Blutdruck.
  - Herzfrequenz.
  - Urinausscheidung.
  - Hämoglobinkonzentration.
  - Blut-pH, Base-Excess (BE).
  - HZV, PCWP (Messung mit Pulmonaliskatheter).

Allgemeine Indikationen

- **Präoperativ:** Bestehendes Volumendefizit bei älteren Patienten, Tumoren des Magen-Darm-Traktes, Ileus u. a.
- **Intraoperativ:** Ersatz von Verlusten entsprechend Art und Größe des operativen Eingriffs.
- **Postoperativ:** Ersatz von Verlusten (Perspiratio, Diurese, Sonden, Drainagen, Fieber, s. o.); Substitution des Erhaltungsbedarfs.

Kristalloide Lösungen

- **Formen, Zusammensetzung:**
  - *Vollelektrolytlösungen:* Natriumgehalt entspricht ungefähr dem des Plasmas, also etwa 130–154 mmol/l. Beispiele:
    - Ringer-Lösung und ihre Derivate wie Ringer-Laktat und Ringer-Acetat.
    - Physiologische Kochsalzlösung (NaCl 0,9 %) (leicht hyperosmolar).
  - *Halb- oder Drittelelektrolytlösungen:* Natriumgehalt entspricht etwa der Hälfte resp. einem Drittel derjenigen des Plasmas, also etwa 70 resp. 50 mmol/l.
  - *Glukoselösung 5 %:* Kein Natrium enthalten.
  - *Glukosehaltige Elektrolytlösungen:* Mischungen.
- **Verteilungsraum:**
  - *Vollelektrolytlösungen:* Gesamter Extrazellulärraum (4 × so groß wie der Intravasalraum), dadurch relativ geringer Volumeneffekt.
  - *Glukoselösungen* (Glukose 5 %): Gesamter Intra- und Extrazellulärraum, dadurch sehr geringer Volumeneffekt und Verstärkung intrazellulärer Ödeme.
- **Indikationen:**
  - *Vollelektrolytlösungen:*
    - Volumenersatztherapie.
    - Medikamenteninfusion.
    - Offenhalten eines venösen Zugangs.

- Beschleunigung der intravenösen Medikamentenwirkung durch Einschwemmen ins Gefäßsystem.
- *Halb- und Drittelelektrolytlösungen:* Infusions-/Ernährungstherapie.
- *Glukose 5%:*
  - Trägerlösung für Medikamente, die mit NaCl inkompatibel sind.
  - Parenterale Ernährung (s. S. 71).

Kolloidale Lösungen (s. Tab. 13)

► **Substanzen:**

- *Hydroxyäthylstärke* (HAES 200000 10% oder 6%, HAES 70000 6%): Künstliches Kolloid auf Stärkebasis.
  - Konzentration (z. B. 6% oder 10%): Beeinflusst vor allem den initialen Volumeneffekt: Je höher konzentriert, desto stärkerer Volumeneffekt.
  - Mittleres Molekulargewicht (z. B. 450000 oder 200000): Beeinflusst vor allem die Verweildauer im Gefäßsystem: Je höher molekular, desto länger.
  - Wirkungen: Blutgerinnungshemmung, Verbesserung der Fließeigenschaften des Blutes (Mikrozirkulationsverbesserung), Speicherung in körpereigenen Makrophagen möglich.
  - Unerwünschte Wirkungen: Anaphylaktoide Reaktionen, nephrotoxische Wirkung, insbesondere bei eingeschränkter Nierenfunktion, möglich.
  - Höchstdosis: 2 g/kg KG/Tag (ca. 1500–2000 ml).
- *Dextrane* (z. B. Dextrane 60000 6%, Dextrane 40000 10%): Künstliches Kolloid auf Zuckerbasis.
  - Konzentration (6% oder 10%): Je höher konzentriert, desto stärkerer Volumeneffekt.
  - Mittleres Molekulargewicht (40000, 60000, 70000): Je niedriger, desto höher der initiale Volumeneffekt; je höher, desto länger die Wirkdauer.
  - Wirkungen: Blutgerinnungshemmung, thromboseprophylaktische Wirkung, Verbesserung der Fließeigenschaften des Blutes (Mikrozirkulationsverbesserung).
  - Unerwünschte Wirkungen: Schwere anaphylaktische Reaktionen.
  - Verhinderung der anaphylaktischen Reaktionen: Gabe von 20 ml Dextran 1 (Promit) i.v. (reduziert als Hapten die Inzidenz schwerer anaphylaktischer Reaktionen um ca. 90%.) vor der ersten Dextraninfusion.
  - Höchstdosis: 2 g/kg KG/Tag (ca. 1500–2000 ml).
- *Gelatine* (succinylierte Gelatine 3% [Gelafundin], Oxypolygelatine 5,5% [Gelifundol], harnstoffvernetzte Gelatine 3,5% [Haemaccel]): Volumenersatzmittel auf Kollagenbasis (Proteinbasis).
  - Wirkungen: Keine nennenswerte Blutgerinnungshemmung, osmotische Diurese, Senkung des Fibronektinspiegels (unklare klinische Relevanz).
  - Unerwünschte Wirkungen: Relativ häufig leichte anaphylaktoide Reaktionen, jedoch wenig schwere Unverträglichkeitsreaktionen.
  - Tageshöchstdosis: Keine! Lediglich limitiert durch Blutverdünnung.
- *Humanalbumin:* Natürliches Kolloid.
  - Sehr teuer, begrenzt lagerbar.
  - Als Volumenersatzmittel keine entscheidenden Vorteile gegenüber künstlichen Kolloiden.

► **Verteilungsraum:**

- *Isoonkotische Lösungen* (z. B. HAES 6%, Gelatine): Vorwiegend Intravasalraum (Voraussetzung: kein großes Kapillarleck). Volumeneffekt entspricht ungefähr der infundierten Menge.
- *Hyperonkotische Lösungen* (Plasmaexpander, z. B. Dextrane, HAES 10%): Ziehen Flüssigkeit aus Interstitium in den Intravasalraum. Volumeneffekt größer als infundierte Menge.

Tabelle 13 · Vergleich verschiedener Volumenersatzlösungen

Präparat	Initialer Volumeneffekt (%)	Dauer des Volumeneffektes (Std.)	hämo-rheologische Effekte
Dextran 40 10 %	+++ (180–200)	++ (4)	+++
Dextran 60 6 %	+++ (150)	+++ (8)	+++
HAES 450 6 %	++ (100)	+++ (8)	+
HAES 200 6 %	++ (120)	++ (5)	++
HAES 200 10 %	+++ (130)	++ (5)	++
HAES 70 6 %	++ (100)	+ (4)	++
Gelatine 3,5 %	+ (90)	+ (3)	+
Humanalbumin 5 %	++ (100)	+++ (8)	+

Wirkung der Herz-Lungen-Maschine (HLM) auf den Flüssigkeitshaushalt

Beachte: Durch den Kontakt des Blutes mit Fremdoberflächen der Herz-Lungen-Maschine werden komplexe endokrinologische und physiologische Veränderungen im Körper hervorgerufen. Diese Vorgänge beeinflussen den Flüssigkeitshaushalt und die Funktionen von Organen, wie z. B. Lunge, Leber und Nieren.

- **Erhöhte Durchlässigkeit der Körpermembranen für Wasser und Vasodilatation:**
  - Es kommt zum Austritt von Wasser in die Gewebe, wodurch das intravasale Volumen abnimmt. In der frühen postoperativen Phase ist es wichtig, diesen Flüssigkeitsverlust entsprechend zu substituieren.
  - Kapillares Leck-Syndrom: Durch Aktivierung der Komplementfaktoren, der Kinine und der Dilatation der Gefäße kommt es zum kapillaren Leck-Syndrom.
  - Durch die intra- und perioperativ verabreichten Medikamente kommt es zur Verstärkung der Vasodilatation.
- **Hämolyse und gestörte Gerinnung:** Traumatische Wirkung auf Blutkörperchen und Thrombozyten führen zu Hämolyse, Abnahme der Thrombozytenzahl und der gerinnungshemmenden Funktion.
- **Folgen der Hypothermie:**
  - Heutzutage wird bereits die Mehrzahl der herzchirurgischen Operationen in Normothermie oder milder Hypothermie (34–35 °C) durchgeführt, jedoch besteht bei komplexen Herzoperationen oder Operationen wie z. B. am Aortenbogen oder der Aorta descendens immer noch die Indikation zur Hypothermie. Durch die hypotherm bedingte Vasokonstriktion kommt es zur Verringerung der glomerulären Filtrationsrate. Die Phase der Wiedererwärmung führt zu einer Gefäßdilatation, so dass Flüssigkeit ins Interstitium austritt. In dieser Phase („der Patient macht auf") muss ebenfalls entsprechend der Füllungsdrucke Volumen substituiert. werden.
- **Primingvolumen der HLM** (= Volumen, mit dem das HLM-System gefüllt wird, kann zwischen 1,5–3 l variieren, s. S. 56): Dieses Volumen muss bei der postoperativen Flüssigkeitsbilanz berücksichtigt werden. Durch die Hämodilution verringert sich der onkotische Druck, und es kommt zu Flüssigkeitsaustritt ins Interstitium sowie zu einer gesteigerten Nierenperfusion durch die geringere Blutviskosität. Dies führt zur Steigerung der Urinproduktion (Clearance-Verbesserung des freien Wassers, der Natrium- und Kaliumausscheidung).

- **Humorale Reaktion auf die HLM:** Freisetzung von Vasopressin (ADH) → paradoxe Natrium- und Wasserausscheidung, Zunahme der Aldosteron- und Reninausschüttung sowie Kortisolanstieg → Natriumretention und Kaliumausscheidung, Erhöhung des Katecholaminspiegels → Verschlechterung der Organdurchblutung durch Vasokonstriktion und Reduktion der Insulinfreisetzung, d. h. Hyperglykämie, Beeinflussung des Glukosetransports und -stoffwechsels → Hyperglykämie.
- **Myokardödem** durch lange Klemmzeiten (Ischämiezeiten) und Reperfusion führt zur diastolischen Relaxationsstörung.

Unmittelbar postoperatives Flüssigkeitsmanagement bei herzoperierten Patienten

Beachte: Die adäquate postoperative Infusionstherapie ist der stärkste Pfeiler für den unkomplizierten postoperativen Verlauf. Wird die Infusionstherapie nicht adäquat umgesetzt, treten oft kardiale, pulmonale und renale Komplikationen auf, die die Genesung des Patienten deutlich verzögern.

- **Postoperative Ausgangssituation:**
  - Das Gewicht des Patienten liegt unmittelbar postoperativ erheblich über dem Ausgangsgewicht.
  - Das kapillare Leck-Syndrom und die Reduktion des peripheren Gefäßwiderstands durch Erwärmung des Patienten führen zu einer Umverteilung der Körperflüssigkeit ins Interstitium. Die dadurch verursachte intravasale Hypovolämie erfordert meist eine entsprechende Volumensubstitution z. B. durch Ringerlaktat oder 5 %-Glukoselösungen. Die Ausscheidung des Flüssigkeitsüberschusses durch eine gesteigerte Diurese erfolgt erst nach 12–24 Std.
- **Ziel des Flüssigkeitsmanagements:**
  - Aufrechterhaltung des intravasalen Volumens.
  - Adäquates HZV sowie ausreichende Gewebs- und Organperfusion.
  - Vermeidung einer Verdünnung der Gerinnungsfaktoren und des Hämatokrits durch ein Zuviel an Flüssigkeit (Gefahr der Blutung).
  - Flüssigkeitssubstitution zur adäquaten Erhaltung des intravasalen Volumens ohne Zunahme des interstitiellen Ödems, d. h. ausgewogene Gabe von kolloidalen und kristalloiden Lösungen, ggf. Kontrolle des KOD (kolloidosmotischen Druckes).
- **Steuerungsgrößen des Flüssigkeitsmanagements:**
  - Es ist schwierig, den Volumenstatus herzoperierter Patienten einzuschätzen.
  - Steuerungsgrößen nach Klappenoperationen sind das Herzzeitvolumen, PCWP, die gemischt-venöse Sauerstoffsättigung sowie die Urinausscheidung als sehr sensibler Messwert. Die Aufrechterhaltung eines adäquaten PCWP kann bei Patienten mit einer schweren linksventrikulären Hypertrophie, wie z. B. bei Aortenstenose, oder bei Patienten mit korrigiertem Mitralvitium nötig sein.
  - Bei anderen Herzoperationen orientiert man sich am pulmonalarteriellen und linksatrialen Druck, am ZVD und PCWP, auch der präoperativen Werte. Die Echokardiographie ist ein weiteres Instrument zur Einschätzung des Volumenstatus.
  - Bei Patienten mit normaler Herzfunktion sind Füllungsdrucke im Bereich der Normwerte anzustreben; Patienten mit reduzierter Herzfunktion sind bereits präoperativ an höhere Füllungsdrucke gewöhnt, so dass sie auch postoperativ zur Aufrechterhaltung eines ausreichenden HZV Füllungsdrucke benötigen, die über der Normgrenze liegen. Diese Füllungsdrucke sind von Patient zu Patient unterschiedlich und müssen individuell angepasst werden. Das Gleiche gilt für Patienten mit Klappenvitien.

- **Volumensubstitution:** Ringer-Laktat (Glukose 5 %, NaCl 0,9 % 15–20 ml/kg KG/24 Std.) plus kolloidale Lösungen in ausreichender Menge, um einen PCWP (LAP) von 8–15 mmHg aufrechtzuerhalten.

Flüssigkeits- und Volumentherapie bei herzoperierten Säuglingen und Kindern

- **Grundlagen:** Das postoperative Flüssigkeitsmanagement nach Operationen mit extrakorporaler Zirkulation (EKZ) unterscheidet sich wesentlich von dem nach Operationen ohne EKZ: Die EKZ führt zu einer zusätzlichen Volumenbelastung (Natrium und Wasser) und zu einem Kapillarleck, so dass der Patient nach EKZ dazu neigt, Natrium zu retinieren (s. o.).
- **Richtlinien:**
  - Am ersten Tag nach einer *Herzoperation mit EKZ* erhalten
    - Neugeborene 60 ml/kg/24 Std.
    - Säuglinge 50 ml/kg/24 Std.
    - Kleinkinder 40 ml/kg/24 Std.
    - Schulkinder 30 ml/kg/24 Std.
  - Bei *Operationen ohne EKZ* werden diese Mengen verdoppelt. Nach 24 Std. kann die Flüssigkeitszufuhr in Abhängigkeit von der kardialen Funktion langsam gesteigert werden.
  - Die *Volumenbalance* richtet sich am besten nach ZVD und linksatrialem Druck. Bei adäquatem Cardiac Output können niedrige atriale Füllungsdrücke toleriert werden. Grobe Richtlinie zum Volumenersatz ist der höhere der beiden atrialen Drücke unter Berücksichtigung der zugrunde liegenden Pathophysiologie.
  - Infusionstherapie bei Neugeborenen und Säuglingen erfolgt ausschließlich über Infusionspumpen!

7.3 Postoperative Ernährung

Ernährung des herzoperierten Patienten

- **Unkomplizierter Verlauf:** In der Regel sind die herzoperierten Patienten z. T. schon im OP oder wenige Stunden nach dem kardiochirurgischen Eingriff extubiert, und es erfolgt bereits am ersten Tag nach der Operation oraler Kostaufbau bei unkompliziertem Verlauf.
- **Verlauf mit Komplikationen:**
  - Patienten, die aufgrund instabiler Hämodynamik, pulmonaler Komplikationen oder neurologischer Ursachen länger beatmet sind, werden parenteral ernährt (s. u.).
  - Nach der parenteralen Initialphase wird, sofern keine Darmkomplikation (z. B. Ileus, Subileus) oder andere Ursachen vorliegen, die gegen eine enterale Ernährung sprechen, frühzeitig mit der enteralen Sondenernährung begonnen.

Konzepte zur parenteralen Ernährung

- **Weniger als 48 Std. Nahrungskarenz:**
  - *Perivenöser Ausgleich:*
    - Bei Flüssigkeits- und Elektrolytmangel (ca. 30–50 ml/kg KG/d) z. B. Stereofundin, Jonoseril (ca. 300 mosmol/l).
    - Bei vorbestehender Nahrungskarenz durch Krankheit (geringe) Kaloriengabe, z. B. Stereofundin G 5 % (200 kcal/l), Periplasmal (320 kcal/l, 670 mosmol/l). Dosierung: 30–40 ml/kg/KG/d.

- Bei Kachexie Fettemulsionen (ca. 1,5 g/kg), z.b. Lipofundin 10% (900 kcal/l), Lipofundin 20% (1800 kcal/l).

► **Mehr als 48 Std. Nahrungskarenz:**
- *Totale parenterale Ernährung:*
  - Komplettlösungen enthalten ca. 5% Aminosäuren, ca. 20% Kohlenhydrate, Elektrolyte – z.B. Nutriflex oder Aminomix (1 kcal/ml); *Nachteil:* Keine individuelle Anpassung z.B. des Elektrolytbedarfs möglich.
  - Infusionsschema (z.B. für 75-kg-Patient, Flüssigkeit 40 ml/kg KG, Energie 33 kcal/kg/KG:
    → 750 ml Glukose 40% (300 g Glukose, 1200 kcal).
    → + 500 ml Fettlösung 20% (100 g Fette, 1000 kcal).
    → + 1000 ml Elektrolytlösungen (mit 20 ml NaH_2PO_4).
    Cave:
    → Insulinzusatz zur Glukose (ca. 40 IE/24 Std.) nur bei Glukosetoleranzstörung erforderlich!
    → Nie Aminosäuren ohne Glukose infudieren (Hypoglykämie!)!
    → Fettlösung nicht mit anderen Substanzen mischen!
- *Zusätzlich täglich:*
  - 1 Amp. Multibionta (enthält Vitamin A, B_1, B_2, B_3, B_4, B_6, C, E).
  - 2 Amp. Inzolen (40 ml; enthält K, Mg, Zink, Cu, Mn, Co, Vitamin B_3).
  - 1 Ampulle Kalzium-Glukonat.
- *Zusätzlich wöchentlich:*
  - 1 Amp. Folsan (2 mg Folsäure).
  - Nach Bedarf: Vitamin D (Vigantol), Vitamin K (1–2 Amp. Konakion).

  Hinweis: Wird 1 Amp. ADEK-Falk/Woche i.m. gegeben, so muss die tägliche Multibiontagabe durch Gabe von Vitamin-C und-B-Komplex ersetzt werden, um eine Vitamin-A-Intoxikation zu vermeiden!
- *Zusätzlich monatlich:* 1 Amp. Ferrlecit (40 mg Eisen-III-Glukonat; *Cave:* Schockreaktion!).

Enterale Sondenernährung

► **Prinzip:** Kontinuierliche Applikation oder Bolusapplikation adaptierter Nährstofflösungen über eine Magen- bzw. Dünndarmsonde oder ein perkutan angelegtes Gastrostoma.

► **Vorteile gegenüber der parenteralen Ernährung:** Deutlich geringere Kosten, geringere Komplikationsrate, physiologischere Ernährungsform.

► **Indikationen:**
- Chronische Schluckstörungen unterschiedlicher Genese.
- Mechanische Passagestörung im Ösophagus.
- Bewusstseinsstörungen.
- Darmanastomose kranial der Sondenspitze.

► **Kontraindikationen:** Ileus, schwere Gastroenteritis, Diarrhö, Peritonitis, akute Pankreatitis, Darmatonie, Ösophagusvarizen, akute gastrointestinale Blutung, schwere Ulkuskrankheit, hochgradige Resorptionsstörungen, schweres Kurzdarmsyndrom, Fisteln zwischen Magen oder Jejunum und Kolon, schwere Magen-Darm-Atonie, ethische Gründe (z.B. Terminalstadium chronischer Erkrankungen mit Gefahr der Leidensverlängerung).

► **Nährstofflösungen für die enterale Sondenernährung:**
- *Nährstoffdefinierte hochmolekulare Diät* (z.B. Biosorb, Salviplus):
  - Inhalt: Kohlenhydrate, Eiweiß, Fett, Elektrolyte, Vitamine und Spurenelemente in ursprünglicher Form.
  - Anwendung: Bei normaler Digestion und Absorption.

  - *Chemisch definierte niedermolekulare Diät* (z. B. Peptisorb, Survimed OPD, Nutricomp Peptid F):
    - Inhalt: Oligosaccharide, Oligopeptide, mittelkettige Triglyzeride, Elektrolyte, Vitamine und Spurenelemente; *keine* Ballaststoffe/Laktose.
    - Anwendung: Eingeschränkte Digestion und Absorption, z. B. chronische Pankreatitis, Malassimilation, Kurzdarmsyndrom, Z.n. langfristiger parenteraler Ernährung.
  - *Normalkalorische Lösungen* enthalten 1 kcal/ml, hochkalorische 1,5 kcal/ml.
- **Praktisches Vorgehen bei der enteralen Sondenernährung:**
  - *Zugangswege:*
    - Magen- bzw. Duodenalsonde.
    - Alternativ bei langfristiger enteraler Sondenernährung (> 6 Wochen) perkutane endoskopische Gastrostomie (PEG).
  - *Applikation* (2 Formen):
    - Bolusapplikation: Verabreichung von wiederholten Einzelportionen, z. B. am 1. Tag 6 × 50 ml, 2. Tag 6 × 100 ml, 3. und 4. Tag 6 × 150 ml, 5. und 6. Tag 6 × 200 ml Sondenkost usw. (maximal 300 ml). Nach jeder Bolusgabe Spülen mit Wasser oder Tee. Überprüfung der regelrechten Magenentleerung durch Aspiration jeweils vor Bolusgabe.
    - Kontinuierliche Applikation: Verabreichung von Sondennahrung über Schwerkraftüberleitungssysteme oder Ernährungspumpen unter langsamer Steigerung des Volumens pro Zeiteinheit.
  - *Kontrolluntersuchungen:* Mehrmals täglich Puls, Blutdruck, Körpertemperatur, ZVD; täglich Gewichts- und Flüssigkeitsbilanz, nach Stabilisierung 2-tägig Blutzuckertagesprofil, Blutbild, BGA, Elektrolyte, Harnstoff, Kreatinin, Laktat, Triglyzeride.
  - *Wöchentlich:* Leberwerte, Transferrin, Albumin, Präalbumin und übrige Blutchemie. Harnstoffausscheidung im 24-Std.-Sammelurin.
- **Komplikationen:**
  - *Erbrechen, Aspiration:* Sonde umgeschlagen oder disloziert (Sondenlage zu hoch) → Röntgenkontrolle.
  - *Diarrhö:*
    - Sondenlage zu tief → Röntgenkontrolle.
    - Sondenkost zu hoch dosiert oder kalt.
    - Bakterielle Kontamination.
  - Druckulzera.
  - Komplikationen der PEG.

7.4 Transfusionstherapie

Rechtliche Voraussetzungen

- **Aufklärung des Patienten:** Komplikationen (s. u.), Notwendigkeit, Risiken bei Unterlassung, Alternativen (z. B. präoperative Eigenblutspende).
- **Einverständnis des Patienten:**
  - Bei Minderjährigen ggf. Vormundschaftsgericht einschalten (z. B. wenn die Eltern Zeugen Jehovas sind und daher der Transfusion nicht zustimmen).
  - Bei nicht bewusstseinsklaren Patienten und vitaler Indikation zur Transfusion wird der mutmaßliche oder vorher schriftlich geäußerte Willen des Patienten berücksichtigt. Angehörige haben kein Bestimmungsrecht.
- **Einhaltung der gesetzlichen Richtlinien zur Bluttransfusion:** z. B. Blutgruppenbestimmung, Verträglichkeitsprüfung, Bedside-Test.

Erythrozytentransfusion

- **Präparate und Indikationen:**
  - *Erythrozytenkonzentrat (EK):* Durch Zentrifugation geringer Plasma- und hoher Erythrozytenanteil (Hämatokrit 70–80%).
    - Indikationen: Akute und chronische Anämien.
    - Pro EK ist meist ein Hämoglobinanstieg von ca. 1 g/dl zu erwarten. Der; erwünschte Ziel-Hämoglobinwert ist abhängig von der Geschwindigkeit des Auftretens der Anämie: Bei akuten Anämien beträgt er meist 8–10 g/dl, bei chronischen Anämien weniger (6–8 g/dl).
  - *Gewaschene oder gefilterte EK:* Plasmafreie bzw. leukozytenarme EK.
    - Indikationen: z. B. Patienten, die chronisch mit Erythrozyten substituiert werden müssen, geplante Organtransplantation, Immunsuppression. Setzen sich zunehmend auch in der Routineherzchirurgie durch.
  - *Frischblut:* Konservenalter < 72 Std.
    - Indikationen: Austauschtransfusion, z. B. bei schweren Hämolysen.
  - *Vollblut* (wird kaum noch verwendet): Enthält zelluläre Bestandteile und Plasma in physiologischem Verhältnis. Statt Vollblut sollten bei schweren Blutverlusten besser EK und Fresh Frozen Plasma (s. S. 75) transfundiert werden.
- **Komplikationen:**
  - *Transfusionsreaktionen:*
    - Nichthämolytische Reaktionen (am häufigsten): Fieber, Schüttelfrost, Übelkeit, Kopfschmerzen, Blutdruckabfall; Therapie: Transfusion abbrechen, Überwachung, symptomatische Behandlung (z. B. bei Schüttelfrost ½–1 Amp. Dolantin i.v.).
    - Hämolytische Reaktionen bei Fehltransfusion oder anderen Antikörperreaktionen. Therapie: Transfusion stoppen, 1 g Prednisolon (Solu-Decortin H) i.v., ggf. Schockbehandlung.
    - Bakteriell bedingte Reaktionen, v.a. durch endotoxin-bildende gramnegative Keime.
  - *Infektionen:* Durch Spender-Screening gemindert, meist Hepatitis C (ca. 1:20000), seltener Hepatitis B (ca. 1:50000), sehr selten HIV (ca. 1:500000).
  - *Volumenüberlastung* bei Herz- oder Niereninsuffizienz: Prophylaxe durch längere Transfusionsdauer, evtl. Diuretika.
  - *Komplikationen bei Massivtransfusion*, d. h. bei Transfusion von mehr als dem 1,5-fachen des körpereigenen Blutvolumens innerhalb von 24 Std.:
    - Abnahme der Körpertemperatur: Konserven anwärmen (nicht > 37° C).
    - Blutgerinnungsstörungen: Fresh Frozen Plasma (s. S. 75) infundieren, bei Thrombozytenabfall Gabe von Frischblut oder Thrombozytenkonzentraten.
    - Hypokalzämie (Zitratintoxikation).
    - Hyperkaliämie (v.a. bei älteren Konserven).
    - Transfusionsazidose (v.a. bei älteren Konserven).
- **Praktische Durchführung** (ärztliche Maßnahme!):
  - Bei allen Maßnahmen sorgfältige Identitätssicherung (Name, Vorname, Geburtsdatum) aller Blutproben, Konserven und Begleitpapiere.
  - Abnahme von Patientenblut für serologische Untersuchungen (Blutgruppe, Rhesusfaktor, Antikörpersuchtest, Kreuzprobe).
  - Bei nicht erfolgter Transfusion ggf. Wiederholung der Kreuzprobe alle 72 Std. nach erneuter Blutabnahme.
  - Im Notfall kann bei vitaler Indikation „ungekreuztes" Blut transfundiert werden. Ist nicht ausreichend blutgruppenidentisches Blut vorhanden, sind *notfalls* folgende Alternativen möglich:
    - Unbekannte Blutgruppe: Erythrozytenkonzentrate 0, Rh-negativ.
    - Blutgruppe A: Erythrozytenkonzentrate 0.

- Blutgruppe B: Erythrozytenkonzentrate 0.
- Blutgruppe AB: Erythrozytenkonzentrate A, B oder 0.
- Blutgruppe 0: Keine Alternativen.
- Rh-positiv: Auch Rh-negative Erythrozytenkonzentrate.
- Rh-negativ: Nur Rh-negative Erythrozytenkonzentrate.

– Unmittelbar vor Transfusion:
  - Überprüfung der Daten auf dem Konservenbegleitschein und der Konserve.
  - Überprüfen der Identität des Empfängers.
  - *Bedside-Test:* AB0-D-Identitätstest mit Testkärtchen und Testseren.

– Transfusion:
  - In den ersten Minuten Reaktion des Patienten beobachten.
  - Regelmäßige RR- und Pulskontrollen während der Transfusion.
  - Dauer der Transfusion (außer im Notfall) ca. 1–2 Std.

Thrombozytentransfusion

► **Indikationen:** Thrombozytopenie bei Bildungsstörung ($< 20000/\mu l$) oder akuten Blutverlusten. Präoperative Prophylaxe (bei $< 50000/\mu l$).

► **Präparate:**
- *Einfach-Thrombozytenkonzentrat:* ca. $0{,}5 \times 10^{11}$ Thrombozyten/Einheit.
- *Zellseparator-Thrombozytenkonzentrat:* Angereichert, ca. $2–4 \times 10^{11}$ Thrombozyten/Einheit.

Besonderheiten: Thrombozytenkonzentrate sind nur kurz haltbar (je nach Aufbewahrung Stunden bis wenige Tage) und nicht in jeder Klinik rasch verfügbar (ggf. rechtzeitig bestellen). Verwendung spezieller Transfusionsbestecke. Die Transfusion von 1×10^{11} Thrombozyten führt beim Erwachsenen zu einer Zunahme der Thrombozytenzahl von ca. $10000/\mu l$.

► **Komplikationen:** Infektionen, allergische Reaktionen, bei wiederholten Transfusionen Alloimmunisierung durch Leukozytenkontamination.

Beachte: Bei hämatologischen Patienten, die voraussichtlich wiederholt Thrombozytenkonzentrate erhalten, HLA-kompatibel transfundieren (vorherige HLA-Typisierung erforderlich).

Gefrorenes Frischplasma (Fresh Frozen Plasma = FFP)

► Plasma einschließlich Gerinnungsfaktoren und -inhibitoren.

► **Indikationen:**
- Massivtransfusionen: FFP-Gabe möglichst nur nach Kontrolle des Gerinnungsstatus. Kriterien: Quick $< 40\,\%$, PTT > 60 Sek. oder Fibrinogen < 75 mg/dl. Eine schematische Kopplung der FFP-Dosis mit transfundierten Erythrozytenkonzentraten (z. B. 1 Einheit FFP pro 2 Einheiten Erythrozytenkonzentrat) ist nicht sinnvoll.
- Notfalltherapie bei klinisch relevanter Blutungsneigung infolge komplexer Störungen des Gerinnungssystems (z. B. Kumarinüberdosierung).

► **Komplikationen:** Infektionen, Transfusionsreaktionen (s. o.).

► **Durchführung:**
- AB0-Kompatibilität erforderlich. Ist nicht ausreichend blutgruppenidentisches FFP vorhanden, sind notfalls folgende Alternativen möglich:
  - Bei Patienten mit Blutgruppe A: FFP-Konserven AB.
  - Bei Patienten mit Blutgruppe B: FFP-Konserven AB.
  - Bei Patienten mit Blutgruppe AB: Keine Alternativen.
  - Bei Patienten mit Blutgruppe 0: FFP-Konserven A, B oder AB.
- Nach Auftauen (z. B. 37° warmes Wasser) sofortige Transfusion.

Spezielle Gerinnungspräparate

- **PPSB** (Prothrombinkomplex, z. B. Beriplex): Enthält Faktor II, VII, IX und X.
  - Indikationen: Ersatz der Faktoren II, VII, IX und X insbesondere bei Blutungen im Zusammenhang mit Leberfunktionsstörungen oder Marcumar-Therapie.
  - Dosierung: 1 IE/kg KG pro erwünschtem %-Anstieg des Quickwertes (Ziel: Quickwert > 50 %).
- **Antithrombin III** (AT III, z. B. Kybernin, Atenativ):
  - Indikation: Notfallsubstitution bei AT-III-Mangel *vor* (!) Substitution von Gerinnungsfaktoren.
  - Dosierung: 1 IE/kg KG pro erwünschtem %-Anstieg (Ziel: AT-III-Spiegel ~ 80 %).
- **Substitution einzelner Gerinnungsfaktoren** bei angeborenen Gerinnungsstörungen (z. B. perioperativ) oder speziellen Indikationen.

Humanalbumin

- Verwendete Präparate enthalten meist 5 % oder 20 % Humanalbumin.
- **Indikationen:**
  - Volumenersatz insbesondere bei Plasmaverlusten (z. B. schwere Blutungen, Verbrennungen). Indikation umstritten, künstliche kolloidale Lösungen wie HAES (s. S. 68) sind preisgünstiger und meist ausreichend. Bei der Volumenersatztherapie kolloidale Lösungen stets mit kristalloiden Lösungen (z. B. NaCl 0,9 %) kombinieren (z. B. im Verhältnis 1:3).
  - Ausgeprägte Hypalbuminämie.
- **Kontraindikationen:** Herzinsuffizienz (relative Kontraindikation).
- **Komplikationen:** Allergische Reaktionen (selten), Volumenüberlastung bei Herz- oder Niereninsuffizienz.

7.5 Postoperative Schmerztherapie

Grundlagen

- Schmerzen treten nach jedem chirurgischen Eingriff auf. Ihre Dauer und Intensität sind abhängig von der Art des Zugangs – in der Herzchirurgie spielt besonders die Durchtrennung der Thoraxmuskulatur eine Rolle –, dem Anästhesieverfahren und von individuellen Faktoren.
- Eine adäquate Schmerztherapie ist daher bei jeder Art von chirurgischem Eingriff unbedingt indiziert.
- Mögliche Folgen einer unzureichenden Schmerztherapie sind:
  - Pulmonale Komplikationen: Durch die Schonatmung kommt es zu einer Ventilationsstörung, zu Hypostase, Atelektasen, Pneumonie und respiratorischer Insuffizienz.
  - Kreislaufinsuffizienz.
  - Stoffwechselentgleisungen durch einen gesteigerten Sympathikotonus.

Verfahren der Schmerztherapie

- **Systemische Applikation** geeigneter Analgetika (s. u.).
- **Regionalanästhesie:** z. B. Katheterperiduralanästhesie (KPDR) oder multisegmentale Interkostalblockade (z. B. durch einen subpleuralen Katheter) nach Thorakotomie.

Richtlinien für die Schmerzmittelverordnung

- Eine suffiziente Schmerztherapie in der Herzchirurgie sollte sich aus mehreren Komponenten zusammensetzen:
  - *Basismedikation:* Nichtsteroidale Analgetika wie Ibuprofen oder Paracetamol.
  - Zusätzlich können schwach wirksame Opioide wie Tramadol in Tropfen- oder Tablettenform verabreicht werden. Bestehen weiterhin Schmerzen, werden die schwach wirksamen Opioide durch stark wirksame wie Piritramid (Dipidolor) oder Sufentanil ersetzt.

Merke: Besonders nach Eingriffen am Thorax ist wegen der ausgeprägten Schonatmung und Gefahr von Atelektasen eine adäquate Schmerztherapie unbedingt erforderlich.

Peripher wirkende Analgetika: Zyklooxigenaseinhibitoren

- **Wirkungsmechanismus:** Periphere und/oder zentrale Hemmung der Prostaglandinsynthese durch Hemmung der Zyklooxigenase.
- **Erwünschte Wirkungen:**
  - Nichtsaure Zyklooxigenaseinhibitoren (Paracetamol, Phenazon und Propyphenazon, Metamizol): Analgesie, Fiebersenkung, Metamizol zusätzlich Spasmolyse.
  - Saure Zyklooxigenaseinhibitoren (z. B. Acetylsalicylsäure, Ibuprofen, Diclofenac, Indometacin): Entzündungshemmung (daher der Name "nichtsteroidale antiinflammatorische Pharmaka, NSAID); die Acetylsalicylsäure hemmt zusätzlich die Thrombozytenaggregation.
- **Unerwünschte Wirkungen:**
  - Nichtsaure Zykloooxigenaseinhibitoren: Anaphylaktoide Reaktionen mit Schock (v.a. bei i.v.-Applikation), Agranulozytose (selten).
  - Saure Zykloooxigenaseinhibitoren: Hemmung der Nierendurchblutung (besonders bei Hypothermie), ulzerogene Wirkung (besonders bei Langzeitanwendung).
- **Indikationen:**
  - Bei starken Schmerzen als Basismedikation in Kombination mit Opioiden.
  - Als alleinige Medikation bei Schmerzen geringer bis mittelgradiger Intensität.
  - Ibuprofen, Diclofenac, Indometacin sind gut wirksam bei Beschwerden und Schmerzen im Bereich des knöchernen Thorax.
- **Kontraindikationen:** Manifeste Blutungen, floride Magen-Darm-Ulzera, Volumenmangel, Nierenfunktionsstörungen, Asthma bronchiale, NSAID-Allergie; bei Paracetamol Leberversagen und Paracetamol-Allergie.
- **Dosierung:**
  - *Paracetamol* (500-mg-Tablette oder -Suppositorium): Einzeldosis 500–1000 mg; ggf. nach 4 Std. wiederholen. Tageshöchstdosis: 6000 mg.
  - *Acetylsalicylsäure* (500-mg-Tablette): Einzeldosis 500–1000 mg, ggf. nach 4 Std. wiederholen. Tageshöchstdosis: 4000 mg.
  - *Metamizol* (Novalgin): Einzeldosis 500–1000 mg oral oder langsam i.v. (vorzugsweise als Infusion, da es zu ausgeprägtem Blutdruckabfall kommen kann), ggf. nach 4–6 Std. wiederholen; Tageshöchstdosis: 6000 mg.

Zentral wirksame Analgetika: Opioide

- **Wirkungsmechanismus:** Stimulation zentraler und peripherer Opioidrezeptoren.
- **Erwünschte Wirkungen:** Analgesie, Euphorie.
- **Unerwünschte Wirkungen:** Atemdepression, Übelkeit, Erbrechen, Blutdruckabfall, Histaminfreisetzung, Steigerung des Tonus der glatten Muskulatur

(spastische Obstipation), Bradykardie, Stiff-Chest-Syndrom (erhöhter Tonus der Thoraxmuskulatur) bei Gabe stark wirksamer Opioide.

- **Substanzen:**
  - *Reine Opioidrezeptoragonisten (sog. μ-Agonisten):* Morphin, Fentanyl und seine Derivate Sufentanil und Remifentanil, Piritramid, Pethidin.
  - *Partielle Agonisten:*
    - Buprenorphin.
    - Tramadol: Zusätzlich zur geringen antagonistischen Wirkungskomponente (schwach wirksames Opioid) deutliche, nicht durch Opioidrezeptoren vermittelte analgetische Wirkung.

Beachte: Alle aufgeführten Opioide außer Tramadol unterliegen dem Betäubungsmittelgesetz.

- **Indikation:** Starke Schmerzen.
- **Kontraindikationen** beachten!
- **Dosierung:** Die Dosierung ist immer abhängig von Zustand, Alter und Kreislaufsituation des Patienten. Die Dosis sollte titriert und dadurch den Schmerzen angepasst werden.
  - *Morphin:*
    - Morphinsulfat (z. B. MSD Mundipharm-Tabletten): Einzeldosis 10–200 mg, ggf. nach 8 Std. wiederholen. Tageshöchstdosis: 2000 mg.
    - Morphin HCl (z. B. Morphin Merck 10 mg/Amp.): Einzeldosis 0,1 mg/kg KG (5–10 mg) s.c., i.m. oder langsam i.v., ggf. nach 4 Std. wiederholen.
  - *Piritramid (z. B. Dipidolor):* Einzeldosis 0,1–0,2 mg/kg KG (5–15 mg) i.v., ggf. nach 4–6 Std. wiederholen.
  - *Pethidin (z. B. Dolantin):* Einzeldosis 1–2 mg/kg KG (50–100 mg) langsam i.v., ggf. nach 2–3 Std. wiederholen.
  - *Buprenophin (z. B. Temgesic):* Einzeldosis 1–2 Tabletten sublingual oder 0,015–0,3 mg/kg KG langsam i.v., ggf. nach 8 Std. wiederholen.
  - *Tramadol (z. B. Tramal):* Einzeldosis 1–2 mg/kg KG (50–100 mg); ggf. nach 4 Std. wiederholen.

Beachte: Nach Gabe von Opioiden ist besonders auf Atemdepression und Blutdruckabfall zu achten. Opioide zur Schmerztherapie müssen ausreichend dosiert werden, aber vorsichtig!

- **Antidot bei Überdosierung:** Naloxon (Narcanti 0,4 mg/ml Injektionslösung) initial 0,1 mg/kg KG (0,4–0,8 mg), evtl. deutlich mehr (Titration auch hier erforderlich).

Beachte: Die Wirkungsdauer von Naloxon ist kürzer als die der Opioide, daher muss der Patient nach Gabe von Naloxon intensiv überwacht und Naloxon evtl. wiederholt verabreicht werden.

7.6 Wundpflege

Grundlagen

- **Primär heilende Wunden:**
  - Sie werden bis zum 2. postoperativen Tag (POD) verbunden – bei ambulanter Behandlung auch darüber hinaus – zum Schutz der Wunde vor Irritation (z. B. durch Kleidung).
  - Nahtmaterial zwischen dem 8. und 12. POD entfernen, bevor große Narben entstanden sind.
  - Frische Wunden sollten vom Waschen ausgenommen werden. Bei gut heilenden Wunden sind Waschen und Duschen frühzeitig nach Drainageentfernung, Baden ab dem 12. POD möglich.
- **Infizierte oder nekrotische Wunden** frühzeitig offen behandeln.

Indikation und Material

- **Indikation:** Alle Operationswunden.
- **Material:**
  - Verbandsets bestehend aus steriler Pinzette und steriler Schere, Tupfern verschiedener Größen, sterilen Töpfchen zur Aufnahme von Lösungen zur Wundbehandlung, sterilen Kompressen und sterilen Tupfern.
  - Wundbenzin zur Entfernung von Heftpflaster oder Klebstoffresten.
  - Schnell trocknende Desinfektionsmittel: Jodtinktur, Alkohol, Betainelösung. *Cave:* Bei offener Wundbehandlung ist Alkohol kontraindiziert, da es zu Hautirritation und Schmerzen führt!
  - Wässrige Spülmittel: H_2O_2 2 %, NaCl 0,9 %, NaCl 10 %.

Kontrolluntersuchungen

- **Klinisch:** Die Wunde sollte täglich vom Operateur kontrolliert werden. Zu achten ist insbesondere auf Rötung, Schwellung, Druckdolenz und das Auftreten von Fieber.
- **Laborchemisch:** Täglich Bestimmung der Entzündungsparameter (CRP, Leukozyten- und Thrombozytenzahl).

Praktisches Vorgehen bei primär heilenden Wunden

- **Vorbemerkung:**
  - Bei aseptischen Wunden sollte der erste Verbandswechsel frühestens 48 Std. nach der Operation erfolgen (der im Operationssaal angelegte Verband ist der sterilste!). Er wird in der Regel vom Operateur durchgeführt.
  - Während des Verbandswechsels sollte auf Reinigungsarbeiten und Publikumsverkehr im Zimmer verzichtet werden.
- **Praktisches Vorgehen:**
  - *Schritt 1:* Desinfektion der Arbeitsfläche (Tablett bzw. Verbandswagen) mit Melsept SF oder Isopropylalkohol 70 %.
  - *Schritt 2:* Hygienische Händedesinfektion.
  - *Schritt 3:* Übersichtliche Anordnung des Materials auf der Arbeitsfläche.
  - *Schritt 4:* Kontrolle der Verpackungen auf ihre Haltbarkeit und Unversehrtheit.
  - *Schritt 5:* Das sterile Material erst unmittelbar vor dem Gebrauch so aufreißen, dass das Material nicht berührt wird. Über sterilem und sterilisiertem Material möglichst nicht sprechen oder niesen. So kann man das Risiko einer Kontamination gering halten.
  - *Schritt 6:* Den Abfalleimer in die Nähe der Arbeitsfläche bringen, um eine Keimverbreitung zu vermeiden.
  - *Schritt 7:* Die Arbeitsfläche in eine reine und unreine Seite aufteilen.
  - *Schritt 8:* Hygienische Händedesinfektion.
  - *Schritt 9:* Keimarme Einmalhandschuhe anziehen und den alten Verband entfernen. Liegen Kompressen auf der Wunde, sterile Handschuhe anziehen und die Kompressen mit einer sterilen Pinzette in einen Eimer entsorgen. Handschuhe, Pinzette und alter Verband sind sofort zu entsorgen.
  - *Schritt 10:* Inspektion der Wunde.
  - *Schritt 11:*
    - Sterile Handschuhe anziehen.
    - Nicht verschmutzte geschlossene Wunden mit einem schnell trocknenden Hautdesinfektionsmittel desinfizieren und mit sterilen Tupfern oder Kompressen versorgen.
    - Verschmutzte geschlossene Wunden mit steriler physiologischer Kochsalzlösung reinigen, mit Hautdesinfektionsmittel desinfizieren.

Hinweise:

1. Mit jedem sterilen Tupfer bzw. jeder sterilen Kompresse nur einmal wischen, um evtl. vorhandene Mikroorganismen nicht zu verteilen.
2. Kompressen und Tupfer mit sterilen Handschuhen oder steriler Pinzette anfassen!

- *Schritt 12:* Zum Abdecken der Wunde werden sterile Kompressen mit sterilen Handschuhen oder steriler Pinzette auf die Wunde gebracht. Der Verband muss sicher fixiert werden, um zu vermeiden, dass er sich löst oder die Haut reizt (auch Letzteres kann zum Eintritt von Keimen in die Wunde führen). Verbandsmethoden, die zur Entstehung einer feuchten Kammer führen (z. B. großflächige Verbände mit Folie), sollten vermieden werden.

Praktisches Vorgehen bei infizierten Wunden

- **Vorbemerkung:** Generell sollte eine offene Wundbehandlung durchgeführt werden, da diese schneller zur Abheilung führt als z. B. eine Behandlung mit Spül-Saug-Drainage. Das Vorgehen ist identisch bei primär offen gelassenen Wunden.
- **Praktisches Vorgehen:**
  - Bei den ersten Anzeichen einer Infektion Fäden entfernen und Wunde im betroffenen Bereich bzw., wenn nötig, auf der gesamten Länge eröffnen.
  - Schonendes Ausspülen des eitrigen Sekrets mit NaCl 0,9 % oder NaCl 10 % und sparsames Abtragen von nekrotischem Gewebe. Dies sollte in regelmäßigen Abständen wiederholt werden (3 × täglich oder häufiger, je nach Situation; bei mehr als 3 Verbandswechseln pro Tag ist das Führen eines Verbandsplanes ratsam).
  - Die Wunde locker mit angefeuchteter Gaze austamponieren, damit die Hautränder nicht verkleben und die Wunde von unten granulieren kann. Die Gaze muss mit NaCl 0,9 % angefeuchtet werden, damit sie nicht an der Wunde klebt und die Wunde beim Entfernen des Gazeverbands aufreißt.
  - Hat sich Granulationsgewebe gebildet, kann das weitere Wachstum von Granulationsgewebe durch das Ausduschen der Wunde gefördert werden (Massageeffekt!). Auf „granulationsfördernde“ oder wundreinigende Medikamente, v.a. in Salbenform, sollte man verzichten, da sich die Bildung von Granulationsgewebe medikamentös nicht beeinflussen lässt.
  - Granulierende Wunden können sekundär verschlossen werden, insbesondere wenn sie sehr tief sind. Ein sekundärer Wundverschluss ist jedoch häufig nicht notwendig, da sich auch große Wunden durch die physiologische Wundkontraktion schließen und zu schmalen Narben werden.

Vorgehen bei Wunddehiszenz

Beachte: Bei Sternum apertum, Dehiszenz der Thoraxwand oder Platzbauch muss notfallmäßig eine Reoperation mit Stabilisierung des Knochens oder der Bauchfaszie durchgeführt werden. Dies ist umso wichtiger, als eine Sternumdehiszenz zur Ruptur des rechten Ventrikels führen kann.

- Bei der Restabilisierung des Sternums sollte prophylaktisch eine Spül-Saug-Drainage (s. S. 81) eingelegt werden, nach der Operation kann sie ggf. bei negativen Keimabstrichen wieder entfernt werden.
- Die Wunde sollte, wenn möglich, mit Einzelnähten readaptiert werden, so dass sie bei erneutem Wundinfekt segmental eröffnet werden kann.
- Eine antibiotische Abschirmung nach Antibiogramm ist unbedingt empfehlenswert.

Entfernen von Nähten und Hautklammern

- Bei kleinen Wunden und Wunden, die in Richtung der Hautspaltlinien verlaufen, können Nähte bzw. Hautklammern bereits am 5. oder 6. postoperativen Tag (POD) entfernt werden.
- Bei großen Wunden, die mehr oder weniger in Richtung der Hautspaltlinien verlaufen, werden die Nähte bzw. Hautklammern am 7. oder 8. POD entfernt.
- Bei allen anderen Wunden, insbesondere nach Laparotomie oder Thorakotomie, entfernt man die Nähte bzw. Hautklammern am 9. oder 10. POD.
- Intrakutannähte mit feinem (4–0 oder 5–0), monofilen, synthetischen resorbierbaren Nahtmaterial (Dexon, Maxon, PDS) müssen nicht entfernt werden.

***Beachte*:**
  - Bei Kindern können Nähte bzw. Hautklammern etwas früher entfernt werden.
  - Bei Patienten mit verzögerter Wundheilung durch Diabetes mellitus, Eiweißmangel oder Kortikosteroidbehandlung und bei sehr alten Patienten (Pergamenthaut!) werden Nähte und Hautklammern 1–3 Tage länger belassen.

7.7 Umgang mit der thorakalen Spül-Saug-Drainage

Grundlagen

- Eine Spül-Saug-Drainage besteht aus zwei Zuläufen (Redon-Drainageschläuche, 16 Fr) und zwei Abläufen (Mediastinaldrainagen), s. Abb. 18.
- **Indikation:** Eine Spül-Saug-Drainage wird zur geschlossenen Behandlung eines retrosternalen Wundinfekts implantiert. Durch die Spülung mit sterilen Lösungen (NaCl 0,9 %, Ringer-Lsg.) und Braunol (*Cave:* Bei Hyperthyreose) oder Taurolin wird die Keimzahl in der retrosternalen Wundhöhle reduziert und so eine Heilung ermöglicht.
- **Vorbereitung für die Implantation:** Zuerst erfolgt eine chirurgische Wundversorgung mit ausgiebigem Debridement und Restabilisierung des Sternums. Dabei ist in der Regel das Sternum als knöcherne Struktur noch vorhanden.

***Beachte*:** Ist das Sternum durch eine Osteomyelitis so stark zerstört, dass eine Readaptation nicht möglich scheint, oder sind die Bypass-Grafts nicht durch Perikard oder Fettgewebe abgedeckelt, wird statt der Spül-Saug-Drainage eine Omentumtransposition durchgeführt. Die Hautwunde wird geschlossen; angesichts der stark entzündungshemmenden Wirkung des Omentums kann auf eine Spülung verzichtet werden. Alternativ wird statt der Spülung auch eine *Unterdruckbehandlung* erfolgreich durchgeführt.

Spülen mit der Spül-Saug-Drainage

- **Material:**
  - Infusionslösung (NaCl 0,9 %).
  - Infusionssysteme zum Anschließen an die Zulaufschläuche, Dreiwegehähne, Infusomat.
  - Wasserschloss zur Erzeugung eines Unterdruckes von 15–20 cm Wassersäule.
  - Thoraxdrainageflasche (1,5 l).
  - Verbindungsstücke zum Anschließen der Ablaufdrainage an die Thoraxflasche.

a

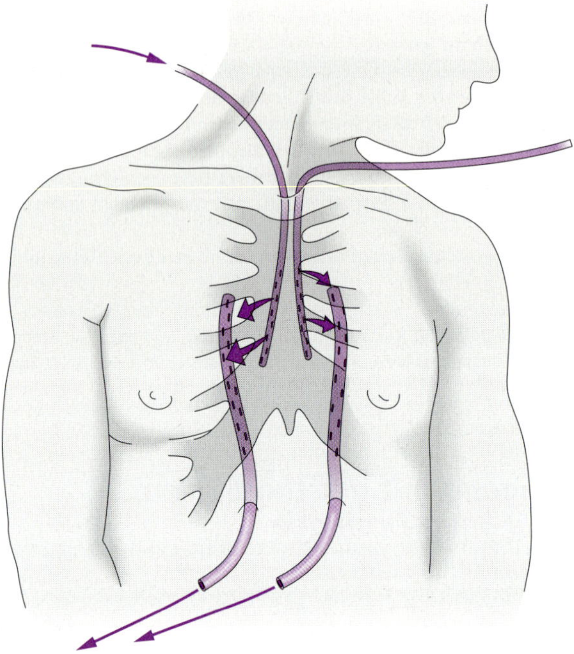

b

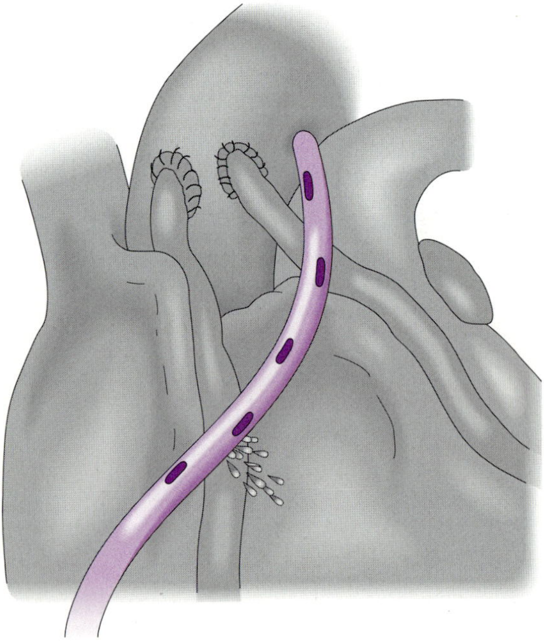

Abb. 18 Thorakale Spül-Saug-Drainage
a Prinzip der Spülung
b Cave: Bypassarrosion durch Drainagenkompression

- **Praktisches Vorgehen:**
  - *Schritt 1:* Patienten leicht aufsetzen (Flüssigkeit fließt nach unten). Anschließen der Zuläufe an die Infusionssysteme unter Zuhilfenahme der Dreiwegehähne. Luft aus der Leitung entfernen.
  - *Schritt 2:* Infusionsleitung in den Infusomaten einlegen und die errechnete Flussrate einstellen (in der Regel 500 ml/8 Std. pro Zulauf, Flussrate 62,5 ml/Min., im Einzelfall kann die Spülmenge erhöht werden).
  - *Schritt 3:* Ablaufschläuche mit der Thoraxdrainageflasche verbinden, Sog von 15–20 cm Wassersäule einstellen.
  - *Schritt 4:* Stündliche Kontrolle der Spülbilanz (Einfuhr-Ausfuhr-Bilanz) durchführen lassen. Stimmt diese Bilanz nicht, ist der Arzt zu verständigen.
  - *Schritt 5:* Einmal pro Schicht werden die Spüllösungen und die Thoraxflasche gewechselt (bei voller Thoraxdrainageflasche ist der Sog unzureichend).
  - *Schritt 6:* Bei nicht nässenden Wunden den Verband 1 × täglich unter sterilen Bedingungen (s. S. 79) wechseln, bei nässenden Wunden entsprechend häufiger.

Häufig auftretende Probleme und entsprechende Maßnahmen

- **Spülflüssigkeit läuft neben dem Zulauf heraus** →
  - *Prüfen, ob*
    - die Hautinzision zur Einführung der Drainage zu groß ist.
    - die Drainageflasche zu voll ist.
    - sich durch zu lange Ablaufschläuche ein Siphon gebildet hat.
    - die Schläuche durch Gewebe verstopft sind.
    - der Zulaufschlauch disloziert ist (häufig bei unruhigen Patienten).
  - *Mehr Sog auf die Drainageflasche.*
  - *Ggf. Spülmenge reduzieren.*
- **Die Spülbilanz ist positiv**, d. h. es bleibt Spülflüssigkeit im Patienten →
  - Klinische Hinweise auf Perikardtamponade (s. S. 42)? Zulauf kurz stoppen.
  - Patienten aufsetzen und so Volumen mobilisieren. Ablaufdrainage überprüfen (s. o.).
- **Zuläufe sind verstopft.** Hier wurde die Spülung zu lange nicht benutzt. Dies sollte nicht vorkommen, da der Sinn einer Spül-Saug-Drainage die kontinuierliche Spülung ist. Stase in den Schläuchen führt zu bakterieller Besiedelung und somit zum Reinfekt! →
  - Steriles Freisaugen der Schläuche.
  - Initial erhöhte Spülmenge.
- **Spülflüssigkeit ist plötzlich blutig** → **Sofort abklären!** Durch die Spülung kann es zur Arrosion von Bypass-Grafts, der Aorta oder der Herzoberfläche gekommen sein →
  - Intensivtherapiestation (ITS) sofort informieren.
  - Der Patient ist überwachungspflichtig: EKG- und RR-Kontrolle.
  - Kreuzblut, Notfalllabor und BGA abnehmen.
  - Verlegung auf die ITS.
  - Bei anhaltender Blutung operative Abklärung dringend erforderlich.

Behandlungsdauer

- **Die Behandlungsdauer ist abhängig von:**
  - *Klinischen Symptomen:* Fieber? Bei Zustandsverschlechterung Notfalllabor abnehmen (s. S. 63), im akutem Fieberschub Blutkulturen anlegen.
  - *Bakteriologischen Abstrichen*, die alle 3 Tage entnommen werden: Es wird so lange gespült, bis drei Abstriche aus der Spül-Saug-Drainage negativ sind.
  - *Laborwerten:* CRP, Leukozyten- und Thrombozytenzahl, Blutsenkungsgeschwindigkeit.

- **Grundregel :** Die Spülung wird ca. 4 Wochen lang durchgeführt.
- **Bei Antibiotikatherapie** Blutbild, Nieren- und Leberfunktionsparameter alle 2–3 Tage kontrollieren.

Wundversorgung

- Die Brustwunde möglichst früh offen behandeln.
- Eintrittsstellen für die Zu- und Abläufe mit sterilem Pflaster oder Schlitzkompressen abdecken. Den Verband an den Zu- und Abläufen bei trockenen Wunden 1 × pro Pflegeschicht, bei feuchten Wunden häufiger wechseln, um Mazeration der Haut zu vermeiden (Dokumentation der Wundverhältnisse!). Auf die Applikation von Salben im Bereich der Drainagestellen verzichten (feuchte Kammer, Hautmazeration, Nährboden für Bakterien).
- Nahtmaterial zur Wundadaptation nach 8–12 d entfernen (je nach Wundheilung). Nicht die Haltenähte für die Drainagen und Zuläufe entfernen!

Mobilisation mit Spül-Saug-Drainage

- Gerade bei Patienten mit Infekten besteht ein Risiko für thromboembolische Komplikationen und hypostatische Pneumonie. Daher ist eine frühe Mobilisation essenziell.
- Die Mobilisation erfolgt wie bei jedem anderen Patienten auch (s. S. 91).
- Patienten mit einer Sternumosteoporose grundsätzlich mit einem Zingulumverband mobilisieren.
- Die Drainagekonnektionsstellen werden mit Pflasterstreifen gesichert.
- Die Spülung läuft auch während der Mobilisationsphasen weiter (Infusionsregulatoren einbauen).
- Die Thoraxdrainageflasche bleibt gegen die Umgebungsluft offen, so dass die Spülflüssigkeit weiter ablaufen kann (keine Klemmen auf die Drainage!).
- Der Patient meldet sich bei der Stationsschwester ab und gibt seinen Aufenthaltsort an.

Beendigung der Spül-Saug-Drainage-Behandlung und Entlassung nach Spül-Saug-Drainage-Behandlung

- **Vorbemerkung:** Die Spül-Saug-Drainage-Behandlung wird nur nach Rücksprache mit dem Arzt und dessen schriftlicher Anordnung beendet (s. Behandlungsdauer).
- **Praktisches Vorgehen:**
  - *Schritt 1:* Spülung stoppen, Zuläufe entfernen. Steriler Verband auf die Zulaufstellen. Nahtmaterial zur Fixierung der Drainagen entfernen.
  - *Schritt 2:* Am nächsten Tag die Ablaufdrainagen um 1–2 cm mobilisieren (sog. „Lupfen"). An den Drainagen liegt weiterhin Sog an. Beobachten, ob die drainierte Flüssigkeit blutig wird!
  - *Schritt 3:* Drainagen entfernen, Eintrittsstellen versorgen.
  - *Schritt 4:* Der Patient bleibt noch für 2–3 Tage unter Beobachtung (erneutes Fieber?, Leukozytose?).
- **Entlassung:** Die Entlassungsroutine entspricht der bei Patienten nach Herzoperationen. Bei der Entlassungsuntersuchung sorgfältig kontrollieren, ob das Sternum stabil und die Wunde reizlos ist. Besonders auf etwaige Fadenreste achten!

8 Antikoagulation

8.1 Heparintherapie

Wirkungsmechanismus und Präparate

- **Wirkungsmechanismus:** Die wesentliche antikoagulatorische Wirkung beruht auf der Bindung des Heparins an AT III (bei AT-III-Mangel verminderte Wirksamkeit), was eine beschleunigte Hemmung aktivierter Gerinnungsfaktoren, insbesondere von Faktor Xa und IIa (Thrombin) zur Folge hat.
- **Präparate:**
  - *Unfraktioniertes Heparin* (z. B. Calciparin, Liquemin N).
  - *Fraktioniertes = niedermolekulares Heparin* (z. B. Fragmin, Fraxiparin, innohep, Mono Embolex NM): Wegen längerer Halbwertszeit meist Einmalgabe ausreichend, weniger Nebenwirkungen, aber höhere Kosten gegenüber unfraktioniertem Heparin, teilweise nur im operativen Bereich zugelassen.

Indikationen

- **Prophylaktische Heparinisierung (Low-Dose):**
  - *Allgemein:* Erhöhtes Risiko thromboembolischer Ereignisse bei Immobilisation, forcierter Diuresetherapie, nach Traumen/Operationen.
  - *Präoperativ:* Kardiovaskuläre Erkrankungen.
  - *Postoperativ:* Bei Sinusrhythmus am 1. Tag nach Myokardrevaskularisation sowie nach Implantation einer gerüstlosen Bioklappenprothese, sofern aus anderen Gründen keine Indikation für eine therapeutische Heparinisierung vorliegt.
- **Therapeutische Heparinisierung (High-Dose):**
  - *Allgemein:* Thrombembolische Erkrankungen, extrakorporale Blutzirkulation, z. B. Dialyse.
  - *Präoperativ:* Hochgradige Koronarsklerosen, instabile Angina pectoris, Vorhofflimmern, reduzierte LV-Funktion, vergrößerte linke Herzhöhlen, dilatative Kardiomyopathie, schwere Herzklappenvitien.
  - *Operativ:* Extrakorporale Zirkulation (Herz-Lungen-Maschine), auch bei Operationen am schlagenden Herzen mit Eröffnung von Herzkranzgefäßen bzw. partieller Ausklemmung der Aorta ascendens bei der Fertigung der proximalen Anastomosen, zur Vermeidung von Koronar- oder Bypass-Verschlüssen.
  - *Postoperativ* (s. S. 65):
    - Je nach PTT direkt nach Herzoperation in den ersten 24 Std. (Zielwert der PTT 60–80 Sek.), danach in Abhängigkeit von der durchgeführten Operation und dem Herzrhythmus.
    - Fortsetzung High-Dose Heparinisierung nach den ersten 24 Std. der Operation bei: Vorhofflimmern, Verwendung von Fremdmaterial im Herzen (z. B. Kunst-Patch-Implantation beim Verschluss eines ASD oder bei einer Ventrikelaneurysmektomie nach Dor, s. S. 194), mechanischen Herzklappen, gestenteten biologischen Herzklappenprothesen, Klappenrekonstruktionen mittels Ringprothesen, Ventrikelthromben, Implantation einer intraaortalen Ballonpumpe, Implantation mechanischer Kreislaufunterstützungssysteme (LVAD = left ventricular assist device, BVAD = bi-ventricular assist device), ECMO (= extracorporal membrane oxygenation).
  - *Im weiteren Verlauf* je nach Krankheitsbild Umstellung der i.v.- Antikoagulation:
    - s.c.-Heparin bzw. niedermolekulares Heparin.
    - Thrombozytenaggregationshemmer.
    - Marcumar (s. Tab. 16).

Nebenwirkungen

- Allergien.
- Heparininduzierte Thrombozytopenie.
- Blutungen (v.a. High-Dose).
- Transaminasen-, Lipase- und LDH-Erhöhung.
- Pruritus/Urtikaria, reversible Alopezie, Kopf- und Gliederschmerzen, Bronchospasmus, Osteoporose (bei längerer Anwendung) u. a.

Kontraindikationen

- Heparinallergie.
- Heparininduzierte Thrombozytopenie Typ (HIT) II.
- Hämorrhagische Diathese, manifeste Blutungen, erhöhtes Blutungsrisiko.
- Bakterielle Endokarditis, akute Pankreatitis.

Praktisches Vorgehen bei Kontraindikationen

- **Bei Kontraindikationen im Sinne von drohenden Blutungen** müssen das Risiko und der Nutzen einer Operation an der Herz-Lungen-Maschine unter Vollheparinisierung gegen das der drohenden Blutung abgeschätzt werden.
- **Bei HIT II:**
  - *Prä- und postoperativ:* Eine High-Dose-Antikoagulation bei HIT erfolgt prä- und postoperativ mit Refludan über Perfusor (50 mg/50 ml) nach PTT.
  - *Phase der Vollheparinisierung während der Herzoperation an der Herz-Lungen-Maschine:* Heparin wird mit Tirofiban (z. B. Aggrastat) kombiniert.
  - Alternativ kann anstelle von Heparin die Antikoagulation an der Herz-Lungen-Maschine auch mit Hirudin (RefludanR) erfolgen, aufgrund der hohen Komplikationsrate wird jedoch von dieser Methode Abstand genommen.

Dosierung und Antagonisierung

- **Prophylaktische Heparinisierung:** z. B. 2 × 7500 IE/d unfraktioniertes Heparin oder 1 × 2500–5000 Anti-Xa IE/d fraktioniertes Heparin s.c.
- **Therapeutische Heparinisierung mit unfraktioniertem Heparin:** Dosissteuerung (s. Tab. 14) durch PTT-Bestimmung (6 Std. nach Therapiebeginn, dann 1–2 ×/d), Ziel-PTT 1,5–2fache Verlängerung,

Tabelle 14 · **Dosissteuerung bei therapeutischer Heparinisierung in Abhängigkeit vom PTT-Wert (aus Hahn JM. Checkliste Innere Medizin. 3. Auflage: Thieme; 2000)**

PTT (Sek.)	Wiederholungsbolus (IE) i.v.	Infusionsstopp (Min.)	Änderung Infusionsrate (bei 25000IE/50 ml = 500 IE/ml)	nächste PTT-Kontrolle
< 50	5000	0	+ 0,3 ml/Std.	nach 6 Std.
50–59	0	0	+ 0,2 ml/Std.	nach 6 Std.
60–85	0	0	0	am nächsten Morgen
86–95	0	0	– 0,2 ml/Std.	am nächsten Morgen
96–120	0	30	– 0,3 ml/Std.	nach 6 Std.
> 120	0	60	– 0,4 ml/Std.	nach 6 Std.

- **Initialdosis:**
  - s.c.: 2 × 12500–15000 IE.
  - i.v.: Bolus von 5000 IE, dann Perfusor z. B. 25000 IE/50 ml (500 IE/ml) mit zunächst 1–2 ml/ Std.
- **Therapeutische Heparinisierung mit fraktioniertem Heparin:** z. B. mit 20000 IE AntiXa IE/kg/KG 1 ×/d, Dosierung 175 AntiXa IE/kg/KG 1 ×/d s.c., PTT-Kontrolle nicht erforderlich.
- **Therapeutische Heparinisierung im OP für die EKZ an der HLM oder an der Zentrifugalpumpe:** 750 IE unfraktioniertes Heparin/kg/KG; kontrolliert wird hierbei nicht die PTT, sondern die ACT (activated clotting time), die > 450 Sek. sein sollte. *Cave:* AT-III-Spiegel.
- **Therapeutische Heparinisierung bei:**
  - ECMO 180–250 ACT.
  - BVAD 150–170 ACT, nach Entfernung der Drainagen zusätzlich Dipyridamol R forte und ASS entsprechend dem Thrombozytenaggregationstest, später Marcumar (Ziel-Quick 25 %, bei Quick > 30 % zusätzlich 3 × 7500 IE unfraktioniertes Heparin, bei Quick > 35 % i.v. Bolus 5000 IE unfraktioniertes Heparin und Heparinperfusor, Steuerung nach ACT.
  - LVAD 150–170 ACT, s. BVAD. Ausnahme TCI (heart mate), hier besteht eine raue Innenoberfläche der Pumpkammer, somit Ausbildung einer sog. Neointima, daher keine Langzeitantikoagulation erforderlich, nur Therapie mit Dipyridamol und ASS nach Thrombozytenaggregationstest.
- **Antagonisierung** der therapeutischen Heparinisierung im OP für die EKZ an der HLM oder an der Zentrifugalpumpe:
  - Mit Protaminchorid (z. B. Protamin-Roche R 1000, 5 ml/Amp.) oder Protaminsulfat (z. B. Protaminsulfat Novo Nordisk R 100 mg/10 ml Amp.): 1 ml inaktiviert 1000 IE unfraktioniertes Heparin.
  - Auch bei Protaminüberdosierung Gerinnungshemmung (und PTT-Verlängerung) möglich.
  - *Nebenwirkungen:* Allergische Reaktionen.

8.2 Orale Antikoagulanzientherapie

Wirkungsmechanismus und Präparate

- **Wirkungsmechanismus:** Vitamin-K-Antagonisierung, dadurch verminderte Synthese der abhängigen Gerinnungsfaktoren II, VII, IX und X (sowie Protein C und S, daher initial erhöhte Thrombosegefahr!) in der Leber.
- **Präparate:** Kumarinderivate, z. B. Phenprocoumon (Marcumar 3 mg/Tbl., HWZ ca. 6 d).

Indikationen, Nebenwirkungen, Kontraindikationen

- **Indikationen:**
  - Erforderliche Langzeitantikoagulation bei Erkrankungen mit erhöhtem Risiko thromboembolischer Ereignisse (s. Tab. 16).
  - Je nach Vorliegen von Risikofaktoren für eine Thromboembolie wird das Konzept einer risikoadjustierten Intensität der Antikoagulation durchgeführt. Zu diesen Risikofaktoren zählen:
    - Allgemein: Alter, Nikotin, Hyperlipidämie, arterielle Hypertonie, Diabetes mellitus, Hyperkoagulationszustände, maligne Erkrankungen, nephrotisches Syndrom, Hyperthyreose (infolge des Vorhofflimmerns).
    - Kardial: Art und Schweregrad des Herzklappenvitiums, Vorhofflimmern, reduzierter Cardiac Index, Herzinsuffizienz, reduzierte LV-EF,

Vergrößerung des linken Atriums, Schweregrad einer Mitralklappenstenose, vorhergegangene periphere Embolien.
- Patienten mit einer mechanischen Herzklappenprothese weisen mit das höchste Risiko für eine Thromboembolie auf, insbesondere die ersten sechs Monate postoperativ und hier vor allem innerhalb der ersten vier Wochen.

- **Nebenwirkungen:** Blutungen, Appetitlosigkeit, Übelkeit, Diarrhö, Hautnekrosen, Urtikaria, Dermatits, reversible Alopezie, Transaminasenerhöhung.
- **Kontraindikationen:** s. therapeutische Heparinisierung (S. 86), zusätzlich Schwangerschaft, Stillzeit, Alkoholismus, schlechte Compliance, Epilepsie.

Therapieüberwachung

- **Quickwert:** Nachteil: Unterschiedliche therapeutische Breite durch unterschiedlich Quickreagenzien.
- **INR** (international normalized ratio): Internationaler WHO-Standard, der einen Vergleich therapeutischer Bereiche und Messergebnisse ermöglicht. Entspricht die Empfindlichkeit des Thromboplastins (z. B. Thromborel S) bei der Quickbestimmung in etwa der des WHO-Referenzthromboplastins, können folgende Werte einander zugeordnet werden: s. Tab. 15.

Tabelle 15 · INR- und Quickwerte im Vergleich (Quickreagenz = Thromborel S) (aus Hahn JM. Checkliste Innere Medizin. 3. Auflage: Thieme; 2000)

INR	Quick (%)	INR	Quick (%)	INR	Quick (%)
1,5	50	2,5	28	3,5	20
2,0	35	3,0	23	4,5	15

Dosierung, Handhabung und Überdosierung

- **Die Dosierung** richtet sich nach der Grunderkrankung und orientiert sich am therapeutischen INR- bzw. Quickwert (s. Tab. 15).
- **Beginn der Behandlung** überlappend zu der meist vorausgehenden Heparintherapie, welche bis zum Erreichen des therapeutischen Bereiches fortgeführt wird.
- **Initialdosis von Phenprocoumon** (Marcumar R) bei einem Ausgangsquickwert von 100 %:
  - *Tag 1:* 4 Tbl. = 12 mg.
    - ***Hinweis:*** Meist liegt der Ausgangsquickwert nach herzchirurgischen Operationen deutlich unter 100 %, so dass in diesen Fällen am Tag 1 die initiale Gabe von 2–3 Tbl. ausreicht.
  - *Tag 2:* 2 Tbl. = 6 mg.
  - *Tag 3 und folgende :* Dosierung nach Quickwert, Erhaltungsdosis meist ½–1 ½ Tbl./d (abends).
- **Handhabung der Quickwertkontrollen:**
  - Verlängerung der Quickwertkontrollintervalle nach Erreichen des therapeutischen Bereichs.
  - Später meist 14-tägige Bestimmung ausreichend, Dosierung im Antikoagulanzienausweis eintragen.
  - Die INR-Selbstwertbestimmung erlaubt eine genauere INR-Einstellung sowie eine gewisse Unabhängigkeit von INR-Wert-Kontrollen beim Hausarzt. Voraussetzungen hierfür sind eine adäquate Unterweisung des Patienten sowie ein entsprechendes häusliches Analysegerät.

- **Vorgehen bei Überdosierung:**
  - Therapiepause und tägliche Quickkontrollen bis zum Erreichen des therapeutischen Bereichs, bei Quick < 10% Vitamin K (z. B. 5–10 mg = 5–10 Trp. Konakion).
  - ***Cave:*** Die Gabe von Konakion sollte bei mechanischen Klappen wegen der Gefahr der Klappenthrombose vermieden werden.
  - ***Vorgehen bei bedrohlicher Blutung:*** Gabe von PPSB oder 1–2 Einheiten Frischplasma, zusätzlich 10 mg Vitamin K (= 1 Amp. Konakion MM 10 mg) langsam oder als Kurzinfusion.

Tabelle 16 · **Antithrombotische Therapie bei Erkrankungen mit erhöhtem thrombotischen Risiko (OAK = orale Antikoagulanzien)**

Diagnose	Medikament	Beh. Dauer
Herzklappenerkrankungen:		
– Vorhofflimmern	OAK (INR 2,5–3,5)	dauerhaft
– intrakardiale Thromben	OAK (INR 3,0–4,5)	dauerhaft
mechanischer Klappenersatz:		
– 1. Generation, z. B. Starr-Edwards, Biörk-Shiley-Standard	OAK (INR 3,0–4,5)	dauerhaft
– 2. Generation, z. B. St. Jude, Medtronic Hall		
• Aortenposition	OAK (INR 2,5–3,0)	dauerhaft
• Mitralposition	OAK (INR 3,0–3,5)	dauerhaft
biologischer Klappenersatz:		
– *Sinusrhythmus:* gestentete Bioprothesen		
• Aortenposition	OAK (INR 2,5–3,0)	3 Monate
• Mitralposition	OAK (INR 3,0–3,5)	3 Monate
	100 mg ASS	nach initialer OAK
• Stentless Bioprothesen	100 mg ASS	dauerhaft
	prophylaktische Heparinisierung	1. Woche postop.
– *Vorhofflimmern:* Bioprothesen		
• Aortenposition	OAK (INR 2,5–3,5)	dauerhaft
• Mitralposition	OAK (INR 3,0–4,5)	dauerhaft
Mitralklappenrekonstruktion mittels Ring:		
– *Sinusrhythmus*	OAK (INR 3,0–3,5)	3 Monate
	100 mg ASS	nach initialer OAK
– *Vorhofflimmern*	OAK (INR 3,0–4,5)	dauerhaft

Fortsetzung →

Tabelle 16 · Fortsetzung von Seite 89

Diagnose	Medikament	Beh. Dauer
Patch-Implantation:		
– Ventrikel-Patch, (z. B. bei VSD), Aneursymektomie nach Dor oder Vorhof-Patch bei ASD	OAK (INR 2,5–3,5)	3 Monate
	ggf. 100 mg ASS	nach initialer OAK
Vorhofflimmern:		
– Mitralklappenfehler, nach Klappenersatz, dilatative Kardiomyopathie, Z.n. arterieller Embolie	OAK (INR 2,0–3,0)	dauerhaft
– nichtvalvuläre Genese	OAK (INR 1,5–2,5)	dauerhaft
– idiopathische Genese ohne Herzerkrankung, keine arterielle Hypertonie, keine abgelaufenen arterielle Embolie	ASS 300 mg/d	dauerhaft
– Kontraindikationen gegen OAK	ASS 300 mg/d	dauerhaft
koronare Herzkrankheit:		
– nach Herzinfarkt, PTCA, Bypassoperation	ASS 100 mg/d	dauerhaft
– nach Stent-Implantation	Clopidogrel 75 mg/d + ASS 300 mg/d	Clopidogrel 4 Wochen; ASS dauerhaft
– stark eingeschränkte Ventrikelfunktion	OAK (INR 2,0–3,0)	dauerhaft
– Herzwandaneurysma, intrakardiale Thromben nach Infarkt	OAK (3,0–4,5)	dauerhaft
dilatative Kardiomyopathie	OAK (2,0–3,0)	dauerhaft
Venenthrombosen/Lungenembolie:		
– Unterschenkelvenen-thrombose	OAK (2,0–3,0)	6 Wochen
– sonstige tiefe Venen-thrombosen	OAK (2,0–3,0)	(3–) 6 Wochen
– Lungenembolie	OAK (3,0–4,5)	≥ 6 Monate (je nach Ursache)
– angeborener Gerinnungsdefekt, Rezidiv, bleibende Risikofaktoren	OAK (3,0–4,5)	dauerhaft

korrespondierende Quickwerte:
INR 1,5–2,5: Quick 50–28 %, INR 2,0–3,0: Quick 35–23 %, INR 2,5–3,5: Quick 28–20 %, INR 3,0–4,5: Quick 23–15 %

9 Prinzipien der Nachbehandlung

9.1 Postoperative Mobilisation (Phase I)

Ärztliche Verordnung

- Die Verordnung zur postoperativen Mobilisation erfolgt in Abhängigkeit vom operativen Eingriff und in Kenntnis der präoperativen kardiopulmonalen Leistungsfähigkeit, Komorbidität und eventueller perioperativer Komplikationen.
- **Nach operativer Myokardrevaskularisation:** Beispiel für die Schilderung eines operativen Eingriffs:
  - Anastomosen venös-arteriell.
  - Gebrauch minimal invasiver Technik.
  - Extrakorporale Zirkulation.
  - Evtl. Flussgeschwindigkeit (run-off) über einzelnen kritischen Gefäßarealen.
  - Zuvor durchgeführte Eingriffe.
- **Dokumentation der linksventrikulären Funktion:**
  - ***Beachte:*** Die Kenntnis der prä- und postoperativen linksventrikulären Funktion und insbesondere die Lokalisation und Dokumentation von Hypo-, Dys- und Akinesie sind unabdingbar für eine sichere postoperative Mobilisation.
  - *Linksventrikuläre Ejektionsfraktion* (echokardiographisch, angiographisch).
  - *Intrakavitäre Thromben.*
  - *Anamnestische Angaben über Infarkte.*
  - *Herzinsuffizienz* (akut, chronisch).
  - *Druckwerte* im kleinen Kreislauf.
  - *Klappeninsuffizienzen* bei eingeschränkter linksventrikulärer Funktion (Mitralinsuffizienz, Trikuspidalinsuffizienz).
- **Dokumentation von Rhythmusstörungen:**
  - Präoperativ bestehendes Vorhofflimmern/Vorhofflattern (chronisch, intermittierend).
  - Perioperative Rhythmusstörungen (z. B. Kammerflimmern, AV-Block).
  - Komplexe ventrikuläre Rhythmusstörungen.
  - Geplante postoperative elektrophysiologische Untersuchungen in Abhängigkeit von Primärereignis und operativem Vorgehen.
  - Antiarrhythmische Therapie (z. B. Betablocker, Amiodaron).
  - Schrittmacher (passager: Angabe "temporärer Schrittmacher", permanent: Angabe der Indikation).
- **Dokumentation von begleitenden Vitien,** soweit nicht operativ versorgt.
- **Dokumentation von Komorbidität,** relevante, die Mobilisation beeinträchtigende Erkrankungen:
  - Arthrosen (insbesondere Hüftgelenkarthrose), Polyarthritiden.
  - Orthopädische Eingriffe (z. B. Hüft- und Kniegelenkendoprothesen).
  - Aortenaneurysma (Angabe der Lokalisation).
  - Stenosen bzw. Verschlüsse der extrakraniellen Halsgefäße.
  - Zerebrovaskuläre Erkrankungen.
  - Arterielle Verschlusskrankheit (Angabe von Stadium und betroffener Gefäßetage).
  - Diabetes mellitus (insulinpflichtig?, Angabe von Folgeschäden, z. B. diabetische Neuropathie).
  - Lungenerkrankungen (z. B. chronisch obstruktiv).
  - Psychiatrische Erkrankungen (z. B. bekannte Depression, hirnorganisches Psychosyndrom).
  - Alkoholkrankheit.

Praktisches Vorgehen

- ***Beachte***: Vor Beginn der Mobilisation steht das gemeinsame Konsil von Physiotherapeut, Pflegepersonal, betreuendem Arzt und Familienangehörigen. Eine Aufklärung über durchzuführende Maßnahmen sollte schon präoperativ erfolgen.
- **Präoperative Vorbereitung:** Erlernen von Bewegungsmustern unter Schonung der medianen Sternotomienarbe, Atemübungen.
- **Passive Mobilisation:** Durchbewegen der Extremitäten unter Beachtung vorbestehender Gelenkerkrankungen, Lagerungswechsel.
- **Aktive Mobilisation:** Aktive Bewegung in zunehmendem Maße in Kenntnis der Grunderkrankung und des präoperativen Allgemeinzustands.
  - *Schritt 1:*
    - Aktive Bewegung der Extremitäten (Abduktion, Adduktion).
    - Flexion und Extension, Abduktion bis zur Horizontale im Schultergelenk.
    - Neuromuskuläre Entspannungsübungen.
    - Erlernen von Atemübungen (thorakal, diaphragmal).
    - Im Stuhl sitzen (bis 30 Min.).
  - *Schritt 2:*
    - Erlernen von Aufrichten und Drehen des Oberkörpers unter Kompression des Sternums nach medianer Thorakotomie (z. B. mithilfe eines zur Rolle gedrehten Handtuches).
    - Aktives Bewegen der Extremitäten im Sitzen auf der Bettkante.
    - Gehen im Zimmer mit Anleitung (5 Min.).
    - Im Stuhl sitzen (so lange wie toleriert).
  - *Schritt 3:*
    - Aktives Bewegen der Extremitäten mit Einbeziehen angrenzender Muskelgruppen.
    - Ergometertraining im Bett oder im Sitzen (minimaler Widerstand).
    - Isometrische Übungen (Quadrizeps, Bizeps).
    - Gehen im Zimmer ohne Hilfe.
    - Gehen auf Station.

9.2 Rehabilitation (Phase II)

Grundlagen

- **Kostenträger der Rehabilitation:**
  - Bei *Rückverlegung in zuweisendes Akutkrankenhaus:* Gesetzliche und private Krankenversicherungen.
  - *Anschlussheilbehandlung (AHB) in einer Rehabilitationseinrichtung:*
    - Berufstätige: Landesversicherungsanstalten für Arbeiter (LVA), Bundesversicherungsanstalt für Angestellte (BfA).
    - Rentner: Gesetzliche und private Krankenversicherungen.
  - ***Beachte:*** Häufig gibt es besondere Vertragsvereinbarungen zur Kostenübernahme zwischen der Rehabilitationseinrichtung und den Versicherungsträgern.
  - *Komplexpauschale:* Sondervereinbarung einzelner Krankenkassenverbände über eine Vergütung, die nur die operative Leistung und die unmittelbar folgende Rehabilitation umfasst (Kostenreduktion).
- **Maßnahmen zur Optimierung des Rehabilitationsprozesses:**
  - Unmittelbarer Übergang von Akutversorgung zur Rehabilitation.
  - Zeitliche Straffung des Rehabilitationsprozesses durch:
    - Vereinfachte Datenübermittlung.
    - Koordination des Rehabilitationszieles.

- Wiederholte Aufklärung des Patienten hinsichtlich des weiteren Krankheitsverlaufs und der geplanten medizinischen Maßnahmen.
- Transparenz gegenüber dem Kostenträger hinsichtlich medizinischer Maßnahmen.
- Erarbeiten von Richtlinien zur Erfüllung von Standards, dadurch optimierte Versorgung.
- Einbeziehen der poststationären Behandlung zur Sicherung des operativen und rehabilitativen Erfolgs.

Voraussetzungen

- **Kriterien für die Entscheidung zur Verlegung in eine Rehabilitationseinrichtung:**
  - Gesamtzustand des Patienten unter Einbeziehung der Grunderkrankung.
  - Peri- und postoperative Komplikationen.
  - Psychosoziale Faktoren.
  - Apparative und personelle Ausstattung der Rehabilitationseinrichtung.
- **Konsens bzgl. der geplanten Maßnahmen:** Vor der Verlegung muss zwischen Familienangehörigen, Chirurg, Physiotherapeut, Pflegepersonal, evtl. hinzugezogenem Konsiliar und Rehabilitationsmediziner Konsens über die weiteren Maßnahmen bestehen.
- **Antragstellung und Kostenzusage:** Der Antrag auf Rehabilitation beim Versicherungsträger und dessen Kostenzusage sind Voraussetzungen für die Verlegung. Zur Entlastung des ärztlichen Personals empfiehlt es sich, den Sozialdienst den Antrag stellen und die Kostenübernahme klären zu lassen.

Untersuchungen vor Verlegung in eine Rehabilitationseinrichtung

- **Prüfung der Thoraxstabilität:**
  - Inspektion und Palpation der Sternumzerklagen.
  - Crepitatio?
  - Schmerzen?
  - Bewegungseinschränkung?
  - Eingeschränkte Atemexkursionen?
- **Prüfung der Wundverhältnisse:**
  - Hinweise auf gestörte Primärheilung?
  - Wundrandadaptation?
  - Überprüfen der Punktionsstellen (zentraler Venenkatheter, periphere Verweilkanüle, Herzkatheteruntersuchung, Kreislaufunterstützungssystem).
- **Untersuchung des Gefäßsystems:**
  - Hinweis auf arterielle Embolie oder venöse Thrombose?
  - Bei freien Transplantaten der A. radialis Kontrolle der Entnahmestelle (ausreichende Zirkulation über A. ulnaris?).
- **Untersuchung des Abdomens** (zum Ausschluss akuter Komplikationen wie Pankreatitis, Cholezystitis, Blutung): Peristaltik? Abwehrspannung? Resistenzen?
- **Untersuchung der Lunge:**
  - Hinweis auf Pneumonie? Auskultation, Laborparameter, Röntgenthorax, Blutgase.
  - Hinweis auf Pleuritis, Pleuraerguss? Auskultation, Perkussion.
  - Zwerchfellhochstand? Präoperativ schon vorhanden?
  - Bei längerer postoperativer Beatmungsphase, Tracheomalazie bei Langzeitbeatmung und Z.n. Tracheotomie mehrfach Blutgasanalysen.

- **Untersuchung des Herzens:**
  - War der Patient nach der Operation anfangs hämodynamisch instabil, wird die Kreislaufsituation invasiv mittels Einschwemmkatheter beurteilt durch Messung der Druckwerte im kleinen Kreislauf und der zentralvenösen Sauerstoffsättigung (Cardiac Output).
  - EKG: Insbesondere Vergleich mit präoperativem EKG (Ischämie, Infarkt, Schenkelblock?).
  - Langzeit-EKG zur Diagnostik von Rhythmusstörungen, insbesondere höhergradiger AV-Block, Vorhofflimmern, Vorhofflattern, komplexe ventrikuläre Rhythmusstörungen (z. B. anhaltende ventrikuläre Tachykardie).
  - Beurteilung der Effektivität einer eingeleiteten antiarrhythmischen Therapie.
  - Postkardiotomiesyndrom (myokardiale Antikörper, Fieber, Pleuroperikarditis)? Auskultation, Perkussion, Echokardiographie, Sonographie.
  - Zusammenfassung der telemetrischen Aufzeichnungen: Pulsverlauf, Blutdruckverhalten, Rhythmusstörungen.
- **Neurologische Untersuchung:** Bei unklaren Befunden Konsiliar hinzuziehen.
  - Hirnorganisches Psychosyndrom?
  - Zerebrale Durchblutungsstörung (Embolie, Blutung)? Bei verdächtigem körperlichen Befund CT, NMR.
  - Periphere Nervenläsionen (z. B. Lagerungsschaden)?
  - Medikamentös (z. B. durch Sedativa oder Neuroleptika) induzierte Bewusstseinsstörung?
- **Laboruntersuchungen:** Leukozytenzahl, CRP, Hb, Lipase, pankreasspezifische Amylase, Transaminasen, Kreatinin, Harnstoff, Blutzucker, Blutgasanalyse.

Verlegungsbericht

- Der Verlegungsbericht erfolgt unter Beachtung der auf S. 91 genannten ärztlichen Verordnungen.
- **Epikrise:** Die Epikrise umfasst neurologische Störungen, Rhythmusstörungen, EKG-Veränderungen, Schilderung des weiteren Vorgehens, z. B. elektrophysiologische Untersuchung nach Myokardrevaskularisation bei Kammerflimmern in der Anamnese.
- **Anlagen zur Epikrise:** Aktuelle Laborwerte, Operationsbericht, Röntgenbilder, aktuelles EKG.

9.3 Nachbehandlung bei Bypass-Operation

Aufnahmeuntersuchung und Wertung der Anamnese und Vorbefunde

- **Aufnahmeuntersuchung:**
  - *Anamnese.*
  - *Kardiopulmonaler Status, insbesondere Suche nach:*
    - Pleuraerguss (Klopfschalldämpfung über der Lunge).
    - Zeichen der Herzinsuffizienz (zentrale und periphere Stauungszeichen).
    - Pleurareiben, Perikardreiben.
    - Pulsqualität und -frequenz, Arrhythmien.
- **Wertung der Anamnese und Vorbefunde:**
  - Beurteilung des präoperativen Status.
  - Beurteilung der postoperativen Komplikationen.
  - Festlegen zu erreichender Ziele bei zuvor schon eingeschränkter Leistungsfähigkeit.

Apparative Diagnostik

- **Elektrokardiographie (Ruhe-EKG, Langzeit-EKG):**
  - Sinusrhythmus, Vorhofflimmern, Vorhofflattern?
  - Relevante supraventrikuläre oder ventrikuläre Rhythmusstörungen?
  - Bradykardie, höhergradiger AV-Block?
  - Eingeschränkte Variabilität der Herzfrequenz?
  - Ggf. Telemetrie zur Erfassung von Frequenzverhalten und relevanten Rhythmusstörungen.
- **Röntgenuntersuchung:** Infiltrate? Stauungszeichen? Pleuraerguss? Herzgröße und Drahtzerklagen beurteilen.
- **Echokardiographie:**
  - Linksventrikuläre Funktion (Wandbewegung, Auswurffraktion).
  - Perikarderguss?
  - Zusätzliche Klappenvitien?
- **Eingangsergometrie:** Definition der unmittelbaren postoperativen Leistungsfähigkeit.
- **Ergospirometrie:** Anaerobe Schwelle, Ermittlung der optimalen Trainingsfrequenz.

Praktisches Vorgehen

- **Bestandteile der Rehabilitation:**
  - Definition des Trainingsprogramms.
  - Physiotherapie (unter Berücksichtigung relevanter Begleiterkrankungen).
  - Sport- und Bewegungstherapie.
  - Muskelaufbautraining.
  - Spezielle Trainingsformen (z. B. Trainingsprogramm bei Herzinsuffizienz).
- **Organisation der poststationären Phase:** Selbsthilfegruppen, ambulante Herzgruppen, umfassende Schulung und Aufklärung.

9.4 Nachbehandlung bei Klappenoperation

Aufnahmeuntersuchung und Wertung der Anamnese und Vorbefunde

- **Aufnahmeuntersuchung:**
  - *Anamnese.*
  - *Kardiopulmonaler Status, insbesondere:*
    - Auskultation des Herzens (Klappenclicks, pathologische Geräusche) zum Ausschluss einer pathologischen Regurgitation bzw. eines frühen paravalvulären Lecks.
    - Suchen nach klinischen Zeichen der Rechtsherzbelastung.
- **Wertung der Anamnese und Vorbefunde, insbesondere:**
  - Vorbestehende pulmonale Druck- und Widerstandserhöhung.
  - Erstmanifestation von supraventrikulären Rhythmusstörungen (Vorhofflimmern, Vorhofflattern).
  - Extrakardiale vitiumbedingte Komplikationen (Thromboembolien).

Apparative Diagnostik

- **Echokardiographie:**
  - *Doppler-Farbechokardiographie:*
    - Bestimmung des mittleren bzw. maximalen Gradienten.
    - Bestimmung der Klappenöffnungsfläche.
    - Dokumentation von physiologischen und pathologischen Regurgitationen.

  - Dokumentation von Vorhofgröße und intrakavitäre Thromben.
- *Transösophageale Echokardiographie:*
  - Ausschluss bzw. Nachweis eines paravalvulären Lecks.
  - Beurteilung der thorakalen Aorta (klappentragender Conduit, Aortenmorphologie).
- **Röntgen der Thoraxorgane:**
  - Pulmonale Stauungszeichen (akut, chronisch)?
  - Beurteilung von Herzkammern und Pulmonalissegment.
  - Bei spezieller Indikation zur Bestimmung des Klappenöffnungswinkels: Durchleuchtung.

Praktisches Vorgehen

- **Bestandteile der Rehabilitation:**
  - Definition des Trainingsprogramms und der Trainingsziele in Abhängigkeit von der kardiopulmonalen Ausgangssituation, der Klappenerkrankung und der Komorbidität.
  - Physiotherapie (unter Berücksichtigung relevanter Begleiterkrankungen).
  - Sport- und Bewegungstherapie.
  - Muskelaufbautraining.
  - Spezielle Trainingsformen (z. B. Trainingsprogramm bei Herzinsuffizienz).
- **Spezielle Maßnahmen:**
  - *Nach Mitralklappenersatz* Rechtsherzkatheteruntersuchung mit Belastung veranlassen (zur Dokumentation des postoperativen Status und genauen Festlegung der Leistungsgrenzen).
  - *Schulung:*
    - Endokarditisprophylaxe (Einzel-, Gruppenunterricht, Merkblatt).
    - Antikoagulation (Schulung in der INR-Selbstmessung mit Übungsbeispielen unter Berücksichtigung der einzelnen Klappentypen).
  - *Organisation der poststationären Phase:* Selbsthilfegruppen, ambulante Herzgruppen, umfassende Schulung und Aufklärung.

  Merke: Der Patient ist sein eigener Oberarzt.

9.5 Nachbehandlung bei Aortenaneurysma

Aufnahmeuntersuchung und Wertung der Anamnese und Vorbefunde

- **Aufnahmeuntersuchung:**
  - *Anamnese.*
  - *Angiologischer Befund:*
    - Pulsstatus (Pulse abgeschwächt? Fehlend? Seitengleich?).
    - Gefäßgeräusche (Karotiden, A. subclavia, Abdomen, Iliakalgefäße).
    - Dopplerdruckmessung (A. radialis, A. dorsalis pedis, A. tibialis posterior).
- **Wertung der Anamnese und Vorbefunde, insbesondere:**
  - Präoperativer Status.
  - Zerebrale Komplikationen.
  - Begleitende kardiale Komplikationen (Aorteninsuffizienz, Perikarderguss).
  - Nierenfunktion.

Spezielle Untersuchungen zur Verlaufsbeobachtung

- Duplexuntersuchung der extrakraniellen Halsgefäße.
- Abdominelle Sonographie der Aorta (wenn angezeigt, inklusive Duplex).
- Duplexsonographie der Nierenarterien.

Praktisches Vorgehen

- **Voraussetzungen:**
  - Optimale Blutdruckeinstellung.
  - Das Training erfolgt unter genauester Kontrolle von Blutdruck und Herzfrequenz.
- **Mögliche Komponenten:**
  - Physiotherapie (unter Berücksichtigung relevanter Begleiterkrankungen).
  - Sport- und Bewegungstherapie.
  - Muskelaufbautraining.
  - Spezielle Trainingsformen.

10 Leitsymptome in der postoperativen Phase

10.1 Dyspnoe/Gasaustauschstörungen

Grundlagen

- **Definitionen:**
  - *Dyspnoe:* Subjektives Gefühl, die Atemarbeit steigern zu müssen.
  - *Tachypnoe:* Atemfrequenz > 20/Min.
  - *Orthopnoe:* Dyspnoe, die zum Sitzen und zur Inanspruchnahme der Atemhilfsmuskulatur zwingt.
  - *Stridor:* Pfeifendes Atemgeräusch bei Verengung der Luftwege.
- **Korrelation mit dem Krankheitsbild:** Dyspnoe ist ein subjektives Symptom, das grob mit dem Schweregrad der Erkrankung korreliert, jedoch durch psychische Faktoren stark beeinflusst werden kann.
- **Klinik:**
  - *Akute Ateminsuffizienz* (Erstickung):
    - Dyspnoe, gefolgt von
    - Bewusstlosigkeit, gefolgt von
    - Atemstillstand, gefolgt von
    - Schnappatmung, gefolgt von
    - Herzstillstand.
  - *Protrahierte Ateminsuffizienz:*
    - Dyspnoe.
    - Tachypnoe.
    - Atemgeräusche.
    - Vegetative Symptome (feuchte, schwitzige Haut, Unruhe, initial RR-Anstieg und Tachykardie, später Hypotonie und Bradykardie, Zyanose [bei anämischen Patienten selten]).
    - Zerebrale Symptome (Krämpfe, Bewusstlosigkeit, weite, lichtstarre Pupillen).

Differenzialdiagnose (s. Tab. 17)

Tabelle 17 · Differenzialdiagnose, wegweisende Befunde und Maßnahmen bei Dyspnoe/Gasaustauschstörungen

mögliche Ursachen	*wegweisende Untersuchungen/Befunde*, **Maßnahmen**
Verlagerung der Zunge in den Rachenraum	*Symptome:* Plötzlich einsetzende Dyspnoe, inspiratorischer Stridor **Maßnahmen:** – Kopfüberstrecken, evtl. Guedel- oder Wendeltubus – Abklären der Ursache (z. B. Apoplex, Überdosierung von Narkotika oder Muskelrelaxanzien, SAPS = Schlafapnoe-Syndrom)
Aspiration von Mageninhalt und Fremdkörpern	*Symptome:* Plötzlich einsetzende Dyspnoe, trockener Husten, in- und/oder exspiratorischer Stridor, evtl. thorakale Schmerzen, Zyanose **Maßnahmen:** – Atemwege freimachen – bei Hypoxämie sofortige Intubation – in jedem Fall Bronchoskopie!

Fortsetzung →

Tabelle 17 · Fortsetzung von Seite 98

mögliche Ursachen	***wegweisende Untersuchungen/Befunde,* Maßnahmen**
Laryngospasmus	*Symptome:* Inspiratorischer Stridor, Erstickungsgefühl; Auftreten v.a. nach Operation (Intubation) und Bronchoskopie (Larynxreizung) **Maßnahmen:** Sofortige Reintubation durch erfahrenen Anästhesisten, ggf. Tracheotomie (auf jeden Fall Tracheotomiebereitschaft)
akute Linksherz-dekompensation – meist vorbestehend, z. B. nach Myokardinfarkt oder bei tachykarden Rhythmusstörungen – oft bedingt durch Infektion, hypertensive Krise oder kardiale Ischämie bei KHK – selten Komplikation bei Klappenvitien und Kardiomyopathie oder bedingt durch Anämie, Hyperthyreose oder Perikarderguss	*Symptome:* Orthopnoe, Husten, bei Lungenödem evtl. mit rötlich-schaumigem Auswurf, periphere Zyanose, Tachykardie *Auskultation:* Feuchte Rasselgeräusche *EKG* *Röntgenthorax* *Echokardiographie* **Maßnahmen:** s. S. 106
Lungenembolie	*Symptome:* Akute Dyspnoe, meist nach längerer Bettruhe oder nach Operation, typischerweise Todesangst, evtl. akute, atemabhängige, thorakale Schmerzen, bei schwerer Lungenembolie RR-Abfall, Tachykardie, Schock, seltener Hämoptysen *EKG:* Evtl. Zeichen der akuten Rechtsherzinsuffizienz (SI-QIII-Typ, inkompletter RSB, Rechtsdrehung des Lagetyps, ST-Hebung oder T-Negativierung in V1, V2) *Lungenszintigraphie* Maßnahmen: 1. Kreislaufstabilisierung, evtl. Reanimation 2. arterielle Blutgasanalyse 3. Diagnostik (Echokardiographie) 4. nach Diagnosesicherung sofortige Lysetherapie nach Ausschluss von Kontraindikationen (r-TPA; r-PA!)
Pneumonie	*Symptome:* Tachypnoe, Fieber, Husten, evtl. Auswurf, bei begleitender Pleuritis atemabhängige Schmerzen *Auskultation:* typischerweise klingende (ohrnahe) feuchte Rasselgeräusche *Röntgenthorax* *Lungenfunktion* **Maßnahmen:** 1. O_2-Gabe, SaO_2-Messung 2. Sekretgewinnung 3. Antibiose 4. Atemtherapie; Physiotherapie

Fortsetzung →

Tabelle 17 · Fortsetzung von Seite 99

mögliche Ursachen	*wegweisende Untersuchungen/Befunde*, **Maßnahmen**
Atelektase	*Symptome:* Husten, evtl. mit Auswurf *Perkussion/Auskultation:* Klopfschalldämpfung mit fehlendem Atemgeräusch *Röntgenthorax* **Maßnahmen:** – *Therapie:* Bronchoskopie mit flexiblem Bronchoskop und Ausräumung der Bronchusobstruktion, anschließend Beatmung mit höherem PEEP-Druck, Bauchlage für 24–48 Std. – *Prophylaxe:* Physiotherapie mit Mobilisation mindestens bis zum Sitzen auf der Bettkante noch am Operationstag
ARDS („fluid lung“, „weiße Lunge“, in vielen Fällen Membranschädigung der Lunge)	*Röntgenthorax* **Maßnahmen:** – Ausgefeilte Beatmungstherapie; bei Patienten mit chronischer Lungenerkrankung (z. B. COPD) und somit relativ fixiertem intrapulmonalem Shunt beim Reduzieren der FiO_2 auf die periphere Sauerstoffsättigung achten! (bei einem solchen Shunt kann die arterielle Sauerstoffsättigung bei einer FiO_2 von 0,5 60 mmHg betragen) – Gabe eines Schleifendiuretikums (z. B. Furosemid) unter Applikation kolloidaler Lösungen (s. S. 68, am besten Blut)
Pneumothorax	*Symptome:* Akut einsetzende Dyspnoe mit Angst, trockenem Husten, atemabhängigem Thoraxschmerz, bei Spannungspneumothorax Progredienz der Symptomatik mit zunehmender oberer Einflussstauung durch Mediastinalverlagerung, ggf. Schock *Auskultation:* Fehlendes Atemgeräusch bei tympanitischem Klopfschall *Röntgenthorax* **Maßnahmen:** Legen bzw. Lagekontrolle der Pleuradrainage (s. S. 42)
Hämatothorax	*Röntgenthorax* **Maßnahmen:** – Auftreten direkt nach der Operation: Reexploration und Ausräumung des Hämatoms zur Prophylaxe von Pleuraschwarten – Auftreten in den ersten postoperativen Tagen: Kontrolle von Funktion und Lage der Pleuradrainage
Pleuraerguss	*Röntgenthorax* **Maßnahmen:** s. Hämatothorax
Lähmung des N. phrenicus (ein- oder beidseitig), Ursache nach Herzoperation: Mechanische Reizung, Verletzung, thermischer Schaden	*Röntgenthorax, Durchleuchtung:* Zwerchfellhochstand auf der betroffenen Seite **Maßnahmen:** Atemtherapie, Physiotherapie, 80 % der Läsionen erholen sich innerhalb von 6 Wochen bis 3 Monaten (nicht bei Durchtrennung)
Anämie	*Symptome:* Belastungsdyspnoe, Tachykardie, Blässe *Blutbild* **Maßnahmen:** Blutungsausschluss (Röntgenthorax; Echo; Ausschluss Tamponade)

Fortsetzung →

Tabelle 17 · Fortsetzung von Seite 100

mögliche Ursachen	*wegweisende Untersuchungen/Befunde,* Maßnahmen
metabolische Azidose	*Symptome:* Kussmaulatmung (regelmäßige, tiefe Atemzüge), meist Tachypnoe ohne Gefühl der Atemnot *Blutgasanalyse* **Maßnahmen:** – Diagnostik hinsichtlich Low-Cardiac-Output-Syndrom, Perikardtamponade, Ischämie Darm oder Extremität, häufig entgleister Diabetes mellitus
Hirnödem	*Symptome:* Patient bewusstseinsgestört, evtl. Hirndruckzeichen (Pupillenmotorik, pathologische Atmungsmuster [Cheyne-Stoke-Atmung]) **Maßnahmen:** – Diagnostik (sofortiges CT, neurologisches Konzil, MRT) – Oberkörperhochlagerung 30°; ggf. Intubation – Kortikoide, ggf. hyperosmolare Lösung – Neurochirurgen informieren
Hirnabszess	*Diagnostik:* CT, MRT; TEE (Abklärung der Ursache, z. B. Endokarditis) **Maßnahmen:** Antibiose; Liquorpunktion, ggf. operative Behandlung der Endokarditis
Muskelrelaxanzien (Nachwirkung nach Narkose)	*Klinische Diagnostik* **Maßnahmen:** Antagonisierung mit Physostigmin (0,5–1mg i.v.) Differenzialdiagnose: Apoplex, Narkotikaüberhang
Opiate	*Klinische Untersuchung* (Aktendokumentation über Gabe von Opiaten überprüfen) **Maßnahmen:** Konservativ, SaO_2-Messung, Monitor, bei Hypoxie ggf. Antagonisierung mit Naloxon
Barbiturate	*Klinische Untersuchung* (Aktendokumentation über Gabe von Barbituraten überprüfen) **Maßnahmen:** Konservativ, SaO_2-Messung, Monitor), ggf. Antagonisierung mit Anexate (10 mg langsam i.v.)

10.2 Herzrhythmusstörungen

Grundlagen

- **Vorkommen:** Rhythmusstörungen nach Herzoperationen sind nicht ungewöhnlich.
- **Prophylaxe:**
  - Prophylaktisch können nach Herzoperationen intraoperativ temporäre Schrittmachersonden angebracht werden. Sie bieten die Möglichkeit zur antibradykarden Intervention und zur atrialen Überstimulation.
  - Beim Abgehen von der EKZ und in der direkten postoperativen Phase muss das Serumkalium in einem hochnormalen Bereich (5–6 mmol/l) gehalten werden, um die Membranstabilität der Herzmuskelzellen zu verbessern.
- **Indikation zur Therapie:** Die Therapie von Arrhythmien ist nur dann dringlich, wenn sie bedrohliche hämodynamische Auswirkungen haben.

Vorhofflimmern/-flattern

- **Häufigkeit:** Tritt postoperativ bei ca. 30% der Patienten auf und wird im Allgemeinen hämodynamisch problemlos vertragen. Bei Patienten mit eingeschränkter Myokardfunktion kann jedoch die fehlende Vorhofaktion zu einem kritischen Abfall des Herzzeitvolumens führen.
- **Begünstigende Faktoren:** Niedriges Serumkalium, Azidose, Volumenmangel, ausgeprägte Anämie, Auslassen der antiarrhythmischen Therapie.
- **Therapie:**
  - *Basistherapie:* Schnelle Aufsättigung mit Digitalis und Anheben des Serumkaliums über 5 mmol/l.
  - Das weitere therapeutische Vorgehen muss auf den einzelnen Patienten abgestimmt werden. Grundsätzlich kommen eine medikamentöse Kardioversion mit Klasse-III-Antiarrhythmika, die elektrische Kardioversion oder eine Frequenzkontrolle mit Kalziumanatgonisten oder β-Blockern infrage.

Ventrikuläre Rhythmusstörungen

- **Häufigkeit:** Nach Operationen am offenen Herzen nicht ungewöhnlich.
- **Begünstigende Faktoren:** Hypokaliämie.
- **Therapie:**
  - Bei Hypokaliämie Anheben des Serumkaliums über 5 mmol/l.
  - Bei komplexen ventrikulären Arrhythmien Lidocain (initialer Bolus von 1–2 mg/kg KG i.v., dann Dauerinfusion mit 1–4 mg/Min). Lidocain hat nur eine geringe negativ inotrope Wirkung und ist wegen seiner kurzen Halbwertszeit gut steuerbar.
  - Gabe von $MgSO_4$ oder Vollelektrolytlösungen (z. B. Tambocor, Inzolen).

Erregungsleitungsstörungen

- **Häufigkeit:** Verzögerungen der Erregungsleitung bis hin zum totalen AV-Block sind nach Koronar-Bypass-Operationen ebenfalls keine Seltenheit. Sie treten meist schon intraoperativ kurz nach Beendigung der EKZ aufgrund eines Ödems des Reizleitungssystems auf und halten einige Tage oder auch Wochen an.
- **Wichtigste Ursache** soll eine ischämische Schädigung des Leitungssystems während des kardiopulmonalen Bypasses sein. Bei Klappenoperationen ist eine Schädigung des AV-Knotens (Aortenklappe, Trikuspidalklappe, VSD hochsitzend) durch mechanische Einwirkung möglich.
- **Therapie:** Durch das Vorhandensein von Schrittmacherkabeln kann zunächst abgewartet werden (ca. 7 Tage). Dabei kann eine Therapie mit Orciprenalin (Alupent 0,6–1,8 mg/kg KG) oral (6 Tabl.) begonnen werden („Alupent nur für den, der's kennt"). Wenn sich nach dieser Zeit bei Klappenvitien (s. o.) kein adäquater Rhythmus eingestellt hat, sollte ein SM (AV-Block meist DDD, s. S. 245) implantiert werden, um eine Gefährdung des Patienten durch eine Asystolie zu reduzieren.

10.3 Postoperative Hypertonie bzw. Hypotonie

Postoperative Hypertonie

- **Häufigkeit:** Eine Hypertension nach Herzoperationen ist recht häufig, unabhängig davon, ob präoperativ eine Hypertonie bestand.
- **Hinweise zur Therapie:**
  - Nach manchen Operationen (z. B. große Aortenchirurgie, Verschluss von Infarkt-VSD) ist es in der ersten postoperativen Phase erforderlich, die Blutdruckwerte niedrig zu halten. Diese Patienten sollten mit Propofol so lange sediert werden, bis es als Reaktion auf die intraoperative Hypothermie zu Vasodilatation und somit zum Blutdruckabfall gekommen ist.
  - Wird eine kontrollierte Hypotension gewünscht, kann der Blutdruck durch Gabe von blutdrucksenkenden Medikamenten wie Nitroglycerin, Urapidil, Clonidin etc. so lange abgesenkt werden, wie eine ausreichende Diurese besteht.
  - Die Therapie sollte sich – auch in der Reihenfolge – an die klinischen Punkte halten (s. Tab. 18).
  - Folgende Medikamente haben sich zur Therapie der postoperativen Hypertension bewährt:
    - Nitrate (s. S. 127).
    - β-Blocker (s. S. 128).
    - α-1-Antagonisten (z. B. Doliven).

  Cave: Mit der Gabe von lang anhaltenden blutdrucksenkenden Medikamenten eher zurückhaltend sein, da bei allen Patienten nach der Aufwärmphase eine generelle Weitstellung der Peripherie auftritt und dann die Hypertension in eine Hypotension mit erhöhtem Cardiac Output übergeht.
- **Differenzialdiagnose:** s. Tab. 18.

Tabelle 18 · Differenzialdiagnose, wegweisende Befunde und Maßnahmen bei postoperativer Hypertonie

mögliche Ursachen	*wegweisende Untersuchungen/Befunde*, Maßnahmen
Schmerzen	*Schmerzmedikation überprüfen* **Maßnahmen:** Gabe von Analgetika (s. S. 77)
Unruhe, Angst oder Desorientiertheit	*Schmerzmedikation überprüfen* **Maßnahmen:** Gabe von Analgetika (s. S. 77) oder Sedativa (bevorzugt Propofol)
Hypoxämie	*Blutgasanalyse* **Maßnahmen:** – FIO_2 erhöhen – Abklären der Ursachen (Auskultation, Echo, Röntgenthorax, Beatmungsgerät)
Hyperkapnie	*Blutgasanalyse* **Maßnahmen:** – Atemhubvolumen erhöhen – Abklären der Ursachen (Auskultation, Echo, Röntgenthorax, Beatmungsgerät)
Hypothermie (klinische Zeichen: Kalte Akren und geringe Körperkerntemperatur)	*Körpertemperatur messen* **Maßnahmen:** Auf jeden Fall vermeiden, dass der Patient zittert! Wärmezufuhr durch Decken oder Strahler, Blockade des Wärmeregulationszentrums durch Pethidin 50 mg i.v.

Fortsetzung →

Tabelle 18 · Fortsetzung von Seite 103

mögliche Ursachen	*wegweisende Untersuchungen/Befunde*, Maßnahmen
Hypervolämie (v.a. nach langen OPs)	*Symptome/Befunde:* Gestaute Halsvenen, erhöhtes Körpergewicht, erhöhter ZVD *Auskultation:* Feuchte RGs über beiden Lungen **Maßnahmen:** – Gabe von Schleifendiuretika – Abklären der Ursache (Überinfusion, niedriges HZV, deswegen Diurese ↓, Perikarderguss)
fehlende Dauermedikation	*Postoperative mit präoperativen Blutdruckwerten vergleichen* **Maßnahmen:** Konsequente Weiterführung der präoperativen antihypertensiven Therapie, evtl. Modifikation

Postoperative Hypotonie

- **Definition:** Abnahme des Blutdruckes unter 100/60 mmHg, MAD < 60 mmHg.
- **Mögliche Ursachen:**
  - Pumpversagen des Herzens.
  - Volumenmangel.
  - Kardiale Dekompensation.
  - Medikamente.
- **Diagnostik:** Füllungszustand der Halsvenen? Intra- und perioperative Ein- und Ausfuhr ermitteln, ZVD messen, Medikamente überprüfen. TEE; TTE; PA-Katheter, arterielle Blutdruckmessung, EKG, Röntgenthorax.

Beachte: Immer die postoperativen mit den präoperativen Blutdruckwerten vergleichen!

- **Hinweise zur Therapie:**
  - Ursache für niedrigen Blutdruck herausfinden (Widerstände SVR, PVR therapieren, HZV evtl. mit positiv inotropen Substanzen steigern, etc.).
  - Bei Low-Cardiac-Output-Syndrom nach Katecholamingabe auch IABP (s. S. 34) in die Therapie miteinbeziehen.
  - Immer Ausschluss einer Perikardtamponade.
  - Therapie der Herzinsuffizienz (s. S. 139).

10.4 Postoperative Hypervolämie

Grundlagen

- **Ursachen:** Es gibt mehrere Gründe für das Auftreten der postoperativen Hypervolämie:
  - Verwendung der EKZ mit einem Primingvolumen von 1,5 l (s. S. 69).
  - Ausbildung eines Kapillarlecks (s. S. 69) mit relativer Normovolämie, aber rechnerischer kristalloider Hypervolämie als Folge der EKZ.
  - Um die hämodynamische Stabilität des Patienten zu gewährleisten, müssen zur Aufrechterhaltung von höheren Füllungsdrucken größere Mengen an Flüssigkeit infundiert werden.
  - Niereninsuffizienz.

  Merke: In der Regel entstehen hypervolämische Zustände nur bei eingeschränkter (exkretorischer) Nierenfunktion und gleichzeitigem Flüssigkeitsüberangebot.

- **Klinik/Befunde:**
  - Gestaute Halsvenen.
  - Feuchte RGs über beiden Lungen.
  - Erhöhtes Körpergewicht.
  - Erhöhter ZVD.
  - Abfall des Hämoglobins und des Hämatokrit.

Hinweise zu therapeutischen Maßnahmen

- **Zunächst kausale Therapie,** d. h. ein Überangebot von Volumen reduzieren bzw. das überschüssige kristalloide Volumen über Diurese ausscheiden. Ist dies z. B. bei einer höhergradigen Niereninsuffizienz nicht möglich, so muss frühzeitig an eine Entfernung der Flüssigkeit durch eine Hämofiltration gedacht werden.
- **Gabe eines Schleifendiuretikums:** Initial 80–120 mg i.v., dann ggf. als Perfusor (500 mg/24 Std. intravenös).
- **Bei deutlich erhöhten Füllungsdrucken** ist eine Vorlastsenkung empfehlenswert, am besten durch die Gabe von Nitro. *Hinweis:* Mithilfe der Echokardiographie ist es leicht möglich, den Volumenzustand des Patienten ohne invasive Druckmessung zu eruieren.

10.5 Oligurie, Anurie

Grundlagen

- **Definitionen:**
  - Oligurie: Harnproduktion unter 500 ml täglich (< 20 ml/Std.).
  - Anurie: Harnproduktion unter 100 ml täglich (< 5 ml/Std.).
- **Begünstigende Faktoren:** Verlängerte Bypass-Zeit, Low-Cardiac-Output-Syndrom und präoperative Vorschädigung begünstigen das Auftreten eines akuten Nierenversagens nach einer Herzoperation.
- Häufig tritt eine Retention harnpflichtiger Substanzen ohne Beeinträchtigung der Wasserausscheidung oder bei überschießender Wasserausscheidung auf. Bei unbeeinträchtigter kardialer Funktion und normalem Serumkalium erholt sich die Nierenfunktion meist ohne Anwendung eines Nierenersatzverfahrens binnen einiger Tage. Oligurische bzw. anurische Formen des Nierenversagens gehen mit einer deutlich erhöhten postoperativen Sterblichkeit einher.
- **Hinweise zur Therapie:**
  - In erster Linie Kreislaufsituation verbessern, um so einen ausreichenden Perfusionsdruck in der Niere zu erzielen.
  - Dopamin in niedriger Dosierung.
  - Furosemid (z. B. Lasix) hat sowohl einen diuretischen als auch einen vasodilatierenden Effekt; letzterer kann bei Patienten mit akuter Herzinsuffizienz vorteilhaft sein, führt aber bei hypovolämischen Patienten zu einer Verschlechterung der hämodynamischen Situation.
  - Mannitol (Osmofundin) zum Erzielen einer osmotischen Diurese.
  - Invasive Verfahren: Kontinuierliche venovenöse Hämofiltration und intermittierende Dialyse.

Differenzialdiagnose (s. Tab. 19)

Tabelle 19 · Differenzialdiagnose, wegweisende Befunde und Maßnahmen bei Oligurie bzw. Anurie

mögliche Ursachen	*wegweisende Untersuchungen/Befunde*, Maßnahmen
prärenal	
Exsikkose	*Symptome:* Trockene Zunge, stehende Hautfalten, Verwirrtheit *ZVD* ↓ **Maßnahmen:** – Gabe von kristalloiden Lösungen nach ZVD – Kontrolle von HKT und KOD – Ggf. Reduktion der diuretischen Medikamente
Volumenmangel, z. B. im Schock	*Symptome:* RR↓, HF↑, Blässe *ZVD* ↓ **Maßnahmen:** – Gabe von Volumen (kolloidale und kristalloide Lösungen) über großlumige Zugänge (ZVK) – bei Blutung frühzeitig Gabe von EK
akute Linksherzinsuffizienz	*Anamnese, Klinik* *Röntgenthorax, EKG* **Maßnahmen:** – Gabe von O_2 – EKG-Monitor – 30°-Oberkörperhochlagerung – RR-Messung, Notfalllabor – ggf. Katecholamintherapie – Diagnostik (Echo etc., s. S. 138)
Herzbeuteltamponade	*Symptome:* Fast immer Oligurie, häufig Anurie, arterieller Blutdruck vermindert; Tachykardie (wenn keine β-Blocker), gestaute Halsvenen *ZVD* ↑ **Maßnahmen:** – EKG, SaO_2 – Verlegung auf Intensivstation – Diagnostik (Echo) – Entlastung der Tamponade
hepatorenales Syndrom	*Symptome:* Oligurisches Nierenversagen bei Lebererkrankung ohne vorherige Nierenfunktionsstörung **Maßnahmen:** – Monitoring (Intensivstation) – Volumentherapie (ggf. Hämofiltration) – Substitution von Gerinnungsfaktoren – Therapie: Bei gesicherter Diagnose Leber-TX
postoperativer Blutdruckabfall	*Klinik!!* **Maßnahmen:** – Therapie zuerst mit Volumengabe – Evtl. Gabe von Katecholaminen, aber erst nach Abklärung (Echo, ZVD, Blutgase, EKG) – RR↓ innerhalb der ersten 3–4 Std. postoperativ oft durch Verlust des SVR

Fortsetzung →

Tabelle 19 · Fortsetzung von Seite 106

mögliche Ursachen	*wegweisende Untersuchungen/Befunde,* **Maßnahmen**
mangelnde intraoperative Volumensubstitution	*Messwerte* (ZVD; PA), RR-Schwankungen **Maßnahmen:** – Gabe von Volumen (kristalloide oder kolloidale Lösung) – ggf. Gabe von EK (bei niedrigem Hb) (Gabe immer unter Beachtung der Füllungsdrucke und des HZV (Abklärung mit Echo [TEE])
renal	
akute Dekompensation einer chronischen Niereninsuffizienz	*Klinik:* Anstieg der Retentionswerte (Harnstoff, Kreatinin) und Rückgang der Wasserdiurese (auf < 8 ml/kgKG/24 Std.) **Maßnahmen:** – Verlegung auf Intensivstation – Monitoring – Kontrolle des Wasserhaushalts – ggf. Nierenersatztherapie
akute tubuläre Nekrose (post-ischämisch, Transfusionszwischenfall)	*Klinik:* Oft Schocksymptomatik, schlagartiges Einstellen der Nierenfunktion **Maßnahmen:** – Intensivmedizinische Betreuung – Beginn der Nierenersatztherapie
postrenal	
Harnverhalt	*Diagnostik:* Sonographie (volle Blase) **Maßnahmen:** Transurethraler Katheter, ggf. suprapubischer Katheter
verstopfter Blasenkatheter	*Diagnostik:* Kathether anspülen **Maßnahmen:** Katheter wechseln, Diagnostik zur Ursachenklärung (Koagel etc.)
Opiate	*Medikamentenanamnese*; ggf. Medikamente austauschen **Maßnahmen:** Anlage eines Blasendauerkatheters
Psychopharmaka	*Medikamentenanamnese*; ggf. Medikamente austauschen **Maßnahmen:** Anlage eines Blasendauerkatheters
Parasympatholytika	*Medikamentenanamnese*; ggf. Medikamente austauschen **Maßnahmen:** Anlage eines Blasendauerkatheters

10.6 Hb-Abfall/Blutung

Grundlagen

- **Postoperative Kontrolle der Nachblutung:** s. S. 64.
- **Postoperative Hb-Kontrolle:**
  - *Zeitabstände:* Initial wird der Hb-Wert alle 2 Std. kontrolliert (ist bei der Blutgasanalyse dabei!). Später erfolgt eine tägliche Kontrolle.
  - *Kritische Werte:*

Merke: Der Hb-Wert fällt bei einer akuten Blutung verzögert ab. Er fällt meist erst nach Gabe von Volumen (Ringer, kolloidale Lösung etc.) dramatisch ab, da durch diese Lösungen eine Verdünnung der Erythrozyten herbeigeführt wird. Bei einer akuten Blutung ist es daher viel wichtiger, deren Auftreten (Klinik!) zu bemerken.

► **Substitution von Erythrozytenkonzentraten:**
- Die Substitution von Erythrozytenkonzentration hängt nicht nur von absoluten Werten ab, sondern wird vor allem durch den Zustand und das Alter des Patienten und seine Begleiterkrankungen mitbestimmt.
- Als Grundregel kann gelten:
  - Ab einem Hb von 8 g/dl sollte über Blutgabe nachgedacht werden.
  - Je multimorbider und älter der Patient, desto früher ist das Angebot an Sauerstoffträgern zu substituieren.

Differenzialdiagnose postoperativer Blutungen (s. Tab. 20)

Tabelle 20 · Differenzialdiagnose, wegweisende Befunde und Maßnahmen bei postoperativen Blutungen

mögliche Ursachen	*wegweisende Untersuchungen/Befunde,* Maßnahmen
mangelnde Blutstillung	*Labor:* Blutbild, Gerinnungsstatus, ACT, Thrombozytenfunktion **Maßnahmen:** Re-Thorakotomie und chirurgische Blutstillung
mangelnde Inaktivierung von Heparin	*Labor:* Blutbild, Gerinnungsstatus, ACT (ACT verlängert) **Maßnahmen:** Protamin; bei der postoperativen Protamingabe tastet man sich langsam (am besten in 2000-Unit-Schritten) an die Ziel-ACT heran (Überdosierung von Protamin führt auch zur Gerinnungsstörung!)
Hyperfibrinolyse	*Labor:* Blutbild, Gerinnungsstatus, ACT **Maßnahmen:** Stoppen von Heparin (ggf. Gabe von Protamin); Bestimmung der Gerinnungsfaktoren und evtl. Substitution
Mangel bzw. Aktivitätsverlust von Gerinnungsfaktoren (FI [Fibrinogen*], FV, FVIII, FXIII)	*Labor:* Blutbild, Gerinnungsstatus, ACT (ACT verlängert) **Maßnahmen:** Bei TZ- oder PTT-Verlängerung > 1,5 ×: FFP
Thrombozytopenie	*Labor:* Blutbild, Gerinnungsstatus, ACT **Maßnahmen:** Bei Thrombozytenzahl < 50000/µl und Vorliegen einer Blutung Thrombozytenkonzentrat (Achtung: Ausschluss HIT)
Thrombozytenfunktionsstörungen	*Labor:* Blutbild, Gerinnungsstatus, ACT, Thrombozytenfunktionstests **Maßnahmen:** Gabe von Thrombozytenkonzentraten bei akuter Blutung
Verbrauchskoagulopathie	*Labor:* Blutbild, Gerinnungsstatus, ACT **Maßnahmen:** Versuch der Optimierung der Gerinnung (Gabe aller Faktoren) und ggf. Infusion von Aprotinin (1 Mio KIE/24 Std.)

- *ACT:* activated clotting time
- *Fibrinogen im Plasma vermindert durch Verdünnung und Faktorenverbrauch, bei Fibrinogen < 100 mg/dl: Gabe von FFP oder Fibrinogen

► ***Beachte:*** Bei übermäßigem Blutverlust über die Thoraxdrainagen ist eine zügige Reoperation indiziert, da diese oftmals zur Blutstillung führt, auch wenn keine spezifischen Blutungsquellen gefunden werden können. So kann eine Perikardtamponade vermieden und Blutkonserven können eingespart werden.

10.7 Thoraxschmerzen

Einteilung

- **Oberflächliche Thoraxschmerzen:**
  - Sind eindeutig lokalisierbar.
  - Nehmen durch Druck zu.
- **Thoraxwandschmerzen:**
  - Sind bewegungs- und atemabhängig, d. h. sie werden durch tiefes Atmen, Husten oder Kompression des Thorax verstärkt.
  - Führen zu einem inspiratorischen Nachschleppen einer Thoraxseite und Druckschmerz in den Interkostalräumen.
  - Lassen in der exspiratorischen Pause an Intensität nach.
  - Haben ihren Ursprung im knöchernen Thorax, der Muskulatur, den Gelenken oder der Pleura.
- **Tiefe Thoraxschmerzen:**
  - Sind druck- und bewegungsunabhängig.
  - Sind nicht eindeutig lokalisierbar.
  - Die Schmerzlokalisation kann bei gleichem Organbefall von Patient zu Patient wechseln.
  - Die Art der Schmerzen entspricht eher dem krampfartigen, einengenden, viszeralen Schmerztyp.
  - Weisen auf Erkrankungen der inneren Thorax- und/oder Oberbauchorgane hin.

Differenzialdiagnose (s. Tab. 21)

Tabelle 21 · Differenzialdiagnose, wegweisende Befunde und Maßnahmen bei postoperativem Thoraxschmerz

mögliche Ursachen	*wegweisende Untersuchungen/Befunde,* **Maßnahmen**
stabile Angina pectoris (AP)	*Symptome:* Retrosternales Druck- oder Engegefühl oder tiefe brennende Schmerzen, die in den linken Arm, den Rücken, seltener in den Oberbauch oder in den Hals ausstrahlen können (nicht länger als 10 Min. andauernd), Symptomatik nicht atemabhängig und häufig rezidivierend, häufig begleitende Dyspnoe (belastungsabhängig), häufige Auslöser: körperliche oder psychische Belastung, Kälte, voller Magen (Roemheld-Syndrom), Besserung durch Nitro (beweisend) *EKG:* Fehlende Infarktzeichen, evtl. Zeichen einer akuten Ischämie (ST-Streckensenkung) *Labor:* Kein Anstieg der Infarktenzyme **Maßnahmen:** s. S. 126
instabile AP	*Symptome:* Neu aufgetretene AP oder deutliche Zunahme der Beschwerden bei zuvor stabiler AP, Ruhe-AP oder AP-Dauer länger als 15 Min., in 15–20 % der Fälle innerhalb von 2–4 Wochen Übergang in einen manifesten Myokardinfarkt *EKG:* Wie bei stabiler AP *Labor:* Anstieg des Troponin T → Verhalten wie bei Myokardinfarkt **Maßnahmen:** s. S. 130 und S. 133

Fortsetzung →

Tabelle 21 · Fortsetzung von Seite 109

mögliche Ursachen	*wegweisende Untersuchungen/Befunde,* Maßnahmen
Myokardinfarkt	*Symptome:* Anhaltende AP, Vernichtungsgefühl, Todesangst, Dyspnoe, vegetative Symptome (Übelkeit und Erbrechen, Schweißausbruch), keine Besserung auf Nitrospray *EKG:* Typische Infarktzeichen (s. S. 132), Echokardiographie mit Akinesie oder Hypokinesie des Infarktareals *Labor:* Anstieg der Infarktenzyme, Troponin T **Maßnahmen:** s. S. 133
Lungenembolie	*Symptome:* Tiefer, plötzlicher Thoraxschmerz, evtl. atemabhängig, akut einsetzende Dyspnoe, Zyanose, Schweiß, Erbrechen, blasige Hämoptysen, Tachykardie, Vorliegen einer tiefen Phlebothrombose oder einer Herzinsuffizienz *EKG:* SI-QIII-Typ, inkompletter RSB, Rechtsdrehung des Lagetyps, ST-Hebung oder T-Negativierung in V1, V2 *Echokardiographie:* Leerer linker Ventrikel, Belastung des rechten Ventrikels (großer RV) mit nur noch geringer Kontraktilität (im TEE ggf. Thrombus zu sehen) *Lungenszintigraphie* **Maßnahmen** bei Feststehen der Diagnose: – präoperativ: Lysetherapie mit rTPA (lokal oder systemisch) – postoperativ: Lokale Lyse (über PA oder Trendelenburg-OP bei fulminanter LE)
Pleuritis	*Symptome:* Umschriebene thorakale, atemabhängige Schmerzen *Auskultation:* Atemabhängiges Reibegeräusch (DD Perikarditis) **Maßnahmen:** Erste Maßnahme ist die Schmerztherapie; postoperativ ist das Auftreten einer Pleuritis häufig; Abklären, ob Pleuritis oder Pleuraempyem
Pneumothorax	*Symptome:* Akut auftretende, tief sitzende Brustschmerzen, akut einsetzende Dyspnoe mit Angst, trockenem Husten, bei Spannungspneumothorax Progredienz der Symptomatik mit zunehmender oberer Einflussstauung durch Mediastinalverlagerung, ggf. Schock *Auskultation:* Aufgehobenes Atemgeräusch *Perkussion:* Hypersonorer Klopfschall *Röntgenthorax* **Maßnahmen:** Anlage einer Thoraxdrainage auf der betreffenden Seite und Anschluss an ein Wasserschloss
Aneurysmaruptur	*Symptome:* Plötzlich, evtl. nach Belastung oder Husten auftretende stärkste Schmerzen mit Ausstrahlung in Arme, Rücken, Bauch und Beine, akutes Abdomen bei tiefer Lokalisation bzw. Bauchaortenaneurysma, Schock, evtl. akutes Nierenversagen, Apoplex, periphere oder intestinale Ischämie, Paresen **Maßnahmen:** Lokalisation der Ruptur, Schockbehandlung, Notoperation

Fortsetzung →

Tabelle 21 · Fortsetzung von Seite 110

mögliche Ursachen	*wegweisende Untersuchungen/Befunde*, Maßnahmen
Aneurysma dissecans	*Symptome:* Plötzlich auftretender, massiver Schmerz, der sich (dem Verlauf der Dissektion folgend) verlagert: Substernaler Schmerz bei proximaler Dissektion, Ausstrahlung in den Rücken bei distaler Dissektion, Ausstrahlung in Nacken, Arme, Schultern bei Dissektion der Aorta ascendens oder des Aortenbogens; evtl. akutes Nierenversagen, periphere Ischämie, Paresen, Verwirrtheit **Maßnahmen:** – bei akuter Typ-A-Dissektion sofortige OP (s. S. 213) – bei akuter Typ-B-Dissektion ohne Malperfusion konservatives Vorgehen – bei akuter Typ-B-Dissektion und Malperfusion Operation; ggf. Katheterfensterung der Dissektionsmembran
Perikarditis (postoperativ: Postkardiotomiesyndrom, nach Infarkt: Dressler-Syndrom)	*Symptome:* Präkordialer, oft atemabhängiger Schmerz, oft schweres Krankheitsgefühl, bei Ergussbildung Nachlassen der Schmerzen, bei begleitender Endo- oder Myokarditis Palpitationen, Tachykardie, Fieber, Schwäche, rasche Ermüdbarkeit, Myalgien, Arthralgien, bei schwerem Verlauf Zeichen der Herzinsuffizienz *Auskultation:* Perikardiales Reiben *Labor:* BSG↑, Leukos↑ **Maßnahmen:** Konservativ; bei Vorliegen eines Postkardiotomiesyndroms (Dressler) wird eine Therapie mit Antiphlogistika steroidal und nicht steroidal begonnen; tritt ein Perikarderguss auf, wird dieser entlastet; kommt es zum rezidivierenden Auftreten eines Perikardergusses, erfolgt eine operative Perikardfensterung
tachykarde Rhythmusstörungen	*Symptome:* Retrosternales Druckgefühl, evtl. Hypotonie und Synkope **Maßnahmen:** Feststellen der Art der Rhythmusstörung (EKG), Sauerstoffgabe, RR-Kontrolle, Monitorüberwachung; nach Feststellen der Art der Rhythmusstörung geeignete antiarrhythmische Therapie
hypertensive Krise	*Symptome:* Retrosternale Schmerzen, Zeichen der akuten Linksherzdekompensation **Maßnahmen:** – O_2-Gabe, EKG, Patienten beruhigen (ggf. Schmerztherapie bei Schmerz als Auslöser der hypertensiven Krise) – geeignete Therapie mit Antihypertensiva (NTG, Ebrantil, Clonidin etc.)
Refluxösophagitis	*Symptome:* Retrosternale Schmerzen mit Ausstrahlung in den Rücken, Sodbrennen, evtl. Dysphagie **Maßnahmen:** – Gastroskopie – Behandlung mit Antazida, H_2-Blockern oder Prototonenpumpenblockern – Schmerztherapie

Fortsetzung →

Tabelle 21 · Fortsetzung von Seite 111

mögliche Ursachen	*wegweisende Untersuchungen/Befunde,* **Maßnahmen**
Ulcus ventriculi bzw. duodeni	*Symptome:* Gelegentlich thorakale Ausstrahlung der Schmerzen **Maßnahmen:** – Gastroskopie – Schmerztherapie – Behandlung mit Protonenpumpenblockern – Kontrolle von Hb, Stuhlgang

10.8 Fieber

Grundlagen

- **Definition:** Bei Erhöhung der Körpertemperatur > 38° C spricht man von Fieber. Temperaturwerte < 38° C werden als subfebril bezeichnet.
- Begleitend besteht oft eine Tachykardie.

Klinische Einordnung erhöhter Körpertemperaturerhöhung nach Herzoperationen

- **Unmittelbar postoperativ:** Erhöhte Körpertemperatur nach Herzoperationen sind aufgrund der „pyrogenen" Effekte (Aktivierung des Komplementsystems) der EKZ und Resorption aus den mediastinalen Wundflächen häufig. Die meisten Patienten haben postoperativ einen Temperaturanstieg auf über 38 ° C, der in den ersten postoperativen Tagen langsam abfällt. Therapie s. Tab. 22.
- **Nach dem 3. postoperativen Tag:**
  - Hinweis auf Vorliegen einer Infektion.
  - *Diagnose:* Blutkulturen (v.a. bei Klappenpatienten unverzichtbar), routinemäßige mikrobiologische Überwachung, Röntgenkontrollen von Thorax und Nasennebenhöhlen (bei nasotracheal intubierten Patienten); Echo der Herzklappen (besonders bei Herzklappenprothesen).
  - *Therapie:* Nach Materialgewinnung und Wechsel aller Katheter breite antibiotische Therapie einleiten (Cephalosporin + Aminoglykosid + staphylokokkenwirksames Penicillin). Dieses vom mikrobiologischen Standpunkt aus nicht immer optimale Vorgehen erscheint im Hinblick auf die katastrophalen Folgen einer Kunstklappenendokarditis gerechtfertigt.

Differenzialdiagnose (s. Tab. 22)

Tabelle 22 · Differenzialdiagnose, wegweisende Befunde und Maßnahmen bei Fieber

mögliche Ursachen	*wegweisende Untersuchungen/Befunde*, Maßnahmen
Fieber unmittelbar postoperativ (s. o.):	
EKZ (pyrogener Effekt)	*Symptome:* Körpertemperatur postoperativ > 38° C, sinkt in den folgenden Tagen langsam ab **Maßnahmen:** – Antipyretika (Paracetamol 3 × 1000 mg, Novalgin 3 × 5 g) – kalte Wadenwickel – bei mangelndem Erfolg 1 × 125 mg Methylprednisolon – bei mangelndem Erfolg wiederholte Gabe von 50 mg Pethidin (Dolantin) und 25 mg Promethazin (Atosil), dadurch wird die Körpersolltemperatur auf einen niedrigeren Wert eingestellt und eine Gegenregulation verhindert
Fieber nach dem 3. postoperativen Tag: V.a. Infektion:	
Pneumonie (Schonatmung → Atelektase)	*Röntgen-Thorax* **Maßnahmen:** – Prophylaxe: Intensive Atemgymnastik; wenn dies nicht möglich ist, regelmäßiges Absaugen des Nasotrachealraumes – Therapie: Antibiose; da die Pneumonie oft im Krankenhaus erworben wurde, ist eine Breitbandantibiose angezeigt (Cephalosporin, Gyrasehemmer oder Penicillinase-resistentes Penicillin)
Harnwegsinfekt (v.a. bei Blasenkatheter)	*Urinstatus* **Maßnahmen:** Gabe von Antibiotika (harngängig) i.v.
Mediastinitis (bei Infekt der Sternumwunde, begünstigt durch instabile Sternumosteosynthese)	*Symptome:* Hohes Fieber, Schüttelfrost, Tachypnoe, Tachykardie, retrosternale Schmerzen *Thorax-CT* *Leukozyten-Scan* **Maßnahmen:** – ***Cave:*** Lebensbedrohliches Krankheitsbild; die Indikation zur chirurgischen Intervention muss klinisch gestellt werden – Antibiose am besten nach Antibiogramm, „blinde" Antibiose mit staphylokokkenwirksamer Antibiose (z. B. Penicillinase-resistentes Penicillin + Aminoglykosid)
Kathetersepsis	*Blutkulturen* *Röntgenbild von Thorax und Nasennebenhöhlen* (bei nasotracheal intubierten Patienten) **Maßnahmen:** Nach Probenentnahme Wechsel aller Katheter, Breitbandantibiose (Cephalosporin + Aminoglykosid + Staphylokokkenpenicillin, zur Prophylaxe der Endokarditis)

Fortsetzung →

Tabelle 22" · Fortsetzung von Seite 113

mögliche Ursachen	*wegweisende Untersuchungen/Befunde*, Maßnahmen
Endokarditis	*Echokardiographie* *Blutkulturen* **Maßnahmen:** s. S. 144 und S. 148
weitere mögliche Ursachen für Fieber:	
Medikamente (drug fever), z. B. durch Sulfonamide, jodhaltige Medikamente, Barbiturate, Laxanzien	*Medikamentenanamnese* **Maßnahmen:** – Absetzen der Medikamente, auch der Antibiose – regelmäßige Gewinnung von Blutkulturen und mikrobiologischen Abstrichen
Lungenembolie, Thrombose	*Lungenszintigraphie* *Sonographie* **Maßnahmen:** Diagnostik (Echo); Heparingabe, ggf. lokale Lysetherapie mit rtPA
Thrombophlebitis	*Symptome:* Überwärmung des Beines (meist Innenseite) und lokale Schwellung **Maßnahmen:** Ausschluss einer tiefen Beinvenenthrombose (Doppler!); lokale Kühlung (Umschläge); Bein wickeln und bewegen
Exsikkose (z. B. nach intensiver Diuretikatherapie)	s. S. 106
Transfusionsreaktion	*Symptome:* Bei Beginn der Gabe eines Blutprodukts oder im Intervall Schüttelfrost bis hin zum anaphylaktischen Schock mit Reanimationsbedürftigkeit **Maßnahmen:** Transfusion sofort stoppen! Maßnahmen zur Schockbekämpfung und Reanimation; Blutkonserven aufheben und mit Begleitschein an Blutspendezentrale einschicken
Postkardiotomiesyndrom (Autoimmunprozess)	*Symptome:* Unklare Brustschmerzen, Perikarderguss und unspezifische Entzündungsreaktion (Fieber, Leukozytose) **Maßnahmen:** Antiphlogistika, Kortikoide

10.9 Wundinfektionen am Sternum/instabiles Sternum

Wundinfektionen am Sternum

- **Häufigkeit:** Wundinfektionen am Sternum kommen bei 2 % der herzchirurgischen Eingriffe vor, die über eine mediane Sternotomie durchgeführt werden. Die häufigsten Erreger sind Staph. epidermidis und Staph. aureus.
- **Begünstigende Faktoren:** Langzeitbeatmung, Low-Output-Syndrom, exzessive mediastinale Blutung, Reexploration wegen Blutung, verlängerte Laufzeit der Herz-Lungen-Maschine, bilaterale IMA-Präparation bei Diabetikern und Patienten über 70 Jahre (besonders Frauen), Diabetes mellitus.
- **Klinik:**
  - *Geringgradige Entzündung:* Seröse Absonderung, Zellulitis.
  - *Ausgeprägte Entzündung:* Weiche, gerötete Wunde, aus der Eiter austritt, evtl. instabiles Sternum, unklares Fieber mit Leukozytose.

- **Diagnostik:**
  - Unklares Fieber mit Leukozytose erfordert eine sorgfältige Untersuchung der Sternalwunde auf schleichende Infektion.
  - Wundaspirat zur Identifizierung des Erregers und Erstellung eines Antibiogramms.
  - Thorax-CT bei V.a. schleichende Infektion: Der Verlust der Integrität der retrosternalen Fettschichten und lokalisierte retrosternale Abszesse deuten auf eine tiefer gelegene mediastinale Infektion hin.
- **Therapie:**
  - Eine gering- bis mittelgradige Entzündung spricht auf intravenöse Gabe von Antibiotika und lokale Wundpflege an; staphylokokken-wirksames Antibiotikum (breites Spektrum; Cephalosporine der III. Generation, Penicillinase-resistentes Antibiotikum in Kombination mit Aminoglykosid). Vor Antibiotikagabe immer Antibiogramm anstreben. Die Wunde sollte eröffnet werden.
  - Eine ausgeprägte Entzündung erfordert die intravenöse Gabe von Antibiotika und eine Revision des Mediastinums zum Debridement von infiziertem Gewebe, zur Entfernung von Fremdkörpern, Drainage und Eliminierung von Totraum; Einbringen einer Spül-Saug-Drainage; ggf. Omentumhochzug (Omentum majus wird aus dem Abdomen in den Thorax transponiert, um dort die Entzündung zu beherrschen).
  - Eine weitere Methode bei tiefen Infektionen stellt eine Therapie mit Vakuumbehandlung dar. Dabei wird ein poröser Schwamm in die Wunde eingebracht und luftdicht mit einer Folie verriegelt. In dem Hohlraum wird über eine spezielle Pumpe ein Vakuum von ca. 150 mmHg erzeugt. Dadurch kommt es zur Wundreinigung und vermehrten Einsprossung von Gefäßen.

Instabiles Sternum

- **Definition:** Verschieblichkeit der Sternalränder gegeneinander (gelockerte Osteosynthese des Sternums).
- **Klinische Untersuchung zur Überprüfung der Stabilität des Sternums:**
  - Inspektion der Wunde, Sekretion?
  - Prüfen beim Husten (Krepitation?) oder Testen durch Versuch, die Sternumteile gegeneinander zu verschieben (Patient liegt auf dem Rücken, mit flacher Hand auf die Sternumseiten drücken).
- **Weiterführende Diagnostik bei V.a. instabiles Sternum:**
  - Röntgenthorax.
  - Thorax-CT.
  - Laboruntersuchung (Infektionszeichen).
- **Therapeutische Maßnahmen bei instabilem Sternum:**
  - *Sternum nur leicht instabil (Krepitation) und keine Infektzeichen:* Singulumverband und Beobachtung.
  - *Sternum instabil und Sekretion:* Reverdrahtung; ggf. Anlage einer Spül-Saug-Drainage.
  - *Sternum instabil und Infektionszeichen:* Reverdrahtung mit ausgiebigem Wunddebridement und Anlage einer Spül-Saug-Drainage.

10.10 Mediastinalverbreiterung

Grundlagen

- Die Weite des Mediastinalschattens im Thoraxröntgenbild hängt von der Aufnahmeposition, der Inspirationstiefe und den Abstandsverhältnissen (Fokus-Film- und Film-Objekt-Abstand) ab. Vergleiche postoperativer mit präoperativen Röntgenbildern können aufgrund unterschiedlicher Aufnahmetechniken (präoperative Aufnahme im Stehen, postoperative Aufnahmen im Liegen) schwierig sein. Nur unter identischen Bedingungen erstellte Thoraxaufnahmen können zur Beurteilung der Weite des Mediastinalschattens herangezogen werden.
- Nach Operationen am Herzen ist eine gewisse Verbreiterung des Mediastinums und der Herzsilhouette normal (bis ca. +35 % des Ausgangswertes). Bei verstärkter Nachblutung sollten neben dem Routinemonitoring engmaschige Röntgenthoraxkontrollen erfolgen, um eine Verbreiterung des Mediastinalschattens frühzeitig erkennen zu können.
- Die Echokardiographie gibt Aufschluss über Sekret oder Hämatom im Perikard (ggf. mehrere Untersuchungen).

Differenzialdiagnose (s. Tab. 23)

Tabelle 23 · Differenzialdiagnose, wegweisende Befunde und Maßnahmen bei Mediastinalverbreiterung

mögliche Ursachen	*wegweisende Untersuchungen/Befunde*, **Maßnahmen**
mediastinale Blutung	*Klinik!* Hb-Abfall; Zeichen einer Perikardtamponade *Röntgenthorax:* Zunahme der postoperativen Mediastinalverbreiterung um 60–70 % des Ausgangswertes *Computertomographie* bei kreislaufstabilen Patienten **Maßnahmen:** Chirurgische Blutstillung
Katheterkomplikation	*Symptome:* s. oben **Maßnahmen:** Stabilisierung der Hämodynamik (Intensivstation), engmaschige Kontrolle des Perikardergusses; ggf. chirurgische Intervention (Perikarddrainage)
Mediastinitis	*Symptome:* Weiche, gerötete Wunde, aus der Eiter austritt, evtl. instabiles Sternum, evtl. unklares Fieber mit Leukozytose *Wundaspirat* zur Erregerbestimmung *Thorax-CT* **Maßnahmen:** Intravenöse Gabe von Antibiotika, Wundpflege bzw. bei ausgeprägter Entzündung und instabilem Sternum Revision des Mediastinums
Perikarderguss	*Röntgenthorax:* Bei einer Ergussmenge ab 200–300 ml gleichmäßige Verbreiterung des Herzschattens im Röntgenthorax, evtl. in Form einer Kugel („Bocksbeutel“) oder eines Zeltes, Missverhältnis zwischen Verbreiterung des Herzschattens und generalisierter pulmonaler Hypozirkulation infolge der eingeschränkten kardialen Pumpleistung *Echokardiographie:* Der Nachweis gelingt schon bei wesentlich geringerer Ergussmenge *Computertomographie* bei V.a. tumoröse Prozesse, die das Perikard einbeziehen **Maßnahmen:** Perikardentlastung (s. S. 42)

Fortsetzung →

Tabelle 23 · Fortsetzung von Seite 116

mögliche Ursachen	*wegweisende Untersuchungen/Befunde*, **Maßnahmen**
Aortenruptur	*Röntgenthorax:* Verdrängung der Trachea nach rechts, Verlagerung des Ösophagus nach rechts (erkennbar an der Verlagerung der Magensonde), Verlust der scharfen Abgrenzung des Aortenknopfes, extrapleurale Flüssigkeitsansammlung links apikal, Verlagerung des linken Hauptbronchus nach kaudal, Hämatothorax links, Frakturen der 1. und 2. Rippe **Maßnahmen:** Echo; ggf. CT → Notfalloperation
Herzbeuteltamponade	*akut:* *Symptome:* Einflussstauung, hypotone Kreislaufsituation, niedriges Herzzeitvolumen, Verminderung der Urinproduktion (< 20 ml/Std.), globale Größenzunahme der Herzsilhouette *Echokardiographie :* Perikardiale Flüssigkeitsansammlung, erhöhte Füllungsdrücke **Maßnahmen:** Umgehende chirurgische Intervention; wenn ein Transport in den Operationssaal wegen der Bedrohlichkeit des klinischen Bildes nicht möglich ist, sogar im Bett auf der Intensivstation *verzögert:* *Symptome:* Bei geringer Ausprägung Unwohlsein, Abgeschlagenheit, Rekonvaleszenz bleibt aus, evtl. Dyspnoe, ungeklärte Lebervergrößerung, periphere Ödeme, Anstieg der harnpflichtigen Substanzen, bei starker Ausprägung wie akute Tamponade (s. o.) *Echokardiographie:* Perikardiale Flüssigkeitsansammlung **Maßnahmen:** Perikarddrainage (s. S. 42), ggf. chirurgische Revision

10.11 Pleuraerguss

Grundlagen

- **Definition:** Flüssigkeit in der Pleurahöhle.
  - Serothorax (Hydrothorax): Ansammlung seröser Flüssigkeit in der Pleurahöhle.
  - Hämatothorax: Blutansammlung in der Pleurahöhle.
  - Pyothorax (Pleuraempyem): Eiteransammlung in der Pleurahöhle.
  - Chylothorax: Lymphflüssigkeit in der Pleurahöhle.
- **Klinik:**
  - Oft asymptomatisch.
  - Dyspnoe.
  - Atemabhängige Schmerzen.
  - Klopfschalldämpfung.
  - Basal abgeschwächtes Atemgeräusch.
  - Bei ausgedehntem Hämatothorax Kompression der Lunge mit Hypoxie, Hypovolämie mit Blutdruckabfall und Verminderung des Herzzeitvolumens, bei sehr ausgedehntem Hämatothorax Mediastinalverlagerung zur Gegenseite.

Diagnostik

- **Röntgenthorax** (im Stehen oder im Liegen):
  - Zeichen eines Pleuraergusses beim *aufrecht stehenden Patienten*:
    - Je nach Ergussmenge abgeflachte oder aufgehobene laterale und dorsale Zwerchfellrippenwinkel.
    - Thoraxwandständig ansteigende mantelförmige Verschattungen bis hin zu partiellen oder totalen Abschattungen der Lungenfelder.
  - Beim *liegenden Patienten* können sich 0,7–1 l Flüssigkeit in den abhängigen Partien ansammeln, und im Röntgenbild resultiert nur eine zarte, schleierartige Trübung, weshalb die Ergussmenge bei Liegendaufnahmen oft erheblich unterschätzt wird. Im Zweifelsfall sind daher Spezialaufnahmen in Links- oder Rechtsseitenlage im horizontalen Strahlengang anzufertigen.
- **Sonographie:** Pleuraergüsse lassen sich am Krankenbett sonographisch diagnostizieren und gezielt punktieren.
- **Thorax-CT:** Mit konventionellen Röntgenverfahren lässt sich die Art der Flüssigkeitsansammlung nicht näher bestimmen, im CT dagegen ist mittels der Dichtemessung eine grobe Charakterisierung möglich.

Differenzialdiagnose (s. Tab. 24)

- Entscheidend ist die Differenzierung zwischen Transsudat und Exsudat:
  - *Transsudat* (spezifisches Gewicht < 1015 g/l, Eiweiß < 30 g/l).
  - *Exsudat* (spezifisches Gewicht > 1015 g/l, Eiweiß > 30 g/l).

Tabelle 24 · **Differenzialdiagnose, wegweisende Befunde und Maßnahmen bei postoperativem Pleuraerguss**

mögliche Ursachen	*wegweisende Untersuchungen/Befunde*, Maßnahmen
Pneumonie	s. S. 99
Herzinsuffizienz	*Punktion:* Transsudat *Sonographie* **Maßnahmen:** s. S. 139
Atelektase	*Punktion:* Transsudat *Röntgenthorax* **Maßnahmen:** s. S. 100
Pneumothorax	*Punktion:* Transsudat *Röntgenthorax* **Maßnahmen:** s. S. 100

10.12 Neurologisches Defizit

Schwere zerebrale Schädigungen

- **Vorkommen und Häufigkeit:**
  - Schwere bleibende zerebrale Schädigungen durch den kardiopulmonalen Bypass sind heutzutage, im Gegensatz zu früher, ausgesprochen selten, während diskrete Störungen der Hirnfunktion in den ersten Tagen bei einer Reihe von Patienten nachweisbar sind.
  - Nach Koronar-Bypass-Operationen treten schwere zerebrale Störungen bei etwa 1 % aller Patienten auf. Sie manifestieren sich als Nichterwachen nach der Operation, Erwachen mit neurologischen Ausfällen, Entwicklung neurologischer Ausfälle, z. B. Lähmungen oder Sehstörungen, nach dem Erwachen oder als schwere Verwirrtheit. Die Mortalität bei den nicht er-

wachenden Patienten ist sehr hoch, während sich die fokalen neurologischen Ausfälle und der Verwirrtheitszustand im weiteren Verlauf meist wesentlich bessern.

- **Mögliche Ursachen:** Verantwortlich für Schäden am ZNS ist eine Mangelperfusion unter der EKZ, sei es aufgrund vorbestehender Gefäßstenosen oder der Embolisierung von Gewebspartikeln, Thrombusmaterial, Aortenkalk oder Luft unter der Operation. Vor allem bei langer Bypass-Zeit können durch lange anhaltende Ischämiephasen Hirnschäden entstehen. Unter Vollheparinisierung kann es zu Einblutungen in vorbestehende Läsionen kommen.
- **Diagnostik:** Neurologische Untersuchung, CT, Kernspintomographie.
- **Prophylaxe:**
  - Routinemäßige präoperative Doppleruntersuchungen der supraaortalen Äste, um Patienten mit Stenosen der hirnzuführenden Arterien rechtzeitig erkennen zu können.
  - Sorgfältige chirurgische Technik mit entsprechend ausgiebigen Entlüftungsmanövern zur Vermeidung embolischer Komplikationen.
  - Eine routinemäßige intraoperative Kontrolle der zerebralen Perfusion wird nur in wenigen kardiochirurgischen Zentren durchgeführt. Grundsätzlich bietet sich die Möglichkeit, bei Nachweis einer zerebralen Mangelperfusion den arteriellen Druck unter EKZ-Bedingungen anzuheben. Dies kann z. B. durch α-adrenerge Stimulation geschehen.
- **Therapie:**
  - Oberkörperhochlagerung um 30°.
  - Frühzeitige Verlegung in eine Stroke-Unit in Betracht ziehen.
  - Normo- oder milde Hypothermie.
  - Bei ischämischen Schäden arteriellen Mitteldruck ca. 100 mmHg halten, um die Perfusion in den Randbezirken des Infarktes zu verbessern.
  - Hb > 10 g/dl, um bei HKT von 30–35 eine optimale Rheologie und Sauerstoffbindung zu erhalten.
  - Ist eine Blutung ausgeschlossen, kann eine Therapie mit Glukokortikoiden (z. B. Triamcinolon [Volon A] 6 × 40 mg/d) eingeleitet und die Rheologie mit Hydroxyäthylstärke gefördert werden. Auch eine Vollheparinisierung des Patienten ist in Betracht zu ziehen.
  - Vor allen Dingen ist bei diesen Patienten darauf zu achten, dass der Blutzuckerspiegel nicht über 200–250 mg/dl steigt, da sich in verschiedenen Untersuchungen eine Korrelation zwischen einem hohen Blutzuckerspiegel und einer Verschlechterung der neurologischen Symptomatik gezeigt hat.

Periphere Nevenschäden

- **Vorkommen und Häufigkeit:** Periphere Nervenschäden der oberen Extremität treten bei 5–30 % aller herzchirurgischen Patienten auf. Sie manifestieren sich typischerweise als Parästhesien und Muskelschwäche im Bereich der Segmente von C8 und Th1.
- **Mögliche Ursachen:**
  - Schädigungen des Plexus brachialis beruhen sehr wahrscheinlich auf der Verschiebung der Nerven im Verlauf der 1. Rippe durch das Spreizen des Sternums.
  - Armplexusschäden können auch nach ausgedehnter Mobilisierung der A. mammaria interna auftreten.
  - Verletzungen, verursacht bei Punktionen der V. jugularis interna, scheinen hingegen keine wesentliche Rolle zu spielen, v.a. wenn auf sorgfältige Technik geachtet wird.
- **Prophylaxe:** Schäden am peripheren Nervensystem lassen sich in der Regel durch eine exakte Lagerung des Patienten auf dem Operationstisch vermeiden.

Spezielle Schalen, die die am Körper angelagerten Arme schützen, haben sich als nützlich erwiesen.

- **Therapie:** Krankengymnastische Maßnahmen, Elektrotherapie zur Verhinderung des Abbaus der Muskulatur.

Postoperative Psychosyndrome

- **Vorkommen und Häufigkeit:** Treten bei 2–5 % aller herzoperierten Patienten auf.
  - ***Hinweis:*** Postoperative Psychosyndrome können den Heilungsverlauf deutlich negativ beeinflussen.
- **Mögliche Ursachen:**
  - Mikroembolien nach EKZ.
  - Milder Alkoholentzug.
  - Veränderte Umgebung, gestörter Tag-Nacht-Rhythmus, Schlafentzug.
  - Exsikkose (oder große Elektolyt- und/oder Volumenverschiebungen).
- **Prophylaxe:**
  - Kurze HLM-Zeiten (OP ohne EKZ!).
  - Alkohol anbieten.
  - Tag-Nacht-Rhythmus beibehalten, ausreichend Schlaf, Kontakt zu Angehörigen, Patienten- und Angehörigengespräch.
  - Gabe von Catapressan i.v. (0,15 mg/50 ml → 2–4 ml/Std.) zur zentralen Beruhigung.
  - Patienten intensiv überwachen und schützen (Sitzwache besser als Fixierung).
- **Therapie:**
  - 1–5 mg Haloperidol i.v. alle 4 Std., ggf. Valium 5 mg i.v.
  - Zusätzlich soll der Patient den normalen Tag-Nacht-Rhythmus einhalten und den Kontakt zu seinen Angehörigen halten.

10.13 Akutes Abdomen

Grundlagen

- **Definition:** Das akute Abdomen ist eine vorläufige, von Zeitnot bestimmte Alarmdiagnose, hinter der sich intra- oder extraabdominale Erkrankungen verbergen können.
- **Klinik:**
  - Akute Bauchschmerzen, umschrieben oder diffus.
  - Abwehrspannung.
  - Übelkeit und Erbrechen (Reflux > 1 l/d über die Magensonde).
  - Meteorismus.
  - Störung des Allgemeinbefindens: Angst, oberflächliche Atmung (Schonatmung bei Peritonitis), Kaltschweißigkeit, Tachykardie, Schock.
  - Schonhaltung bei Peritonitis: Beine angezogen zur Entspannung der Bauchdecken.

Differenzialdiagnose (s. Tab. 25)

Tabelle 25 · Differenzialdiagnose, wegweisende Befunde und Maßnahmen bei postoperativem akuten Abdomens

mögliche Ursachen	*wegweisende Untersuchungen/Befunde*, **Maßnahmen**
Rechtsherzinsuffizienz	*Symptome:* Klinik der Rechtsherzinsuffizienz (s. S. 138) *Röntgenthorax* *Echokardiographie* (Weite der Lebervenen) *EKG* **Maßnahmen:** s. S. 139
Medikamente (Katecholamine, Nitroglycerin, Kalziumantagonisten)	*Medikamentenanamnese* **Maßnahmen:** – abhängig vom Medikament, Medikament – wenn möglich – stoppen – Katecholamine: Oft Ischämie der abdominellen Organe durch Vasokonstriktion → Mesenteriographie → ggf. Einlage eines Katheters zur Applikation von Vasodilatatoren (z. B. Prostavasin, Papaverin) – Nitroglyzerin: Weitstellung der Gefäße und dadurch Verbesserung der Perfusion – Kalziumantagonisten: Darmatonie mit Ileussymptomatik wegen Kalziumantagonismus an der glatten Muskulatur
Divertikulitis (bei ausgeprägtem Postaggressionsstoffwechsel)	*Sonographie* bei V.a. Perforation *Röntgen-Abdomenübersicht* **Maßnahmen:** – Prophylaxe: Postoperativ Magen-Darm-Trakt stimulieren (propulsive Mittel, Paspertin/Pantenol); Klysma, Einlauf, Abführsuppositorien – Therapie: Bei akuter Divertikulitis Nahrungskarenz und Antibiotika; langfristig bei rezidivierenden Formen Entfernung des Darmsegments
Mesenterialinfarkt (Mortalität 70–90 %!)	*Symptome:* Klinik des akuten Abdomens (s. S. 120) + schwere metabolische Azidose + Laktazidose *Abdomensonographie* *Abdomenröntgenübersicht* **Maßnahmen:** Intubation, Beatmung, Volumentherapie, Korrektur der Azidose, meistens i.v.-Applikation von Katecholaminen erforderlich, meistens Laparotomie, ggf. chirurgische Intervention
Gastritis	s. Ulcus ventriculi und duodeni S. 112
Ulcus ventriculi	s. S. 112
Pankreatitis (bei perioperativ niedrigem Perfusionsdruck oder Schock)	*Labor:* Lipase, Amylase *Sonographie, CT, ERCP* **Maßnahmen:** Nahrungskarenz; Gabe von Protonenpumpenblockern, intensivmedizinische Überwachung, Schmerztherapie (Piretramid); ggf. Schockbehandlung, bei nekrotisierender Pankreatitis OP-Option
Leberfunktionsstörungen (bei perioperativ niedrigem Perfusionsdruck oder Schock)	*Labor:* Kontrolle von Leberwerten, Nierenwerten und Gerinnungswerten, NH_3 **Maßnahmen:** Substitution von Gerinnungsfaktoren, ZVD senken, wenig oder kein PEEP, Kreislauf stabilisieren, Reduktion hepatotoxischer Medikamente

Fortsetzung →

Tabelle 25 · Fortsetzung von Seite 121

mögliche Ursachen	*wegweisende Untersuchungen/Befunde*, **Maßnahmen**
Ileus	*Symptome:* Klinik (!!), abdominelle Schmerzen, „Trommelbauch", Reflux über Magensonde oder rezidivierendes Erbrechen *Auskultation:* Hochgestellte Darmgeräusche (mechanischer Ileus), Totenstille (paralytischer Ileus) *Röntgenabdomen* (stehende Schlingen) *Abdomensonographie* **Maßnahmen:** Diagnostik (Ursache!); frühzeitig an Laparotomie denken, um eine Darmwandperitonitis zu vermeiden
intraabdominelle Blutung	*Symptome:* Klinik und Anamnese; sehr schmerzhaft evtl. *Peritoneallavage* *Sonographie* (freie Flüssigkeit) ggf. *CT* **Maßnahmen:** Kreislauf stabilisieren, Laparotomie, Z.n. Herzkatheter? (Perforationsstelle)
Herzinfarkt (v.a. HWI)	s. S. 110
basale Pneumonie bzw. Pleuritis	s. S. 99 bzw. S. 110
Pneumothorax	s. S. 100
Lungenembolie	s. S. 99

11 Leitsymptome in der Kinderkardiologie

11.1 Herzinsuffizienz

Grundlagen

- **Klinik:**
  - *Präoperative Herzinsuffizienz:*
    - Schlechtes Gedeihen.
    - Unzureichende Gewichtszunahme.
    - Blässe.
    - Schwitzen.
    - Tachypnoe (rezidivierende pulmonale Infekte).
    - Tachykardie.
    - Hepatomegalie.
    - Im *Säuglingsalter* dominieren Tachykardie, Tachypnoe und Hepatomegalie. Zeichen der Flüssigkeitsretention, wie Ödeme, Pleuraergüsse und Aszites, sind bei Säuglingen seltener als bei Erwachsenen.
  - *Postoperative Herzinsuffizienz:* Hypotonie. Oligurie. Sie ist in der frühem postoperativen Phase häufig, besonders nach Korrekuren mit Ventrikulotomie oder ausgedehnter Resektion von Myokard (Fallot-Tetralogie).

Diagnostik

- **Präoperative Herzinsuffizienz:**
  - *Pulsstatus:* Vergleich der Pulsqualitäten der Aa. radiales und femorales (Seitenvergleich!).
  - *Blutdruckmessung* an beiden (!) Armen und einer unteren Extremität. (Differenzen in Pulsqualität und Blutdruck können auf das Vorhandensein einer Aortenisthmusstenose oder eines unterbrochenen Aortenbogens hindeuten).
  - Bei Herzinsuffizienz im Säuglingsalter ist das Herz im *Röntgenthoraxbild* normalerweise vergrößert.
- **Postoperative Herzinsuffizienz:**
  - *Körperliche Untersuchung:* Fontanelle, Augenlider, Orbita, abhängende Körperpartien zur Einschätzung des Volumenstatus.
  - *Röntgenthorax* zur Beurteilung des Flüssigkeitshaushalts.
  - *Bestimmung der arteriellen Sauerstoffsättigung:* Richtwert nach Operationen, die eine biventrikuläre Zirkulation ohne Residual-Shunt beinhalten: > 95 %; Richtwert bei univentrikulären Operationen [Norwood-Operation, bidirektionaler Glenn, Shunt-Operationen]: 75–85 %. Eine höhere Sauerstoffsättigung kann auf eine präferenzielle Lungendurchblutung zu Lasten der peripheren Organperfusion hindeuten, eine niedrigere Sauerstoffsättigung auf eine zu geringe Lungendurchblutung.
  - *Bestimmung der Füllungsdrücke* des Herzens.

Therapie der postoperativen Herzinsuffizienz

- *Medikamentöse Therapie:* Katecholamine, Phosphodiesterasehemmer, Digitalis.
- *Invasive Therapie:* Bei Erfolglosigkeit der medikamentösen Therapie rasche postoperative Rekatheterisierung und chirurgische Korrektur.

12 Koronare Herzkrankheit (KHK)

12.1 Koronare Herzkrankheit (KHK)

Grundlagen

- **Definition:** Arteriosklerose der Herzkranzarterien, die zu einer Verengung der den Herzmuskel versorgenden Gefäße führt.
- **Als Entstehungsmechanismen** sind von besonderer Bedeutung:
  - Ablagerung von Fetten in Form von Cholesterinestern und freiem Cholesterin innerhalb von Zellen und ihrem Bindegewebe.
  - Proliferation intimaler glatter Muskelzellen zusammen mit eingewanderten Makrophagen (v.a. bei der Entstehung von Stenosen nach PTCA oder Stent-Implantation).
  - Bildung von Bindegewebe (elastische Fasern, kollagene Fasern, Proteoglykanen) durch proliferierende glatte Muskelzellen.
- **Pathophysiologie:**
  - Die durch die Arteriosklerose entstehenden Stenosen führen zu einer Minderdurchblutung des Herzmuskels. Es kommt zu einem Missverhältnis zwischen Sauerstoffangebot und -bedarf (= Koronarinsuffizienz). Die Minderdurchblutung führt meistens zu Schmerzen (Angina pectoris), die von den Patienten als Schmerzen in der Brust erlebt werden.
  - Die Stenosen werden in Ruhe ab einem Stenosegrad der Gefäße von 80 % symptomatisch. Aber auch bereits Stenosen von 60 % können bei Belastung zu einer Minderperfusion des Herzmuskels führen.
  - Je nachdem welche (RIVA = Ramus interventricularis anterior, RCX = Ramus circumflexus oder RCA = right coronary artery) und wie viele Gefäße betroffen sind, spricht man von einer Hauptstammstenose, Ein-, Zwei- oder Dreigefäßerkrankung.
- **Ursachen:**
  - Die Arteriosklerose der Gefäße beginnt mit der Geburt und ist daher ein teilweise normaler Teil des Alterungsprozesses.
  - *Beim Vorliegen folgender Risikofaktoren* ist die Gefahr für die Entstehung einer Durchblutungsstörung erhöht:
    - Störungen des Cholesterinstoffwechsels (erhöhtes LDL, erniedrigtes HDL, erhöhtes Gesamtcholesterin).
    - Arterielle Hypertonie.
    - Nikotinabusus.
    - Diabetes mellitus.
    - Familienanamnese (genetische Disposition, Adipositas, Hyperhomozysteinämie, erniedrigtes Lipoprotein a).
  - *Andere Ursachen für eine Koronarinsuffizienz:*
    - Vermehrter myokardialer Sauerstoffbedarf durch myokardiale Hypertrophie und erhöhte Druckbelastung der Ventrikel infolge z. B. von Klappenvitien, ausgeprägter arterieller Hypertonie oder hypertropher obstruktiver Kardiomyopathie.
    - Vermindertes Sauerstoffangebot, kardial verursacht durch eine erhöhte Wandspannung und Volumenbelastung der Ventrikel (z. B. Shunt-Vitien, Aorten- und Pulmonalklappeninsuffizienz), extrakardial z. B. durch Anämien oder Lungenerkrankungen.
    - Gesteigerte Herzfunktion (z. B. Hyperthyreose, Fieber, Konsum von Aufputschmitteln).

Klinik

- **Leitsymptom Angina pectoris (AP):**
  - Typischerweise retrosternale, links- oder rechtsthorakale Schmerzen mit Ausstrahlung in den linken oder rechten Arm.
  - Der Schmerz kann jedoch auch im Bereich des Rückens, des Magens, des Unter- oder Oberkiefers, des Halses und der Wirbelsäule auftreten. Hierbei ist eine Ausschlussdiagnostik unumgänglich.
  - Die typische AP bessert sich in Ruhe und durch Nitrate (Spray, Zerbeißkapsel).
  - Eine Sonderform ist das Roemheld-Syndrom, bei der die AP-Symptome nach Nahrungsaufnahme auftreten, bedingt durch eine mesenteriale Mehrdurchblutung.
- **Folgende Formen der KHK werden unterschieden:**
  - *Stabile Angina pectoris:* Regelmäßige Angina pectoris (AP), auslösbar durch Belastung, die sich prompt auf Nitratgabe und körperliche Ruhe bessert. Sie wird eingeteilt nach der Klassifikation der Canadian Cardiovascular Society (CCS):
    - 0: Stumme Ischämie.
    - I: AP nur bei schwerer körperlicher Belastung.
    - II: Geringe Beeinträchtigung durch AP bei normaler körperlicher Belastung (z. B. Treppensteigen).
    - III: Erhebliche Belastungseinschränkung durch AP bei normaler körperlicher Belastung.
    - IV: AP auch bei geringer körperlicher Belastung oder in Ruhe.
  - *Instabile Angina pectoris:*
    - Jede erstmalig auftretende AP, AP in Ruhe, AP nach Myokardinfarkt (nach > 24 Std.), Zunahme der Häufigkeit, Intensität und Dauer der AP-Beschwerden.
    - Die instabile AP geht nahtlos in die sog. Crescendo-Angina und das Präinfarktsyndrom über.
    - Eine Sonderform ist die AP mit positivem Troponin I; bei dieser sind CK und CK-MB noch negativ. Hierbei ist die Komplikationsrate gleichzusetzen mit dem akuten Infarkt.
  - *Prinzmetal-Angina (PMA):*
    - Durch Koronarspasmen ausgelöste AP, die meist in Ruhe oder bei psychischem Stress auftritt.
    - Gefährdet sind die Patienten durch das Auftreten von Herzrhythmusstörungen bis hin zum Kammerflimmern. Der Nachweis ist schwierig, kann jedoch in der Angiographie erfolgen; hier sind die Spasmen unter Nitrat oder Kalziumantagonisten reversibel.
  - *Stumme Ischämie:* Fehlende subjektive Beschwerdesymptomatik bei nachgewiesenen ST-Veränderungen im Belastungs-EKG oder Stenosen in der Angiographie. Diese Patienten sind besonders durch den Sekundenherztod gefährdet, da infolge der fehlenden AP-Beschwerden keine Reduktion der Belastung erfolgt. Ischämien verlaufen insbesondere stumm, wenn eine Grunderkrankung aus dem Formenkreis der autonomen Neuropathie vorliegt (z. B. bei diabetischer autonomer Neuropathie).

  Hinweis: Mit dem Begriff des akuten koronaren Ischämiesyndroms wird das gleichzeitige Auftreten einer instabilen AP und eines Herzinfarkts zusammengefasst. Diese Situation erfordert intensivmedizinische Betreuung des Patienten.
- **Weitere typische Symptome** sind Symptome der Herzinsuffizienz (s. S. 138) und des Myokardinfarkts (s. S. 131).

Diagnostik

Merke:

- Bei kardiochirurgischen Patienten ist in den meisten Fällen die Diagnostik bei Aufnahme in die Klinik bereits komplett. Patienten mit instabiler AP und positivem Troponin I sollten daher sofort operiert werden, ebenso Patienten mit AP und Hauptstammstenose bzw. Hauptstammstenosenäquivalent.
- Bei Patienten mit instabiler AP, die hämodynamisch instabil sind, sollte eine IABP (s. S. 32) erwogen werden. Hierdurch kann das postoperative Überleben der Patienten deutlich verbessert werden, da durch die IABP nicht nur eine maximale Nachlastsenkung, sondern auch eine verbesserte Koronaroperfusion erreicht werden kann.

- **Anamnese:** AP-Beschwerden, Belastungsabhängigkeit, Dauer, Häufigkeit, Intensität, Ausstrahlung, Risikofaktoren und Familienanamnese.
- **Labor:** CK, CK-MB, Troponin I, LDH, GOT, Blutbild, Nierenwerte, Leberwerte, Blutzucker, Harnsäure, Fettstatus, Gerinnung (Quick, PTT, Fibrinogen, AT III), ggf. Thrombozytenfunktionstest.
- **Ruhe-EKG:** Möglicherweise völlig unauffällig, evtl. Zeichen eines abgelaufenen Infarkts oder unspezifische Veränderungen.
- **Belastungs-EKG:** Nach Ausschluss von Kontraindikationen (z. B. instabile AP, akuter Infarkt, Ruheblutdruck > 220/110 mmHg, Ruhedyspnoe bei Cor pulmonale, Endo-, Myo- oder Perikarditis, hochgradige Aortenstenose); typisch sind reversible belastungsabhängige ST-Senkungen.
- **Langzeit-EKG:** Evtl. ergänzend zur Erkennung von Rhythmusstörungen oder ST-Senkungen bei Belastung.
- **Echokardiographie:**
  - *Gegenstand der Untersuchung unter Ruhebedingungen:*
    - Erfassung kardialer Ursachen von Thoraxschmerzen (z. B. Perikarditis, Aortendissektion).
    - Erfassung von Klappenfehlern (z. B. an Aorten-, Mitralklappe).
    - Verifizieren von Bewegungsstörungen des Herzmuskels (Hinweis auf abgelaufenen Infarkt, Myokardischämie), Quantifizierung der Wandbewegungsstörungen.
  - *Stressechokardiographie:* Zur Bestimmung der Vitalität eines Bezirks des Herzmuskels wird durch Infusion von Katecholaminen eine Belastungssituation für den Herzmuskel erzeugt. Unter der Belastung kommt es zu einer Ischämie und daraus entstehend zu einer Verminderung der Wandbewegung im ischämischen Myokardareal.
- **Thallium-Myokardszintigraphie:** Nachweis belastungsabhängiger reversibler Speicherdefekte als Hinweis für ischämische Areale. Irreversible Speicherdefekte weisen auf eine Narbenbildung hin (wichtig für die Indikation zur Revaskularisation oder die Resektion von Myokard bei der Aneurysmachirurgie, s. S. 194).
- **Positronenemissionstomographie (PET):** Darstellung des Herzstoffwechsels mit Markern (z. B. Glukose). Die Interpretation erfolgt wie bei der Szintigraphie, das Verfahren ist jedoch aufwendiger und genauer.
- **Koronarangiographie:** s. S. 18.

Konservative Therapie

- **Allgemeine Maßnahmen:** Reduktion von Risikofaktoren (s. o.) und Therapie beeinflussbarer Begleiterkrankungen (arterielle Hypertonie, Diabetes mellitus, Hyperlipoproteinämie, Anämie, Hyper- bzw. Hypothyreose etc.).
- **Medikamentöse Therapie:**
  - *Nitrate:* Sie führen durch eine Senkung der Vorlast und in geringerem Maße auch der Nachlast zu einer Verringerung der enddiastolischen Wandspannung und damit zu einer verbesserten Sauerstoffversorgung des Herzens. Beispiele s. Tab. 26.

Tabelle 26 · Nitrate (aus Hahn JM. Checkliste Innere Medizin. 3. Auflage: Thieme; 2000)

Freinamen	Handelsnamen	Dosierung
Isosobiddinitrat (ISDN)	Isoket 5/10/20/40 mg/Tbl. retard 20/40/60/80/120 mg/Tbl.	2 × 1 Tbl./d, z. B. 1–1–0 retard: 1 Tbl./d z. B. 1–0–0
Isosorbidmononitrat (ISMN)	Corangin 20 mg, retard 40/60 mg/Tbl Ismo 20 mg/Tbl., retard 40 mg/Drg. Mono Mack 20/40 mg, retard 50/100 mg/Tbl.	2 × 1 Tbl./d, z. B. 1–1–0 retard: 1 Tbl/d, z. B. 1–0–0

Nitroglycerin (= Glyceroltrinitrat), z. B. Nitrolingual als Spray (Einzeldosis 1–2 Hübe) oder Zerbeißkapseln (1–2) sublingual rasch wirksam und deshalb besonders zur Anfallsbehandlung oder als Perfusor in der Intensivmedizin geeignet; die Wirkung in Pflasterfom (z. B. Nitroderm) ist unsicher, Einsatz mehr unter psychologischem Aspekt.

Nebenwirkungen: Kopfschmerzen, orthostatischer Kollaps infolge RR-Abfall, Reflextachykardie (einschleichend mit kurz wirksamem Präparat unter RR-Kontrollen beginnen), Toleranzentwicklung (Nitratpause einhalten, z. B. 1–1–0)

Kontraindikationen: Schwere Hypotonie, hypertrophische obstruktive Kardiomyopathie, toxisches Lungenödem

- β-*Blocker:*
  - Wirkungsmechanismus: Sie senken die Herzfrequenz und den arteriellen Blutdruck und führen so zu einer Verringerung des myokardialen Sauerstoffverbrauchs.
  - Es gibt inzwischen zahlreiche Präparate (Beispiele s. Tab. 27). Eingeteilt werden die Betablocker in solche mit und ohne intrinsische Aktivität (ISA), kardioselektiv und nicht kardioselektiv. Bei KHK werden bevorzugt Betablocker ohne ISA verwendet.
  - Eine neue Substanzgruppe stellen die selektiven β-Blocker in Kombination mit α-1-Blockern dar. In diesem Behandlungskonzept wird die zusätzlich wirkende α-Blockade zur Nachlastsenkung ausgenutzt (Carvedilol-Präparate, z. B. Dilatrend, s. Tab. 27).
  - Unerwünschte Wirkungen sind Bradykardie, Bronchospasmus, evtl. Verschlechterung einer Herzinsuffizienz, Depression, Verschlechterung einer diabetischen Stoffwechsellage und Maskierung einer Hypoglykämie, Schlafstörungen, Rebound-Effekt (ausschleichen).
  - Kontraindikationen sind ein SA/AV-Block > 1°, Sick-Sinus-Syndrom, obstruktive Atemwegserkrankungen, pAVK. Vorsicht ist geboten bei Neigung zu Hypotonie und Bradykardie.

  ▶ ***Cave:*** Bei herzoperierten Patienten in der direkten postoperativen Phase sollten Betablocker – wie alle frequenzsenkenden Medikamente – nur nach Ausschluss einer Perikardtamponade (Echo) eingesetzt werden, da die Tachykardie verschleiert werden kann! Die postoperative Perikardtamponade ist der Blinddarm des Kardiochirurgen; die Diagnosestellung ist schwierig.

Tabelle 27 · **β-Blocker (Beispiele) (aus Hahn JM. Checkliste Innere Medizin. 3. Auflage: Thieme; 2000)**

Freinamen	Handelsnamen (z. B.)	Dosierung/d
nicht kardioselektive ohne ISA:		
Propranolol	Dociton 10/40/80 mg/Tbl.	2–4 × 10–80 mg
Sotalol	Sotalex 80/160 mg/Tbl.	1–2 × 80–160 mg
– mit zusätzlicher vasodilatierender Wirkung:		
Carvedilol	Dilatrend, Querto 3,125/6,25/ 12,5/25 mg/Tbl.	1–2 × 12,5–25 mg
nicht kardioselektive mit ISA:		
Carteolol	Endak 5/10 mg/Tbl.	1 × 5–20 mg
Oxyprenolol	Trasicor 40/80 mg/Tbl.	2–3 × 40–80 mg
Pindolol	Visken 2,5/5 mg /Tbl.	1–3 × 5 mg
kardioselektive ohne ISA:		
Atenolol	Tenormin 25/50/100 mg/Tbl.	1 × 25–100 mg
Betaxolol	Kerlone 10/20 mg/Tbl.	1 × 10–20 mg
Bisoprolol	Bisobloc, Concor 5/10 mg/Tbl.	1 × 5–10 mg
Metoprolol	Beloc-Zok 23,75/47,5/95 /190 mg/Tbl.	1 × 47,5–190 mg
	Lopresor 50/100 mg/Tbl.	2 × 50–200 mg
– mit zusätzlicher vasodilatierender Wirkung:		
Nebivolol	Nebilet 5 mg/Tbl.	2,5–5 mg/d
kardioselektive mit ISA:		
Acebutolol	Prent 200/400 mg/Tbl.	1 × 400–800 mg
Celiprolol	Selectol 200 mg/Tbl.	1–2 × 200 mg

- *Kalziumantagonisten:*
  - Wirkungsmechanismus: Sie führen über eine Verringerung der Herzfrequenz und eine Senkung der Nachlast zu einem geringeren myokardialen Sauerstoffverbrauch.
    Wechselwirkung mit β-Blockern: Bei Kalziumantagonisten vom Verapamiltyp kann es zu höhergradigen AV-Blockierungen bei gleichzeitiger Anwendung von Betablockern kommen.
  - Unerwünschte Wirkungen sind Schwindel, Flush, Ödeme, Kopfschmerzen, Allergien. Kontraindikationen sind schwere Herzinsuffizienz, Schock, Hypotonie, Reizleitungsstörungen.
  - Präparate: Kalziumantagonisten vom Nifedipintyp, z. B. Nifedipin (Adalat), Nisoldipin (Baymycard), Nitrendepin (Bayotensin), Amlodipin (Norvasc); Kalziumantagonisten vom Verapamiltyp, z. B. Verapamil (Isoptin), Diltiazem (Dilzem), Gallopamil (Procorum).
- *ACE-Hemmer:*
  - Wirkungsmechanismus: Angiotensin-Converting-Enzyme-Hemmer.

  Hinweis: Sie zeigen einen prognoseverbessernden Effekt bei Patienten mit abgelaufenem Herzinfarkt.
  Beispiele s. Tab. 28.

Tabelle 28 · **ACE-Hemmer (aus Hahn JM. Checkliste Innere Medizin. 3. Auflage: Thieme; 2000)**

Freinamen	Handelsnamen (z. B.)	Dosierung
kürzer wirksame (2 bis 3 Einzeldosen)		
Captopril	Lopirin, Tensobon 12,5/25/50 mg/Tbl.	6,25–50 (max. 150) mg/d
mittellang wirksame (1 bis 2 Einzeldosen)		
Cilazapril	Dynorm, 0,5/1/2,5/5 mg/Tbl.	1–5 mg/d
Enalapril	Pres, Xanef 2,5/5/10/20 mg/Tbl.	2,5–20 (max. 40) mg/d
länger wirksame (1 Einzeldosis)		
Benazepril	Cibacen 5/10/20 mg/Tbl.	5–20 (max. 40) mg/d
Fosinopril	Dynacil, Fosinorm 10/20 mg/Tbl.	5–20 (max. 40) mg/d
Lisinopril	Acerbon, Coric 2,5/5/10/20 mg/Tbl.	5–20 mg/d
Moexipril	Fempress 7,5/15 mg/Tbl.	3,75–15 (max. 30) mg/d
Perindopril	Coversum 2/4 mg/Tbl.	2–8 mg/d
Quinapril	Accupro 5/10/20 mg/Tbl.	5–20 (max. 40) mg/d
Ramipril	Delix, Vesdil 1,25/2,5/5 mg/Kps.	1,25–5 (max. 10) mg/d
Spirapril	Quadropril 6 mg/Tbl.	3–6 mg/d
Trandolapril	Gopten, Udrik 0,5/2 mg/Kps.	1–2 (max. 4) mg/d

Indikationen: Arterielle Hypertonie, Herzinsuffizienz

Nebenwirkungen: Chronischer Reizhusten, Hyperkaliämie, Nierenfunktionsstörungen. Selten Blutbildveränderungen, Geschmacksstörungen, Exantheme, Cholestase, Angioödem, Lungenveränderungen, Myalgien, Übelkeit, Haarausfall

Kontraindikationen: bds. Nierenarterienstenose, Hyperkaliämie, Z.n. Nierentransplantation, Angioödem, Schwangerschaft

Beachte: Unter anfangs engmaschigen RR-, Kreatinin-, und K^+-Kontrollen einschleichen

- *Molsidomin:* Ähnliche Wirkung wie Nitrate, jedoch mit einer geringeren Rate von Kopfschmerzen und ohne Toleranzentwicklung. Präparatebeispiel: Corvaton, auch in Retardform.
- *Thrombozytenaggregationshemmer:* Reduktion der Infarktrate, hierdurch prognoseverbessernder Effekt. Präparate sind z. B. Acetylsalicylsäure (ASS) 100 mg/d, Ticlopidin (Tyklid) 2 × 250 mg/d, Clopidogrel 1 × 75 mg/d.

Invasive Therapie

- **Perkutane transluminale Koronarangioplastie (PTCA):**
  - Durchführung besonders bei Ein- oder Zweigefäßerkrankungen mit proximalen, hämodynamisch wirksamen Stenosen > 70 %), Restenosierung nach PTCA oder nach Bypass-OP.
  - Über einen Linksherzkatheter (wie bei Koronarangiographie) wird die Stenose mit einem Ballonkatheter oder durch Implantation eines Stents dilatiert.

- Als akute Komplikation kann es zu einer Koronararteriendissektion und zum -verschluss kommen. Die Restenosierungsrate liegt bei ca. 30% in den ersten 6 Monaten. Eine Nachbehandlung mit Thrombozytenaggregationshemmern muss in jedem Fall erfolgen.

► **Koronarchirurgie:** Aortokoronarer Venen-Bypass (ACVB, s. S. 187) und Mammaria-interna-Bypass (s. S. 187), meist als Kombination. Indiziert bei nicht ausreichend therapierbarer KHK mit Hauptstammstenose der linken Koronararterie oder bei Mehrgefäßerkrankung.

Therapie einer instabilen Angina pectoris bei kardiochirurgischen Patienten vor einer geplanten Operation

► **Allgemeine Maßnahmen:**
- Andere Gründe für thorakale Schmerzen sollten ausgeschlossen werden (z. B. Lungenarterienembolie, Aortendissektion, Pleuritis, Pneumothorax, Ulcus ventriculi etc.).
- Anschluss des Patienten an Monitorsystem, Bettruhe, Legen eines venösen Zugangs, Blutentnahme (Bestimmung von CK, CK-MB, Troponin, Wiederholung nach 4 und 8 Std., Gerinnungswerte, Kreuzblutentnahme).
- Sauerstoffgabe (6 l/Min.), Nitratgabe (2 ml/Std. je nach RR; bei Unverträglichkeit von NTG Corvaton), Sedierung des Patienten mit z. B. Valium 5 mg i.v., bei starken Schmerzen auch Morphin titriert i.v. 5–10 mg; evtl. Gabe von kurz wirksamen GPIIb-/IIIa-Antagonisten (Agrastat).
- Bei nicht beschwerdefreien Patienten oder hohem Sedierungs- und Analgetikabedarf in jedem Fall Verlegung auf die Intensivstation.

► **Spezielle Maßnahmen:** Bei der Entscheidung über die Therapiemaßnahmen muss der koronarangiographische Befund des Patienten unbedingt berücksichtigt werden.

Merke:
- Bei Haupstammstenose oder Hauptstammstenosenäquivalent mit instabiler AP umgehende Operation.
- Bei Patienten mit instabiler AP und hämodynamischen Veränderungen (RR-Abfall, neu aufgetretener AV-Block, Zeichen eines Low-Cardiac-Output-Syndroms) sofortige Intervention: Implantation einer IABP, Notfalloperation als Salvage-Operation bei Evolving-Infarction.
- Bei Vorliegen von EKG-Veränderungen und Dyskinesien im transthorakalen Echo versuchen, die ursächliche Stenose zu finden und anhand der Größe des abhängigen Perfusionsgebiets entscheiden, ob eine Operation sofort oder in den nächsten Stunden zu erfolgen hat.

► **Versorgung auf der Intensivstation:**
- Legen eines ZVK (evtl. mit 8-French-Schleuse zum Einschwemmen eines temporären Schrittmachers, s. S. 30), invasive Blutdruckmessung (möglichst arterielle Kanüle in der linken Leiste, da hierdurch ggf. Einbringen der IABP, s. S. 32) möglich, Dauerkatheter zur Überwachung der Diurese.
- Bei schlechter BGA und klinischen Zeichen der Dekompensation sollte eine frühzeitige Intubation in Erwägung gezogen werden.
- Bei Zeichen des Low Cardiac Output (Abnahme der Diurese, metabolische Azidose, Abfall der gemischt-venösen Sauerstoffsättigung, nicht therapeutisch bedingter RR-Abfall) Beginn der Therapie mit positiv inotropen Substanzen (Katecholaminen, Phosphodiesterasehemmern) und Implantation einer IABP. Stabilisiert sich die Situation, so wird mit der Operation abgewartet, bis der Patient rekompensiert ist. Stabilisiert sich der Zustand nicht, so bleibt die Option einer Notfall-OP mit deutlich erhöhtem perioperativen Risiko.

13 Myokardinfarkt

13.1 Myokardinfarkt

Grundlagen

- **Definition:** Akut auftretender Verschluss einer Koronararterie mit nachfolgender ischämisch bedingter Myokardnekrose, entweder die gesamte Wanddicke (= *transmural*, mit ST-Streckenhebung im EKG) oder den subendokardialen Bereich (= ohne ST-Streckenhebung = NSTEMI, entspricht „Non-Q-Wave-Infarkt") betreffend. Beide Formen sowie die instabile Angina pectoris (s. S. 125) sind Entitäten des akuten Koronarsyndroms.
- **Ursachen:**
  - Am häufigsten Aufbrechen oder Unterbluten arteriosklerotischer Plaques mit Freisetzung thrombogenen Materials und folgendem thrombotischen Verschluss.
  - Seltener Gefäßspasmus, embolischer Gefäßverschluss, Gefäßentzündung mit oder ohne vorbestehende Stenose.

Klinik

- Akuter anhaltender, meist nitrorefraktärer Brustschmerz retrosternal und/oder linksthorakal.
- Schmerzausstrahlung häufig in die linke Schulter und/oder den linken Arm, seltener in den Hals, Unterkiefer, abdominell oder den rechten Arm.
- Akutes Vernichtungsgefühl und Todesangst.
- Vegetative Symptomatik: Übelkeit, Erbrechen, Schweißausbruch.
- Dyspnoe, Schwächegefühl.

Cave: Schmerzloser Infarkt z. B. bei diabetischer autonomer Neuropathie.

Diagnostik

- **Labor:** s. Tab. 29.
  - *Troponin I oder T:* Spezifisch, auch als Schnelltest (z. B. TROP T).
  - *Unspezifische Entzündungszeichen:* Leukozytose, BSG-Erhöhung.
  - *Herzenzyme:* Gesamt-CK, GOT, LDH (nicht spezifisch), CK-MB (spezifisch, wenn > 6 % der Gesamt-CK).
  - *Myoglobin:* Nicht spezifisch, aber sehr sensitiv; Normbereich < 10 µmol/l.

Tabelle 29 **· Labordiagnostik beim Herzinfarkt (aus Hahn JM. Checkliste Innere Medizin. 3. Auflage: Thieme; 2000)**

Enzym	Anstieg	Maximum	Normalisierung
Troponin I oder T	3–6 Std.	24–48 Std.	7–14 Tage
CK-MB	4–8 Std.	12–18 Std.	2–3 Tage
Gesamt-CK	4–8 Std.	16–36 Std.	3–6 Tage
GOT	4–8 Std.	16–48 Std.	3–6 Tage
LDH	6–12 Std.	24–60 Std.	7–14 Tage
Myoglobin	2–6 Std.	8–12 Std.	2 Tage

- **EKG:** Für einen Myokardinfarkt sprechen:
  - Typische stadienabhängige Veränderungen (s. Abb. 19).
  - Neu aufgetretener Linksschenkelblock (Vor-EKG?)
  - Gleichschenklig negatives T ohne QRS-Veränderungen: Typisch für den Myokardinfarkt ohne ST-Streckenhebung (NSTEMI).

Beachte: In bis zu 15% der Fälle liegen keine typischen EKG-Veränderungen vor, weshalb nur wiederholt negative Troponin-I oder T-Werte einen Herzinfarkt ausschließen.

Stadium	Zeit nach Infarktbeginn	Kennzeichen	typisches Bild
Initialstadium	Minuten bis wenige Stunden	T-Überhöhung („Erstickungs-T")	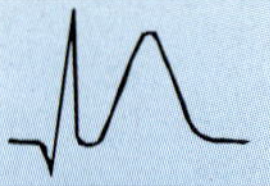
Stadium I	Stunden bis ca. 5 Tage	ST-Hebung	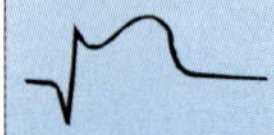
Zwischenstadium	1 – 7 Tage	R klein ST-Hebung abnehmend T spitz negativ	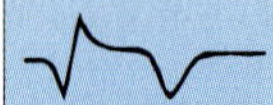
Stadium II	1 Woche – 6 Monate	Q pathologisch R klein keine ST-Hebung* T spitz negativ	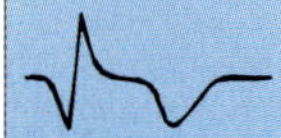
Stadium III (Endstadium)	>6 Monate	Q pathologisch R klein** keine ST-Hebung* T positiv	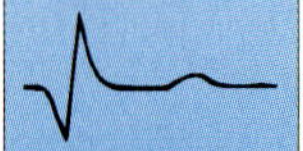

* bleibt die ST-Hebung länger als 6 Wochen bestehen, muss an die Ausbildung eines Ventrikelaneurysmas gedacht werden
** auch kompletter R-Verlust

Abb. 19 EKG-Stadien bei transmuralem Infarkt

Tabelle 30 · Infarktlokalisationen (aus Hahn JM. Checkliste Innere Medizin. 3. Auflage: Thieme; 2000)

Infarktlokalisation	Betroffene Koronararterien	EKG-Veränderungen
Großer Vorderwandinfarkt	Proximaler RIVA-Verschluss	I, aVL, (V1), V2, V3, V4, V5, (V6)
Anteroseptalinfarkt	Periphere RIVA-Anteile und Ramus septalis anterior	V1, V2, V3, (V4)
Apikaler Vorderwandinfarkt	Periphere RIVA-Anteile	V3, V4, V5
Anterolateralinfarkt	Periphere RIVA-Anteile und Ramus diagonalis	I, (II), aVL, (V3), V4, V5, V6
Inferolateralinfarkt	Ramus marginalis sinister	II, II, aVF, V5, V6, (V7), (V8)
Inferiorer Hinterwandinfarkt	Periphere RCA-Anteile oder Ramus circumflexus	II, III, aVF, (V8)
Posteriorer Hinterwandinfarkt	periphere Anteile des Ramus circumflexus	V7, V8, V9 invers in V1 und V2
Rechtsventrikulärer Infarkt	Abhängig vom Versorgungstyp	V1, V2, V3r, V4r, V5r

RCA = rechte Koronararterie, RIVA = Ramus interventricularis anterior; Anatomie der Herzkranzgefäße s. S. 20

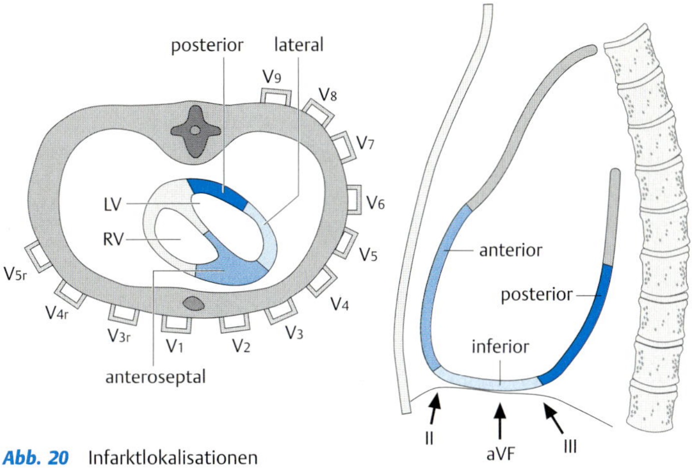

Abb. 20 Infarktlokalisationen

- **Weitere Diagnostik bei nachgewiesenem Herzinfarkt:**
  - *Röntgenthorax:*
    - Herzgröße?
    - Herzinsuffizienzzeichen: Lungenstauung, Pleuraergüsse?
  - *Echokardiographie:*
    - Lokalisationsdiagnostik (Wandbewegungsstörungen).
    - Einschätzung der linksventrikulären Funktion.
    - Nachweis von Komplikationen.

Praktisches Vorgehen und Therapie

- Monitorüberwachung bis akutes Koronarsyndrom ausgeschlossen ist.
- Bettruhe und Oberkörperhochlagerung.
- 2 Hübe Nitrospray (z. B. Glyceroltrinitrat = Nitrolingualspray) s.l.
- i.v.-Zugang legen, dabei Blutabnahme: „Notfallprogramm" einschließlich Herzenzyme, Troponin I oder T sowie Blutgruppe.
- Auskultation von Herz und Lunge: Herzinsuffizienzzeichen?
- Sauerstoffgabe über Nasensonde (2–6 l/Min.), dann nach BGA.
- EKG schreiben, ggf. mit rechtsventrikulären Ableitungen sowie V7–V9.
- Sedierung bei Bedarf z. B. mit Diazepam (z. B. Valium) 5–10 mg langsam i.v.
- Schmerzbekämpfung bei Bedarf z. B. mit Morphin 5–10 mg i.v.
- Bei Linksherzinsuffizienzzeichen Gabe von 20–40 mg Furosemid (z. B. Lasix).
- **Thrombozytenaggregationshemmung** mit Acetylsalicylsäure, initial 500 mg i.v. (z. B. 1 Amp. Aspisol), dann 100 mg/d oral; evtl. GPIIb-/IIIa-Antagonisten.
- **Glyceroltrinitratgabe** über Perfusor (z. B. Nitrolingual 50 mg/50 ml). Mit 2–3 ml/Std. anfangen, dann Dosierung nach Erfolg und RR-Kontrollem (max. 6 mg/Std.), systolischer RR sollte nicht < 90 mmHg sein, Perfusorapplikation über ca. 24–48 Std.
- **β-Blocker** (Kontraindikationen, Präparate, s. S. 128) unter strengem Monitoring von Pulsfrequenz (nicht < 50/Min.) und RR (nicht < 90 mmHg).
  - z. B. *Metroprolol*: Initial 5 mg (= 1 Amp. Beloc) langsam i.v., je nach Puls und RR nach jeweils 2 Min. weitere 5 mg (initial max. 15 mg i.v.), bei Verträglichkeit 15 Min. nach der letzten Injektion 50 mg oral, dann ggf. Weiterbehandlung mit 100–200 mg/d.
  - Bei hämodynamisch unklarer Situation kurz wirksamer β-Blocker i.v., z. B. Esmolol (Brevibloc 100 mg/10 ml, Konzentrat 2,5 g/10 ml).

- **ACE-Hemmer** (Kontraindikationen, Präparate s. S. 129): Einschleichende Dosierung mit kurz wirksamem Präparat (initial z. B. 2 × 6,25–12,5 mg Captopril). Therapiebeginn innerhalb der ersten 24 Std., -dauer mindestens 6 Wochen.
- **Therapeutische Heparinisierung:** Bolus von 500–10000 IE Heparin i.v., dann Perfusor (z. B. 25000 IE/50 ml) initial 1000 IE/h (2 ml/Std.), dann nach PTT-Kontrollen (nach 6 Std., dann 2 × /d), PTT_{soll} = 1,5–2,5fache Verlängerung, Behandlungsdauer meist ca. 48 Std.
- **Thrombolysetherapie:**
  - *Indikationen:* Typische Symptomatik und ST-Hebungen in ≥ 2 benachbarten EKG-Ableitungen, wobei die ST-Hebungen ≥ 0,1 mV in den Extremitäten- und ≥ 0,2 mV in den Brustwandableitungen betragen müssen oder typische Symptomatik mit neu aufgetretenem Linksschenkelblock. Infarktalter (vom Symptombeginn) jeweils < 6 Std. (bis 12 Std.); Einverständnis des Patienten.
  - Indirekte Kriterien einer erfolgreichen Reperfusion: Rasche Schmerzfreiheit, schnelle Reduktion der ST-Hebung, frühzeitiger CK-Gipfel.
  - *Medikamente* (alternativ):
    - rt-PA = Alteplase (höchste Reperfusionsrate und Kosten, bessere Ergebnisse bei < 70-Jährigen, Infarktalter < 4 Std. und Vorderwandinfarkt: 15 mg als Bolus, dann 50 mg über 30 Min., dann 35 mg über 60 Min., gleichzeitig Heparinisierung.
    - r-PA = Reteplase (Ergebnisse und Kosten wie rt-PA): 2×10^6 IE im Abstand von 30 Min. jeweils als Bolus langsam (über < 2 Min.) i.v.
    - TNK-tPA = Tenecteplase (z. B. Metalyse, Ergebnisse und Kosten wie rt-PA): Dosis körpergewichtsbezogen (max. 50 mg) als Bolus (ca. 10 Sek.) i.v.

    Hinweis: In der Herzchirurgie erfolgt die Lyse selten, aber grundsätzlich mit rt-PA, r-PA oder TNK-tPA, nie mit Streptokinase, da letztere prä- und intraoperativ nicht antagonisierbar ist.
- Kontrollen von EKG, Herzenzymen und K^+: Zunächst 6-stündlich, Flüssigkeitsbilanz, bei K^+ < 4 mmol/l Substitution.
- Stressulkusprophylaxe: z. B. mit Sucralfat oder H_2-Blocker.
- Stuhlregulierung: z. B. 10 Trpf./d Laxoberal.

Frühkomplikationen

- **Rhythmusstörungen (an K^+ denken!), häufige Formen:**
  - *Ventrikuläre Extrasystolie.* Therapie bei Salven: s. Tab. 31
  - *Kammertachykardie.* Therapie bei Kreislaufstabilität: s. Tab. 31, bei instabilem Kreislauf elektrische Kardioversion. Medikamentöse Rezidivprophylaxe: s. Tab. 31 (Perfusor).
  - *Kammerflimmern.* Therapie: Kardiopulmonale Reanimation mit Defibrillation, ggf. sofortige Operation.
  - *Vorhofflimmern.* Therapie: Digitalisierung. Digitalis ist sonst bei akutem Infarkt nicht sinnvoll. Alternativ Betablocker *oder* Verapamil.
  - *Bradykardie. AV-Blockierung.* Therapie: 1–2 Amp. (= 0,5–1 mg) Atropin i.v. Bei Erfolglosigkeit insbesondere bei höhergradigem AV-Block mit Symptomatik temporäre Schrittmachertherapie.
  - *Asystolie.* Therapie: Kardiopulmonale Reanimation.
- **Linksherzinsuffizienz** mit Lungenödem als Folge myokardialer Insuffizienz.
- **Kardiogener Schock** (Herzfrequenz > 100/Min. und syst. RR < 80 mmHg). Therapie: Wie Lungenödem, zusätzlich Dopamin (200 mg/50 ml) 2–12 ml/Std. und Dobutamin (Dobutrex 250 mg/50 ml) 3–10 ml/Std. Bei *rechtsventrikulärem* Infarkt Volumengabe (möglichst unter Pulmonaliskatheterkontrolle). Evtl. Phosphodiesterasehemmer. Bei Versagen der konservativen Therapie intraaortale Ballongegenpulsation (IABP) bis zur Durchführung evtl. kardiochirurgischer Eingriffe.

Tabelle 31 · Antiarrhythmikadosierung bei höhergradigen ventrikulären Rhythmusstörungen in der akuten Phase des Herzinfarkts (Alternativen) (aus Hahn JM. Checkliste Innere Medizin. 3. Auflage: Thieme; 2000)

Medikament	Initialdosis (Bolus über 5 Min. i.v.)	Weiterbehandlung (nach Erfolg) mit Perfusor
Lidocain (z. B. Xylocain 2% 100 mg/Amp.)	100 mg (ggf. Wiederholung nach 15 Min.)	1–2 mg/min. (bei 1000 mg/50 ml: 3–6 ml/Std.)
Ajmalin (z. B. Gilurytmal 50 mg/Amp.)	25–50 mg	0,5–1 mg/min. (bei 1000 mg/50ml: 1,5–3 ml/Std.)
Amiodaron (z. B. Cordarex 150 mg/Amp.)	150–300 mg	1050 mg/d (bei 1050 mg/50ml: 2 ml/Std.)
Nach Stabilisierung Auslassversuch		

Spätkomplikationen

- **Infarktrezidiv**, Auftreten insbesondere nach erfolgreicher Thrombolysetherapie ohne weitere Diagnostik und Therapie.
- **Komplikationen infolge ausgedehnter Nekrose** (meist 5.–7. Tag).
  - Papillarmuskeldysfunktion/-nekrose mit akuter Mitralinsuffizienz.
  - Ventrikelseptumruptur.
  - Ruptur der freien Myokardwand mit Perikardtamponade.
- **Arterielle Embolien**, z. B. ischämischer zerebraler Insult, akuter Beinarterienverschluss und Lungenembolie.
- **Herzwandaneurysma** mit Emboliegefahr. Therapie: Orale Antikoagulation (z. B. mit Marcumar).
- **Frühperikarditis** (= Pericarditis epistenocardica) einige Tage nach Infarkt. Therapie: NSAID, z. B. Diclofenac (z. B. Voltaren) 3 × 50 mg p.o.
- **Spätperikarditis/Pleuritis** („Dressler-Syndrom") autoimmunologischer Genese mit Fieber und BSG-Erhöhung 2–3 Wochen nach Infarkt. Therapie: Glukokortikoide.
- **Persistierende Rhythmusstörungen.**
- **Persistierende Herzinsuffizienz.**

Chirurgisch behandelbare Komplikationen

- **Funktionelle Papillarmuskelinsuffizienz:** Relativ häufige Komplikation nach einem Myokardinfarkt, bei ca. 35% aller Infarkte, besonders im Hinterwandbereich und bei den Arealen des Myokards, die zum Versorgungsgebiet der RCA (s. S. 20) gehören. Bleibt die Papillarmuskelinsuffizienz nach abgelaufenem Infarkt bestehen, so muss bei höhergradiger Mitralklappeninsuffizienz eine Mitralklappenrekonstruktion oder in seltenen Fällen ein Mitralklappenersatz durchgeführt werden (operatives Vorgehen s. S. 202).
- **Ausbildung eines linksventrikulären Aneurysma (LV-Aneurysma):** Nach jedem abgelaufenen transmuralen Infarkt kommt es zur Ausbildung einer Narbe, die sich als dyskinetisches Areal in der Lävokardiographie darstellt. Es gibt keine spezifischen Symptome für ein LV-Aneurysma, meist wird es im Rahmen einer Herzkatheteruntersuchung entdeckt. Große LV-Aneurysmata bei symptomatischen Patienten (AP oder Linksherzinsuffizienz) sollten operativ saniert werden, da sie die linksventrikuläre Funktion noch weiter einschränken und auf Dauer zu einer Endokardfibrose führen können (operatives Vorgehen s. S. 194).

- **Myokardruptur:** Hier werden drei Formen unterschieden:
  - *Ruptur des Ventrikelseptums:*
    - Findet sich meist beim Vorderwandinfarkt mit akutem Verschluss der CX oder RCA.
    - Es tritt ein VSD auf, der Patient ist im Schock, da es zu einer akuten Druckbelastung des rechten Ventrikels kommt. Gleichzeitig ist die linksventrikuläre Funktion wegen des Infarkts nicht mehr ausreichend.
    - Klinisch findet sich ein neu aufgetretenes systolisches Geräusch über dem gesamten Herzen und Zeichen des kardiogenen Schocks mit akuter Rechtsherzbelastung.
    - Die Diagnosestellung erfolgt mittels Echokardiographie oder Katheteruntersuchung.
    - Zunächst sollte versucht werden, den kardiogenen Schock konservativ zu therapieren (IABP, Intensivtherapie mit invasivem Monitoring, Katecholamine, Phosphodiesterasehemmer, ACE-Hemmer), um eine Narbenbildung des Myokards (3–4 Wochen) abzuwarten, da das Gewebe nach frischem Infarkt sehr brüchig und instabil ist. Ist der kardiogene Schock jedoch therapierefraktär, so kann ein akuter Verschluss des VSD (operatives Vorgehen s. S. 195) erfolgen, allerdings mit einem sehr hohen Letalitätsrisiko (bis 50 %!).
  - *Papillarmuskelabriss:*
    - Meist bedingt durch die Kombination eines alten Gefäßverschlusses im Bereich der Hinterwand (RCA oder RCX) und eines neu auftretenden Verschlusses eines weiteren Gefäßes (RCA oder RCX). Es kommt zu einer Nekrose des Papillarmuskels des posterioren Mitralsegels und damit zur akuten Mitralklappeninsuffizienz.
    - Klinisch findet sich ein neu aufgetretenes Systolikum mit punctum maximum über der Herzspitze, meist ein akutes Lungenödem und ein kardiogener Schock.
    - Die Diagnostik erfolgt über die Echokardiographie oder eine Herzkatheteruntersuchung. Die Therapie besteht in der sofortigen Operation mit Ersatz der Mitralklappe (s. S. 202); eine Rekonstruktion ist in den meisten Fällen nicht möglich.
  - *Ruptur des linken Ventrikels in das Perikard:* Freie Ruptur des linken Ventrikels, die zu einer sofortigen Perikardtamponade führt, was praktisch immer den sofortigen Tod des Patienten zur Folge hat.

14 Herzinsuffizienz

14.1 Herzinsuffizienz

Grundlagen

- **Definition:** Störung der Herzfunktion, die zu einer unzureichenden Versorgung des Organismus mit Blutvolumen führt. Die Funktionsstörung tritt im Zusammenhang mit verschiedenen Herzerkrankungen und auch postoperativ (z. B. durch mangelnde Myokardprotektion, Reperfusionsödem) auf.
- **Ursachen:**
  - *Systolische Ventrikelfunktionsstörungen:*
    - Primäre Kontraktionsschwäche bei KHK, akutem Myokardinfarkt, Z.n. multiplen Infarkten, dilatativer Kardiomyopathie, sekundären Kardiomyopathien, Myokarditis, Protektionsschaden durch Kardioplegie, intraoperativer Überdehnung des Herzens.
    - Sekundäre Kontraktionsschwäche bei Hypoxie, z. B. bei Anämie oder schweren Lungenerkrankungen mit ausgeprägter Gasaustauschstörung.
    - Kontraktionsschwäche durch erhöhte Wandspannung des Ventrikels. Diese kann bedingt sein durch eine Volumenbelastung (Erhöhung der Vorlast), z. B. bei Klappeninsuffizienzen oder Shunt-Vitien oder durch eine Druckbelastung (Erhöhung der Nachlast), z. B. bei Klappenstenosen, arterieller oder pulmonaler Hypertonie, hypertrophischer obstruktiver Kardiomyopathie (Verlegung des linksventrikulären Ausflusstrakts).
  - *Diastolische Ventrikelfunktionsstörungen:* Durch verminderte Ventrikelfüllung, z. B. durch Perikarderguss bzw. Perikardtamponade, Mitralstenose, konstriktive Perikarditis, restriktive Ventrikelfunktionsstörungen wie eine hochgradige Aortenstenose bei gleichzeitig hypertrophiertem und damit füllungsbehindertem linken Ventrikel.
  - *Herzrhythmusstörungen* mit hämodynamischer Relevanz, z. B. ausgeprägte Brady- oder Tachykardien, intermittierende ventrikuläre Tachykardien etc.
- **Einteilung:** Die Einteilung kann erfolgen nach
  1. dem *hauptsächlich betroffenen Ventrikel*: Rechtsherz-, Linksherz- oder Globalinsuffizienz.
  2. dem *Verlauf*: Akute oder chronische Herzinsuffizienz.
  3. der *hauptsächlich gestörten Zirkulationsrichtung*:
     - Vorwärtsversagen (low output failure): Das Herz ist nicht in der Lage, gegen einen vorgegebenen Gefäßwiderstand ein ausreichendes Schlagvolumen zu erzeugen. Die arteriovenöse Sauerstoffdifferenz ist hierbei vergrößert.
     - Rückwärtsversagen (backward failure) mit Blutstau vor der betroffenen Herzhälfte.
     - Hyperzirkulatorisches Versagen (high output failure): Dem Herzen ist es nicht möglich, das erforderliche erhöhte Herzzeitvolumen (HZV) aufzubringen. Das HZV ist zwar schon normal bis erhöht, dies reicht jedoch nicht aus, um die Sauerstoffversorgung der abhängigen Organgebiete zu gewährleisten. Die arteriovenöse Sauerstoffdifferenz ist hierbei normal bis vermindert.
  4. *Schweregrad*: Diese erfolgt anhand der Klassifikation der New York Heart Association (NYHA, s. Tab. 32).

Tabelle 32 · **Klinische Stadien der Herzinsuffizienz nach der NYHA (aus Hahn JM. Checkliste Innere Medizin. 3. Auflage: Thieme; 2000)**

I:	normale körperliche Belastungsfähigkeit ohne Beschwerden
II:	Beschwerden bei stärkerer Belastung
III:	Beschwerden bei geringer Belastung
IV:	Beschwerden in Ruhe

Klinik

- **Leitsymptome der Linksherzinsuffizienz:**
  - Bei akutem Rückwärtsversagen Lungenödem mit Ruhedyspnoe und schaumigem Auswurf.
  - Bei chronischem Rückwärtsversagen Lungenstauung mit Dyspnoe bei Belastung und im Liegen, nächtlicher Husten („Asthma cardiale"), rötlich gefärbtes Sputum („Herzfehlerzellen"), Zyanose, feuchte Rasselgeräusche (RGs).
  - Bei Vorwärtsversagen Schwindel, Synkopen, verminderte Diurese, zerebrale Leistungsstörung, Schwächegefühl.
- **Leitsymptome der Rechtsherzinsuffizienz:**
  - Aus der Stauung resultieren Ödeme, Pleuraergüsse, Aszites.
  - Vergrößerte Leber mit Anstieg der Transaminasen und des Bilirubin, auch bei akutem Rechtsherzversagen zu beobachten.
  - Positiver hepatojugulärer Reflux, d. h. Füllung der Jugularvenen bei leichtem Druck auf die Leberkapsel.
  - Proteinurie infolge der Nierenstauung, verminderter Filtrationsgradient mit resultierender Oligurie.
  - Abdominelle Beschwerden infolge der Stauung im Bereich des Mesenteriums und der parenchymatösen Organe (z. B. Stauungsgastritis).
- **Leitsymptome der Globalinsuffizienz:** Herzvergrößerung (bis zum Cor bovinum), Tachykardie durch sympathikotone Überaktivität (mit evtl. resultierenden Herzrhythmusstörungen), Thromboseneigung durch Strömungsverlangsamung bei reduziertem HZV, bei schwerem und/oder akutem Verlauf kardiogener Schock.
- **Klinische Stadieneinteilung nach NYHA** (s. Tab. 32).

Diagnostik

- ***Wichtig*** sind Anamnese (Beschwerden, Vorerkrankungen, vorausgegangene kardilae Dekompensationen, evtl. Vitien) und Klinik!
- **EKG:** Das EKG liefert meist Hinweise für die Ursache (z. B. KHK, Infarkt, Rhythmusstörungen).
  - *Akute Linksherzbelastung:* Meist keine typischen EKG-Veränderungen.
  - *Chronische Linksherzbelastung:* Linkstyp, Erregungsrückbildungsstörungen in I, avL, V_5, V_6, positiver Sokolow-Lyon-Index (S in V_1 + R in $V_5 > 3{,}5$ mV) als Zeichen der linksventrikulären Hypertrophie.
  - *Akute Rechtsherzbelastung:* Steil- bis Rechtstyp (S_I/Q_{III}-Typ oder $S_I/S_{II}/S_{III}$-Typ), Tachykardie, Rechtsschenkelblockierung. *Hinweis:* Diagnostik hier besser mit Echokardiographie.
  - *Chronische Rechtsherzbelastung:* Rechtsschenkelblock, Steil- bis Rechtstyp, P dextroatriale, positiver Sokolow-Lyon-Index für rechtsventrikuläre Hypertrophie (R in V_1 + S in $V_5 > 1{,}05$mV).
- **Blutdruck:** Bei akuter Linksherzbelastung besteht oft ein erhöhter Blutdruck.
- **Röntgenthorax:**
  - Vergrößerung der Herzsilhouette in der p.a.-Aufnahme. Als grobes Maß kann der Quotient Herzdurchmesser/Thoraxdurchmesser > 0,5 gelten.

- Bei Linksherzinsuffizienz finden sich pulmonale Stauungszeichen:
  - Ein interstitielles Lungenödem im Frühstadium führt zu verwaschenen Hili, die Gefäße im oberen Bereich stellen sich genau so dick dar wie im unteren Bereich (sog. Umverteilung), und es finden sich feine horizontale Linien in den lateralen Unterlappensegmenten (sog. Kerley-B-Linien).
  - Im fortgeschrittenen Stadium findet sich ein chronisches Lungenödem mit kleinfleckig konfluierenden Verschattungen.
- Pleuraergüsse findet man vor allem bei der Rechtsherzinsuffizienz.
- Zur Unterscheidung zwischen Rechts- und Linksherzvergößerung dient die seitliche Thoraxaufnahme; eine Rechtsherzvergrößerung führt zu einer Einengung des Retrosternalraumes, eine Linksherzvergrößerung zu einer Einengung des zwerchfellnahen Retrokardialraumes (sog. Holzknechtscher Raum).

► **Echokardiographie:** Feststellung der Ursache (z. B. Perikarderguss, Wandbewegungsstörungen, paravalvuläre Lecks, Klappeninsuffizienz, Volumenstatus des Patienten, hypertrophierter linker Ventrikel mit zu geringer Vorlast, Globalfunktion).

► **Invasives Monitoring:** Durch die invasive Ermittlung von arteriellem Blutdruck, Druckwerten des rechten Vorhofs, Druckwerten der Pulmonalarterie und des PCWP (s. S. 21) sowie die Bestimmung der gemischt-venösen Sättigung und des HZV (Thermodilution, s. S. 29) mittels eines Pulmonalarterienkatheters (PAK, s. S. 21) können exakte Daten über den aktuellen hämodynamischen Zustand gewonnen werden.

Merke: Jeder Patient, der prä- oder postoperativ Zeichen einer Herzinsuffizienz zeigt, sollte zumindest mit einer direkten arteriellen Druckmessung (BGA!) und einem ZVK versorgt werden!

► Bei speziellen Fragestellungen weiterführende Untersuchungen wie z. B. Angiographie bei V.a. Bypass-Verschluss mit resultierendem Infarkt oder CT bei unklarer Raumforderung im Perikard durchführen.

Therapie: Ziel, allgemeine Maßnahmen, kausaler Therapieansatz

► **Therapieziel:** Erhöhung des HZV und daraus resultierend ausreichende Perfusion der Körperorgane. Dies wird erreicht durch Verminderung der Vor- und Nachlast und/oder durch die Steigerung der Kontraktionskraft.

► **Allgemeine Maßnahmen:**
- Bettruhe mit Oberkörperhochlagerung.
- Morgendliche und abendliche Gewichtskontrolle. Das gewünschte Körpergewicht des Patienten sollte auch mittels Begrenzung der Trinkmenge und genauer Flüssigkeitsbilanzierung angestrebt werden.
- Sauerstoffgabe unter Kontrolle der BGA und der Sauerstoffsättigung (> 90 %).
- Bei erniedrigtem Hämatokrit (< 30 %) Gabe von Erythrozytenkonzentraten.
- In der Akutphase alle Medikamente wegen stauungsbedingter Ödeme der Mesenterialorgane und damit unsicherer Resorptionsquoten i.v. verabreichen.

► **Kausale Bahandlung der Grunderkrankung, z. B.:**
- *Behandlung eines arteriellen Hypertonus:* Absenken des systemvaskulären Widerstands ohne negativ inotrop wirkende Substanzen (z. B. Nitrate, Nitroprussid, α-Blocker, Phosphodiesterasehemmer).
- *Behandlung eines pulmonalarteriellen Hypertonus:* Gabe von inhalativen NO-Präparaten (Stickstoffmonoxyd), intravenöse Gabe von Prostaglandinantagonisten (Flolan) oder die inhalative Applikation von Prostavasin.

- *Myokardiale Minderperfusion infolge KHK* kann durch PTCA oder Bypass-Chirurgie behoben werden.
- *Herzrhythmusstörungen:* Bei tachykarden Rhythmusstörungen Gabe von negativ chronotropen Substanzen, ohne gleichzeitig in hohem Maße die Inotropie des Herzens zu beeinflussen (z. B. β-Blocker oder Klasse-III-Antiarrhythmika in Form von Sotalol oder bevorzugterweise Cordarex).
- *Operative Korrektur bestehender Vitien* (s. roter Teil), *Verschluss von Septumdefekten* (s. S. 220).

Therapie: Medikamente

- **Diuretika:**
  - *Wirkmechanismus:* Diuretika bewirken durch eine vermehrte Flüssigkeitsausscheidung ein Absinken der Vor- und der Nachlast.
  - *Unerwünschte Wirkungen* sind Exsikkose, Blutdrucksenkung, Erhöhung der Thromboseneigung, prärenale Niereninsuffizienz infolge der Hypovolämie.
  - *Substanzgruppen:*
    - Thiaziddiuretika: z. B. Hydrochlorothiazid (z. B. Esidrix), Xipamid (z. B. Aquaphor), Butizid (z. B. Saltucin). Bei eingeschränkter Nierenfunktion nur wenig wirksam.
    - Schleifendiuretika: Schneller Wirkungseintritt und stärkere Wirkung, auch bei eingeschränkter Nierenfunktion. Sie sind vor allem in der Notfallmedizin geeignet. Beispiele sind Furosemid (z. B. Lasix), Torasemid (z. B. Unat), Piretanid (z. B. Arelix).
    - Kaliumsparende aldosteronunabhängige Diuretika: Sie wirken verhältnismäßig gering diuretisch und werden meist nur in Kombination mit Kaliuretika eingesetzt. Kontraindiziert sind sie bei der Hyperkaliämie und Niereninsuffizienz. Beispiele sind Hydrochlorothiazid + Amilorid (z. B. Aquaretic, Hydrocomp, Moduretik) und Hydrochlorothiazid + Triamteren (z. B. Dytide H, Tri-Thiazid).
    - Aldosteronantagonisten: Sie sind indiziert bei primärem und sekundärem Hyperaldosteronismus. Die diuretische Wirkung bei Monotherapie ist gering und setzt erst nach 3–5 d ein. Beispiele sind Spironolacton (z. B. Aldactone, Aquareduct, Osyrol) und Kaliumcanrenoat zur i.v.-Gabe (z. B. Aldactone, Osyrol).
- **ACE-Hemmer und ATI-Antagonisten** (s. S. 129): Sie bewirken ein kombiniertes Absenken der Vor- und hauptsächlich der Nachlast. Bei Patienten mit Herzinfarkt wird eine zusätzliche kardioprotektive Wirkung mit Prognoseverbesserung der Herzinsuffizienz beobachtet.
- **Nitrate** (s. S. 127): Dosisabhängige Senkung der Vorlast und in höheren Dosierungen auch Senkung der Nachlast. Nitrate sind besonders bei akuter Linksherzinsuffizienz mit Lungenödem indiziert, dabei ist die intravenöse Applikation mit 1–6 mg/Std. zu bevorzugen.
- **β-Blocker** (s. S. 128): Sie führen zu einer Verminderung des myokardialen Sauerstoffverbrauchs durch eine geringe negativ inotrope, eine negativ bathmotrope, eine negativ chronotrope und eine negativ dromotrope Wirkung. Die Verwendung von kardioselektiven β-1-Blockern zeigt eine deutlich geringere Nebenwirkungsrate. Unterteilung der β-Blocker in β-Blocker mit ISA und ohne ISA s. S. 128.

Cave: Gabe von β-Blockern postoperativ kann eine Hypovolämie oder eine Perikardtamponade verschleiern.

- **Digitalisglykoside:**
  - *Wirkmechanismus:* Sie führen zu einer Hemmung der Ionenpumpe der Herzmuskelzellen (Na/K-ATPase), wodurch die intrazelluläre Konzentration an freiem Kalzium gesteigert wird, was wiederum zu einem positiv

inotropen Effekt führt. Insgesamt sind sie positiv inotrop und bathmotrop sowie negativ dromotrop und chronotrop.

- *Indikationen:*
  - Tachyarrhythmia absoluta (TAA) mit Vorhofflimmern.
  - Linksherzinsuffizienz (chronisch). Hier spricht vor allem die Insuffizienz bei Mitral- und Aortenklappeninsuffizienz gut an, wobei eine zu starke Absenkung der Herzfrequenz (< 70/Min.) vermieden werden sollte.

  Hinweis:
  - Bei Stenosen dieser beiden Klappen, bei chronischer Rechtsherzinsuffizienz und bei sekundärer Kardiomyopathie ist die Wirkung von Digitalisglykosiden nur gering oder überhaupt nicht vorhanden.
  - Bei Niereninsuffizienz sollte Digitoxin verwendet werden, das im Gegensatz zu den Digoxinen hauptsächlich hepatisch verstoffwechselt wird und so weniger kumuliert.
- *Kontraindikationen:*
  Frischer Infarkt (hier besser β-Blocker, Ausnahme: TAA), bradykarde Rhythmusstörungen mit AV- und SA-Blockierungen, Hyperkalzämie und Hypokaliämie (vor Digitalisgabe Kalium > 4,5 mmol/l), hypertrophisch obstruktive Kardiomyopathie, Digitalisintoxikation (s. u.).
- *Überdosierung:*
  - Symptome der Überdosierung sind Appetitlosigkeit, Übelkeit, Erbrechen, Diarrhö, Farbensehen, Müdigkeit, Kopfschmerzen und Verwirrtheit.
  - EKG: Typische muldenförmige ST-Senkungen, AV-Blockierungen, Sinus-Bradykardie, VES, Kammertachykardie, Vorhoftachykardie.
  - Therapie: Absetzen des Digitalispräparates, evtl. Gabe von Antikörpern. Beachte: Kalium bei Digitalisintoxikation hoch halten.
- *Präparate:* s. Tab. 33.

Tabelle 33 · Digitalisglykoside (aus Hahn JM. Checkliste Innere Medizin. 3. Auflage: Thieme; 2000)

Freinamen	Handelsnamen (z. B.)	HWZ	orale Erhaltungsdosis
Digoxin	Lanicor 0,25 mg/Tbl., 0,25 mg/Amp.	1 1/2d	0,25–0,375 mg
Acetyldigoxin	Novodigal 0,1/0,2 mg/Tbl., 0,2/0,4 mg/Amp.	1 1/2d	0,2–0,3 mg
Methyldigoxin	Lanitop 0,05/0,1/ 0,15 mg/Tbl., Lanitop liquidum 0,6 mg/ml	1 1/2d	0,1–0,2 mg
Digitoxin	Digimerck 0,05/0,07/1,0 mg/Tbl., 0,1/0,25 mg/Amp.	6–8 d	0,07–0,1 mg

► **Katecholamine:**

Beachte: Gabe nur mit ausreichendem invasiven Monitoring, d. h. direkte arterielle Druckmessung, ZVK, PAK, Urinkatheter. Die Auswahl sollte stufenweise erfolgen und sich nach den hämodynamischen Gegebenheiten richten.

- *Dopamin:* Positiv inotrope, dosisabhängig auch positiv chronotrope und dromotrope Wirkung (Dopamin 5–30 mg/Std.).
- *Dobutamin:* Positiv inotrope Wirkung mit Absenkung des systemvaskulären Widerstands (Dobutamin 5–30 mg/Std.).

- *Suprarenin:* Dosisabhängige Wirkung, überwiegend jedoch positiv inotrop und chronotrop, bei höherer Dosierung teilweise Steigerung des peripheren Widerstands (Suprarenin 0,1–1,0 mg/Std.).
- *Noradrenalin:* Reiner α-Konstriktor mit nur geringer positiv inotroper Wirkung, bei manifester Herzinsuffizienz eher kontraindiziert (Arterenol 0,2–1,0 mg/Std.).
- *Phosphodiesterasehemmer (z. B. Enoximon):* Keine Katecholamine im eigentlichen Sinne, jedoch corotrop, d. h. positiv inotrop und vasodilatatorisch wirksam. Besonders im Kurzzeiteinsatz bei postoperativ auftretender Herzinsuffizienz gute Wirkung (Bolusgabe von 6–8 mg, dann Dauerinfusion von 0,4–0,8 mg/Std.).

Therapie: Invasive Maßnahmen

- **Implantation von Hilfspumpen:** Die intraaortale Ballongegenpulsation (s. S. 34) führt zu einer Verbesserung der Koronarperfusion bei gleichzeitiger Senkung der Nachlast. Sie ist neben der medikamentösen Therapie das effektivste und am leichtesten zu implantierende Hilfssystem.
- **Hemopump:** Eine auf dem Prinzip der archimedischen Schraube basierende Blutpumpe, die Blut aus dem Ventrikel saugt und es über spezielle Kanäle in die Aorta hineinpumpt (auch als Reverse-System zur Behandlung der Rechtsherzinsuffizienz verfügbar). Dieses System ist nicht pulsatil, es muss daher gleichzeitig zur Erzielung einer gewissen Pulsatilität eine IABP implantiert werden. Mit der Hemopump ist es möglich, HZV bis zu 3 l/Min. zu bewerkstelligen und somit ein fast ausreichendes Herzzeitvolumen aufzubauen. Problematisch sind die Anfälligkeit des Systems und die Notwendigkeit der intensiven Überwachung.

15 Endokarditis

15.1 Bakterielle Endokarditis

Grundlagen

- **Definition:** Entzündung des Endokards, die an einer oder mehreren Herzklappen zur Destruktion und damit zu Störungen der Ventilfunktion führen kann.
- **Ursachen:**
  - *Bakteriämie* im Rahmen einer Infektionskrankheit oder infolge invasiver Maßnahmen (z. B. ZVK, Schrittmachersonde). Prädisposition s. u.
  - *Häufigste Erreger (Häufigkeit in % auf Nativklappen):* Streptokokken (-viridans 30–40 %, -bovis 10–20 %, sonstige < 5 %), Staphylokokken (-aureus 20–25 %, -epidermidis < 5 %), Enterokokken (5 %), gramnegative Keime (< 5 %) einschließlich HACEK-Gruppe (*H*aemophilus, *A*ctinobacillus, *C*ardiobacterium, *E*ikenella, *K*ingella), Pilze (< 5 %).
- **Lokalisation:** Am häufigsten betroffen ist die Aortenklappe gefolgt von der Mitralklappe, bei starker intravenöser Erregereinschwemmung (z. B. i.v.-Drogenabhängige) auch die Trikuspidalklappe, Herzklappenprothese bei Z.n. Herzklappenersatz.
- **Prognosebestimmende Faktoren:** Zeitpunkt des Therapiebeginns, Antibiotikaresistenz der Erreger (v.a. bei gramnegativen Erregern), Alter und Abwehrlage des Patienten, Vorschädigung des Herzens (Gesamtletalität 20–30 %).

Klinik

- **Symptome:** Meist Fieber (≥ 38,0° C), Schwäche, häufiges Schwitzen, Gliederschmerzen, Tachykardie, Herzinsuffizienz, pathologisches Herzgeräusch, Splenomegalie.
- **Verlauf:** Bei Abwehrschwäche und hoher Virulenz der Erreger kann es zu einem akuten Verlauf mit schwerer Sepsis und rascher Progredienz der Symptome kommen. Bei der subakuten Form (sog. Endokarditis lenta, meist durch Streptococcus viridans) nehmen die Symptome langsam zu; sie ist häufig die Ursache unklarer Fieberzustände.

Diagnostik

- **Blutkulturen:** Drei, jeweils aerob/anaerob vor Therapiebeginn; bei V.a. akute Endokarditis innerhalb 1 Std., bei V.a. subakute Endokarditis innerhalb von 24–36 Std.
- **Echokardiographie:** s. u.
- **Labor**: Unspezifische BSG- und CRP-Erhöhung, evtl. Leukozytose, Anämie.
- **EKG.**
- **Röntgenthorax:** Herzinsuffizienz?
- **Abdomensono:** Milzabszess?
- **Duke-Kriterien:** Eine Endokarditis gilt als gesichert, wenn zwei Hauptkriterien oder ein Haupt- und drei Nebenkriterien oder fünf Nebenkriterien vorliegen.
  - *Hauptkriterien:*
    - Positive Blutkulturen: 2 positive Blutkulturen (getrennt abgenommen) mit typischen Erregern (s. o.) oder wiederholt positive Blutkulturen (2 Blutkulturen im Abstand von ≥ 12 Std. oder 3 von 3 Blutkulturen in ≥ 1 Std. Abstand zwischen erster und letzter Blutkultur).
    - Echokardiographisch nachweisbare Endokardbeteiligung mit typischen Klappenvegetationen, Abszessbildung, neu aufgetretene Klappeninsuffizienz oder neue Dehiszenz bei Kunstklappen. Außerdem kann es zu einer gestörten Klappenflügelbeweglichkeit bei mechanischen Klappenprothesen kommen.

- *Nebenkriterien:*
  - Prädisposition: Kardiale Grunderkrankung, i.v.-Drogenmissbrauch.
  - Fieber ≥ 38,0° C.
  - Gefäßveränderungen: Arterielle Embolie (z. B. Gehirn, Milz, Niere), septischer Infarkt (z. B. Gehirn, Milz), intrakranielle Blutung.
  - Immunologische Störungen: Glomerulonephritis, Osler-Knötchen (schmerzhaft, violett gefärbte Knötchen an Fingerkuppen und Zehen), Roth-Spots (ophthalmoskopisch nachweisbare rundliche Netzhautblutungen).
  - Echokardiographischer Verdacht auf Vegetationen oder Abszesse.
  - Mikrobiologie: Positive Blutkultur (ohne Hauptkriterien), Serologie.

Therapie

► **Antibiotikatherapie**:
- Vor Erhalt des Kulturergebnisses mit Antibiogramm oder bei negativer Kultur ungezielt i.v. nach Verlauf und vermutetem Erreger:
  - Bei akutem Verlauf (Staphylokokken?): 3 × 2 g/d Flucloxacillin (z. B. Staphylex) + 3 × 2 g/d Cefotaxim (z. B. Claforan) + 1 × 4 mg/kg KG/d Gentamicin (z. B. Refobacin).
  - Bei subakutem Verlauf (Streptokokken?): 3 × 10 Mio IE/d Penicillin G + 1 × 4 mg/kg KG/d Gentamicin (s. o.). Bei Penicillinallergie Cefotaxim + Gentamicin (s. o.).
  - Bei V.a. Enterokokken: Ampicillin + Gentamicin.
- Nach Erhalt des Antibiogramms gezielte Antibiotikatherapie.
- Therapiedauer: Mindestens 4 Wochen bzw. bis 2 Wochen nach Entfieberung.

► **Herzklappenersatz:**

Hinweis: Nach Möglichkeit sollte die Endokarditis erst ausheilen und der Klappenersatz dann im infektfreien Intervall erfolgen.

- *Indikation zum notfallmäßigen Klappenersatz bei Endokarditis:*
  - Echokardiographischer Nachweis flottierender Klappenvegetationen, -thromben oder paravalvulärer Höhlenbildung.
  - Wiederholte septische Embolien.
  - AV-Blockierungen.
  - Nierenversagen.
  - Progrediente Herzinsuffizienz.
- *Ziel der Operation:* Möglichst vollständige Entfernung des infizierten Gewebes, Gewinnung von Klappenmaterial für die histologische und mikrobiologische Untersuchung. Bei starker Zerstörung des Anulus durch die Endokarditis empfiehlt sich die Implantation eines Homografts (s. S. 200). Anschließend an den Klappenersatz erfolgt eine Fortführung der Antibiose für weitere 6–8 Wochen und je nach Klappentyp eine Anitkoagulation (s. S. 89).

Cave: Die Reaktivierung einer Endokarditis ist nach einem Klappenersatz bis zu 10 × häufiger!

- *Nachbehandlung nach chirurgischer Therapie:* Anschlussheilbehandlung, Antibiotikatherapie nach Antibiogramm (mindestens für weitere 6–8 Wochen), Antikoagulation je nach Klappentyp, Kontrolle der Entzündungsparameter.

Endokarditisprophylaxe

- **Endokarditisrisiko:**
  - *Besonders hohes Risiko/Prophylaxe unbedingt empfohlen bei:*
    - Herzklappenprothesen inklusive Conduits/Graft.
    - Z.n. bakterieller Endokarditis.
    - Kongenital-zyanotischen Vitien.
  - *Vorhandenes Risiko/Prophylaxe empfohlen bei:*
    - Angeborenen Herzfehlern (außer VSD vom Sekundumtyp).
    - Erworbenen Herzklappenfehlern (inklusive degenerativen Veränderungen, z. B. verkalkter Aortenklappe).
    - Operierten Herzfehlern mit Restbefund.
    - Operierten Herzfehlern ohne Restbefund nur für ein Jahr.
    - Mitralklappenprolaps mit Mitralklappeninsuffizienz.
    - Hypertropher obstruktiver Kardiomyopathie.
  - *Geringes Risiko/keine Prophylaxe bei:*
    - Mitralklappenprolaps ohne Mitralklappeninsuffizienz.
    - Z.n. ACVB, Z.n. SM-Implantation oder AICD-Implantation.
    - Z.n. Verschluss eines Ductus Botalli.
    - Operierten Herzfehlern nach dem ersten postoperativen Jahr.
- **Operative Eingriffe, bei denen eine Endokarditisprophylaxe empfohlen wird:** s. Tab. 34.

Tabelle 34 · Operative Eingriffe, bei denen eine Endokarditisprophylaxe empfohlen bzw. nicht empfohlen wird

Eingriffe im Bereich von	bei vorhandenem Risiko (s. o.) Prophylaxe empfohlen bei	Prophylaxe nur bei besonders hohem Risiko (s. o.) empfohlen bei	keine Prophylaxe (s. o.) bei
Oropharynx-, Respirations- und oberer Verdauungstrakt	– zahnärztlichen Eingriffen mit Blutungsgefahr (Zahnsteinentfernung, Parodontalkürettage, Parodontalchirurgie, Wurzelbehandlungen, zahnchirurgische Eingriffe) – Tonsillektomie, Adenotomie – Bronchoskopie mit starrem Instrument, Sklerosierung von Ösophagusvarizen, Ösophagus- und Bronchusdilatation und/oder Stent-Implantation – chirurgischen Eingriffen an den oberen Luftwegen	– Gastroskopie mit und ohne Biopsie, ERCP, TEE, nasotracheale Intubation, flexible Bronchoskopie	– orotrachealer Intubation
Intestinaltrakt	– chirurgischen Eingriffen inklusive mikroinvasiver Technik an Gastrointestinaltrakt und Gallenwegen – Lithotripsie im Bereich der Gallen-Pankreas-Wege	– Rekto-Sigmoideo-Koloskopie	– bei Kontrasteinlauf

Fortsetzung →

Tabelle 34 · Fortsetzung von Seite 145

Eingriffe im Bereich von	bei vorhandenem Risiko (s. o.) Prophylaxe empfohlen bei	Prophylaxe nur bei besonders hohem Risiko (s. o.) empfohlen bei	keine Prophylaxe (s. o.) bei
Urogenitaltrakt	– Zystoskopie, Lithotripsie, chirurgischen Eingriffen	– Geburt, Dilatation und Kürettage, Hysterektomie	– Blasenkatheterisierung, IUD-Einlage/-Entfernung
sonstige operative Eingriffe	– Eingriffen an infizierten Herden (Abszess, Phlegmone u. a.)		
Herzkatheter	– lang dauernder Herzkatheterisierung wie z. B. Valvuloplastie		– Routinekatheter, PTCA oder Stent-Implantation

► **Prophylaxeschemata:** s. Tab. 35.

Tabelle 35 · Prophylaxeschemata

Prohylaxeschema bei Erwachsenen mit vorhandenem Endokarditisrisiko (s. S. 145)	*einmalige Antibiotikagabe bei Eingriffen im Mund-Rachen-Raum, an den Atemwegen, im Bereich des Magen-Darm-Trakts sowie der Harn- und Geschlechtsorgane:* – Amoxicillin 2 g (< 70 kg) bis 3 g (> 70 kg) p.o. 1 Std. vor Eingriff – bei Penicillinunverträglichkeit: – Clindamycin 600 mg p.o., 1 Std. vor Eingriff (nur bei Eingriffen im Mund-Rachen-Raum) – oder Vancomycin 1 g i.v. als Infusion über 1 Std., spätester Beginn 1 Std. vor Eingriff – oder Teicoplanin 800 mg i.v., 1 Std. vor Eingriff	*ein- bis zweimalig Antibiotikagabe bei Eingriffen an infizierten Herden und lang andauerndem Herzkatheter:* – Clindamycin 600 mg p.o., 1 Std. vor Eingriff, gefolgt von 300 mg Clindamycin, 6 Std. nach Eingriff – oder Vancomycin 1 g i.v. als Infusion über 1 Std., mindestens 1 Std. vor dem Eingriff – oder Teicoplanin 800 mg i.v., eine Stunde vor dem Eingriff

Fortsetzung →

Tabelle 35 · Fortsetzung von Seite 146

Prohylaxeschema bei Erwachsenen mit besonders hohem Endokarditisrisiko (s. S. 145)	*ein- bis zweimalige Antibiotikagabe bei Eingriffen im Mund-Rachen-Raum, im Bereich der Atemwege, des Magen-Darm-Trakts sowie der Harn- und Geschlechtsorgane:*
	– Amoxicillin 2 g (< 70 kg) bis 3 g (> 70 kg) p.o. 1 Std. vor dem Eingriff, gefolgt von 1 g Amoxicillin p.o., 6 Std. nach dem Eingriff
	– bei Penicillinunverträglichkeit:
	  – Clindamycin 600 mg p.o., 1 Std. vor dem Eingriff, gefolgt von 300 mg Clindamycin, 6 Std. nach dem Eingriff (nur bei Eingriffen im Mund-Rachen-Raum)
	  – oder Vancomycin 1 g i.v. als Infusion über 1 Std., mindestens 1 Std. vor dem Eingriff
	  – oder Teicoplanin 800 mg i.v., 1 Std. vor dem Eingriff
		einmalige Antibiotikagabe bei Eingriffen an infizierten Herden und lang andauerendem Herzkatheter:
		– Clindamycin 600 mg p.o., 1 Std. vor Eingriff
		– oder Vancomycin 1 g i.v. als Infusion über 1 Std., spätester Beginn 1 Std. vor dem Eingriff

Bei hospitalisierten Patienten die Gabe von 2 g Amoxicillin i.v. 1 Std. vor dem Eingriff, gefolgt von 1 g Amoxicillin 6 Std. nach Eingriff, jeweils mit 1,5 mg/kg KG Gentamycin i.v. kombinieren. Bei Penicillinunverträglichkeit oder bei Staphylokokkeninfektion sollte Vancomycin 1 g i. v. 1 Std. vor und 12 Std. nach dem Eingriff mit jeweils 1,5 mg/kg Körpergewicht Gentamycin i.v. kombiniert werden. Bei Gabe von Teicoplanin 800 mg i. v. 1 Std. vor Eingriff erfolgt die einmalige Kombination mit 1,5 mg/kg KG Gentamycin i.v.
Bei Patienten mit beeinträchtigter Nierenfunktion wird die Dosierung der Antibiotika an die Nierenfunktion angepasst.

15.2 Abakterielle Endokarditis/ Rheumatisches Fieber

Grundlagen

- **Definition:**
  - *Rheumatisches Fieber:* Systemerkrankung infolge einer infektallergischen Reaktion gegen Streptokokkenantigene.
  - *Rheumatische Endokarditis:* Herzklappenentzündung im Rahmen eines rheumatischen Fiebers (Endocarditis verrucosa rheumatica).
- **Ursachen:**
  - Infektion mit β-hämolysierenden Streptokokken der Gruppe A (z. B. Scharlach, Tonsillitis, Otitis media) führt nach einem Intervall von 1–3 Wochen

zu einer streptokokkenallergischen Zweiterkrankung. Nach einer Latenzzeit von mehreren Jahren können nach einer rheumatischen Endokarditis bleibende Klappenfehler infolge narbiger Veränderungen auftreten. Betroffen sind meist die Mitralklappe (≥ 50 %), in ca. 30 % die Aorten- und Mitralklappe kombiniert und selten die Aortenklappe isoliert (15 %). Meist ist ein Klappenersatz nach einer Latenzzeit erforderlich.
- Das rheumatische Fieber ist in hoch entwickelten Ländern eine inzwischen selten gewordene Erkrankung. Erkrankungsgipfel 5–15 Jahre.

Klinik

- **Symptome 1. Ordnung** (Hauptkriterien nach Jones):
  - *Akute (wandernde) Polyarthritis* meist der großen Gelenke mit symmetrischem Befall, Rötung und Schwellung.
  - *Karditis:* Herzgeräusch, Herzvergrößerung, Herzinsuffizienz, Perikardreiben infolge einer meist gleichzeitig vorhandenen Endo-, Myo- und Perikarditis.
  - *Subkutane Rheumaknötchen* (häufig).
  - *Erythema anulare* (selten): Rötliche ringförmige Flecken am Stamm.
  - *Chorea minor* (selten): Nach längerer Latenzzeit auftretende Dyskinesien mit unkontrollierten („ungeschickten") Bewegungsabläufen.
- **Symptome 2. Ordnung** (Nebenkriterien nach Jones):
  - Fieber.
  - Arthralgien.
  - Verlängerte PQ-Zeit im EKG.
  - BSG- und CRP-Erhöhung (zusätzliche Laborveränderungen: ASL-Titer > 300 IU/ml und/oder Titerbewegungen, erhöhter ADB-Titer).
- **Rheumatisches Fieber wahrscheinlich:** Vorhandensein von 2 Haupt- oder 1 Haupt- und 2 Nebenkriterien bei vorausgegangenem Streptokokkeninfekt.

Therapie

- Bettruhe.
- 2 Wochen 4 × 1 Mio. IE/d Penicillin G i.v., dann 3 × 1,2 Mio. IE/d p.o.
- ASS 3 × 1 g/d unter Magenschutz (z. B. H_2-Blocker in halber Dosierung).
- Behandlung, bis die Entzündungszeichen abklingen.
- Nach Ende der Akuterkrankung: Fokussanierung (z. B. Tonsillektomie).
- Rezidivprophylaxe über 10 Jahre mit Oralpenicillin 500 mg/d oder Benzyl-Penicillin 1,5 Mio. IE i.m./Monat bis zum 25. Lebensjahr, später bei diagnostischen oder operativen Eingriffen.

16 Vitien der Aortenklappe

16.1 Aortenklappenstenose

Grundlagen

- **Definition:** Einengung der linksventrikulären Ausflussbahn im Bereich der Aortenklappe. Operationsbedürftig ist die Stenose, wenn Symptome wie AP, Synkopen oder Herzinsuffizienz auftreten, wenn die Aortenklappenöffnungsfläche $< 0{,}7\ cm^2$ ist oder wenn der transvalvuläre Druckgradient > 50 mmHg beträgt.
- **Ätiologie:**
  - *Angeboren:* s. S. 172.
  - *Erworben:* Meist findet sich eine rheumatische Endokarditis (s. S. 147) in der Vorgeschichte, seltener eine bakterielle Endokarditis (s. S. 143). Im höheren Alter ($>$ 65 Jahre) liegt häufig eine arteriosklerotische (degenerative) Aortenstenose vor.
- **Pathophysiologie:** Durch die reduzierte Klappenöffnungsfläche kommt es zu einer Druckbelastung des linken Ventrikels, auf deren Boden sich eine konzentrische Hypertrophie entwickelt. Diese führt zu einer restriktiven Bewegungsstörung des linken Ventrikels mit Erhöhung der enddiastolischen Füllungsdrücke. Infolge der Kombination aus linksventrikulärer Hypertrophie und Erhöhung der linksventrikulären Füllungsdrücke kommt es zu einer relativ verminderten Koronarperfusion durch eine Erhöhung des intrakavitären Drucks bei relativer Missperfusion der abhängigen Myokardbezirke.
- **Prognose:** Bei einer klinisch relevanten Aortenstenose ist die Prognose insgesamt schlecht. Die mittlere Lebenserwartung ist abhängig von der Symptomatik; Patienten mit Aortenstenose und AP-Beschwerden überleben ca. 3 Jahre, mit begleitenden Synkopen ca. 2 Jahre und mit Linksherzinsuffizienz oder Vorhofflimmern ca. 1 Jahr. Die 10-Jahresüberlebensrate bei operierten Patienten liegt bei 60–70 %.

Klinik

- Bei einer leichtgradigen Aortenklappenstenose hat der Patient oft keine Beschwerden.
- Beim Auftreten von Symptomen besteht meist bereits schon eine operationsbedürftige Stenose.
- Hervorgerufen werden die Symptome hauptsächlich durch die Auswirkungen des kongestiven Herzfehlers: Tachykardie mit niedriger Blutdruckamplitude, Schwindel, Synkope, Belastungsdyspnoe, AP infolge der relativen Koronarinsuffizienz, Herzrhythmusstörungen, Linksherzinsuffizienz.

Komplikationen

- **Herzinsuffizienz** mit Linksherzdekompensation (vor allem im Rahmen krisenhafter Blutdruckanstiege).
- **Herzrhythmusstörungen.**
- **Endokarditis** (s. S. 143 und S. 147) bei vorgeschädigter Aortenklappe.
- **Plötzlicher Herztod.**

Diagnostik

- **Obligate Untersuchungen:**
  - *Anamnese!* Siehe Klinik.
  - *Auskultation:* Spindelförmiges Systolikum mit punctum maximum (p.m.) im zweiten ICR rechts parasternal. Oft wird das Systolikum auch in die Karotiden fortgeleitet.

- *EKG:* Es finden sich Zeichen der linksventrikulären Hypertrophie (positiver Sokolow-Lyon-Index, s. S. 138) und T-Strecken-Negativierungen linkspräkordial (V_4–V_6).
- *Röntgenthorax:* Linksventrikuär vergrößertes Herz und oft poststenotische Dilatation und Elongation der Aorta.
- *Echokardiographie* (s. S. 23):
  - Ausgeprägte Sklerose der Aortenklappe. Konzentrische, linksventrikuläre Hypertrophie, verminderte Klappenseparation, erhöhter Druckgradient über der Aortenklappe und verkleinerte Klappenöffnungsfläche (Berechnung mittels Kontinuitätsgleichung).
  - Schweregradeinteilung: Die Einteilung in Schweregrade nach Druckgradient (s. Tab. 36) setzt eine annähernd normale LV-Funktion und LVOT-Weite voraus. Die funktionelle Klappenöffnungsfläche (AÖF) bezieht sich auf eine normale Körperoberfläche von 1,73 cm^2 und wird nach modifizierter Gorlin-Formel oder Kontinuitätsgleichung berechnet. Im TEE kann die AÖF bei nicht stark kalzifizierter Klappe planimetriert werden.

Tabelle 36 · Einteilung der Aortenklappenstenose in Schweregrade anhand des Druckgradienten und der Klappenöffnungsfläche

Schweregrad	dp max (mmHg)	dp mean (mmHg)	AÖF (cm^2)
leicht	< 40	< 25	1,2–2,0
mittel	40–80	25–50	0,75–1,2
schwer	> 80	> 50	< 0,75

dp max = maximaler Druckgradient, dp mean = mittlerer Druckgradient, AÖF = funktionelle Öffnungsfläche der Aortenklappe

- **Ergänzende Untersuchung:** Bei Patienten > 40 Jahren wird eine zusätzliche Herzkatheteruntersuchung zum Ausschluss einer koronaren Herzkrankheit durchgeführt. Bei Patienten mit stark eingeschränkter linksventrikulärer Funktion ist eine zusätzliche Rechtsherzkatheteruntersuchung empfohlen; sie zeigt, ob eine pulmonalarterielle Hypertonie voliegt, HZV (CI); Mitralklappenfehler (V-Welle).

Differenzialdiagnose

- **Aortenklappensklerose ohne hämodynamisch relevante Stenose:** Abzugrenzen durch Echokardiographie und Klinik.
- **Hypertrophe obstruktive Kardiomyopathie:** Abzugrenzen in der Echokardiographie.

Therapie

- **Allgemeine Maßnahmen:** Bei leicht- bis mittelgradigen Stenosen bzw. NYHA-Stadium I–II (s. S. 138) körperliche Schonung. Endokarditisprophylaxe (s. S. 145) bei allen operativen Eingriffen (z. B. Zahnextraktionen etc.).
- **Operative Therapie** (s. S. 197): Bei operationsbedürftiger Stenose (Indikation s. o.) Aortenklappenersatz mit der für den Patienten geeigneten Aortenklappenprothese (Bioprothese mit und ohne Stent, mechanische Prothese oder Homograftersatz, ggf. Ross-Operation, s. S. 223). Hierbei gilt:
  - *Mechanische Klappe* bei Patienten < 65 Jahre oder Patienten mit chronischem Vorhofflimmern.
  - *Biologische Klappe* bei Patienten > 65 Jahre.

– Prinzipiell wird auch der Wunsch des Patienten berücksichtigt.

Merke: Bei Vorliegen einer operationsbedürftigen Aortenklappenstenose und den Zeichen einer manifesten Herzinsuffizienz ist die sofortige Operation (Notfalloperation) indiziert, da diese Patienten im Falle von Herzrhythmusstörungen oder eines Herz-Kreislauf-Stillstandes nicht suffizient reanimiert werden können!

– Bei Patienten, bei denen eine Bypass-Operation geplant ist, und die eine derzeit nicht operationsbedürftige Aortenklappenstenose haben ($\Delta\ p_{max} < 30$ mmHg), sollte dennoch über einen gleichzeitigen Ersatz der Klappe nachgedacht werden, da mit einer Progredienz der Klappenveränderungen zu rechnen ist und somit die Gefahr einer Re-OP mit entsprechend höherem Risiko besteht.

16.2 Aortenklappeninsuffizienz

Grundlagen

- **Definition:** Mangelnde Schlussfähigkeit der Aortenklappe mit diastolischem Blutreflux in den linken Ventrikel, woraus eine Volumenbelastung des linken Ventrikels resultiert. Spätestens beim Auftreten von klinischen Symptomen (s. u.) sowie einer Zunahme der Herzvergrößerung (Bestimmung des LVDD) ist eine OP-Indikation gegeben. Der ideale Zeitpunkt liegt allerdings vor dem Auftreten einer Linksherzinsuffizienz.
- **Ätiologie:** Meist erworbener Herzfehler auf dem Boden einer rheumatischen oder bakteriellen Endokarditis (s. S. 143), selten im Rahmen einer Mesaortitis luica, posttraumatisch oder im Rahmen eines disseziierenden Aneurysma der Aorta ascendens.
- **Pathophysiologie:** Infolge des diastolischen Blutrefluxes und des damit vergrößerten Schlagvolumens kommt es zu einer Volumenbelastung des linken Ventrikels mit konsekutiver exzentrischer Linksherzhypertrophie und Gefügedilatation mit Herzvergrößerung (bis zum Cor bovinum). Durch den Anstieg des linksatrialen und pulmonalvenösen Drucks kann sekundär als Komplikation einer lange bestehenden Aortenklappeninsuffizienz eine Rechtsherzbelastung resultieren. Diese kann dann zu einer hepatischen Stauung und Ausbildung einer Leberinsuffizienz mit all ihren Folgen führen.
- **Prognose:** Die mittlere Lebenserwartung ist abhängig vom Ausmaß der Linksherzinsuffizienz und liegt bei rechtzeitiger Operation bei ca. 60 % in 10 Jahren.

Klinik

- **Leitsymptome:** Typisches Symptom ist die große Blutdruckamplitude (Pulsus celer et altus, sog. Wasserhammerpuls) mit möglichen pulsatorischen Phänomenen (sichtbarem Kapillarpuls im Fingernagelbett, pulssynchronem Kopfnicken, sichtbarer Pulsation der Karotiden).
- **Folgen der Linksherzbelastung:** Leistungsminderung, Dyspnoe, Stauungszeichen pulmonal, evtl. Angina pectoris.

Komplikationen

- Endokarditis.
- Linksherzinsuffizienz.
- Sekundäre Kardiomyopathie.
- Rhythmusstörungen (absolute Arrhythmie).
- Sekundäre Mitralklappenschäden, z. B. Mitralklappeninsuffizienz durch Zerstörung des AML (anterior mitral leaflet).

Diagnostik

- **Obligate Untersuchungen:**
  - *Anamnese, Inspektion (Pulsationen im Kapillarstromgebiet!).*
  - *Auskultation:* Typischerweise diastolisches Decrescendogeräusch unmittelbar nach dem 2. Herzton (p.m. über der Aorta oder dem 3. ICR links parasternal).
  - *EKG:* Zeichen der Linksherzbelastung mit positivem Sokolow-Lyon-Index (s. S. 138).
  - *Röntgenthorax:* Meist findet sich ein großer linksausladender linker Ventrikel („Schuhform" des Herzens) mit gleichzeitiger Dilatation und Elongation der Aorta.
  - *Echokardiographie* (s. S. 23):
    - Vergrößerter, exzentrisch hypertrophierter linker Ventrikel mit erweiterter Aortenwurzel. Durch den Regurgitationsjet auf das Mitralklappensegel sind feine Oszillationen bzw. Flatterbewegungen des vorderen Mitralklappensegels feststellbar. Die eigentliche Diagnostik erfolgt über die CW-Dopplermessung in der linken Ausflussbahn und über die Darstellung der Aortenklappeninsuffizienz im Farbdoppler.
    - Zur dopplerechokardiographischen Einschätzung der Aortenklappeninsuffizienz s. Tab. 37.

Tabelle 37 · Dopplerechokardiographische Einschätzung der Aortenklappeninsuffizienz

Schweregrad	Refluxlänge	Refluxbreite/dLVOT	v. contracta
1	< 2 cm	< 25 %	< 3 mm
2	< 1/2 LV	25–45 %	3–8 mm
3	> 1/2 LV	46–65 %	8–10 mm
4	bis apikal	> 65 %	> 10 mm

v. contracta = Breite des Farbdopplersignals am Ursprung, dLVOT = Durchmesser linksventrikulärer Ausflusstrakt

- **Ergänzende Untersuchungen:**
  - *Herzkatheteruntersuchung:* Darstellung der Koronararterien sowie Durchführung einer Aortographie und Ventrikulographie mit Bestimmung der Auswaschgeschwindigkeit des Regurgitationsjets im Angiogramm.
  - *CT:* Sollte der Aortendurchmesser > 4,5 cm sein, so ist die Durchführung eines CT zu empfehlen (zur Abgrenzung der Aota ascendens zur Beurteilung, ob ein Aneurysma vorliegt).

Therapie

- **Allgemeine Maßnahmen:** Therapie der Herzinsuffizienz.
- **Operative Maßnahmen:**
  - *Rekonstruktion der Aortenklappe* können in Form einer Operation nach David oder Jacoub bei idealen Voraussetzungen mit intakten Aortenklappensegeln durchgeführt werden.
  - *Ersatz der Aortenklappe* (s. S. 198).

Merke: Bei einer akuten Aortenklappeninsuffizienz (z. B. bei Abriss eines Aortenklappensegels im Rahmen einer Endokarditis) ist ein sofortiger notfallmäßiger Aortenklappenersatz indiziert.

17 Vitien der Atrioventrikularklappen

17.1 Grundlagen: Mitralklappe

Vorbemerkung und anatomisch-funktionelle Einheit der Mitralklappe

- **Vorbemerkung:** Voraussetzung zum Verständnis der Mitralklappenfunktion ist das Begreifen der beteiligten Strukturen als anatomisch-funktionelle Einheit.
- **Anatomie der Mitralklappe:**
  - Anteriores Mitralsegel (AML: ant. mitral leaflet).
  - Posteriores Mitralsegel (PML: post. mitral leaflet).
  - Flexibler Mitralanulus.
  - Anteriorer und posteriorer Papillarmuskel.
  - Chordenapparat und seine Verteilung.
  - Ventrikelwand als Papillarmuskelansatz.
- **Funktionelle Einheit:** Die genannten Strukturen bilden als Einheit das System Mitralklappe. Die Funktion der Mitralklappe besteht in der raschen und unbehinderten Öffnung in der Diastole und dem kompetenten Schluss in der Systole. Eine Mitralklappe ist kompetent, wenn in der Systole sich AML und PML mit ausreichender Koaptationsfläche (Schlussfläche der Klappenränder) berühren. Normalerweise wird die Koaptation in der Systole durch eine Kontraktion des Anulus erleichtert. Die Koaptationsfläche liegt unterhalb der Klappenebene.

Ursachen der Mitralklappenerkrankungen

- **Rheumatisch:** Die Häufigkeit der schwer verkalkten, hochgradigen rheumatischen Mitralstenose hat in Deutschland deutlich abgenommen. Bei zugewanderten Menschen muss man allerdings auch im jüngeren Lebensalter an fortgeschrittene rheumatische Vitien denken.
- **Degenerativ:** Myxomatöse Klappendegeneration, Morbus Barlow, Floppy-Valve-Syndrom, Chordenabriss sind die häufigsten Ursachen einer Mitralinsuffizienz. Das Marfan-Syndrom wird prima vista oft nur bei Vollausprägung erkannt
- **Ischämisch:** Die ischämische Mitralinsuffizienz tritt bei ca. 3 % der Patienten mit koronarer Herzkrankheit auf. Charakteristisch ist fast immer eine ausgedehnte Ischämie oder Infarzierung der Hinterwand. Mögliche Folgen:
  - *Papillarmuskelinsuffizienz* mit überschießender Segelbeweglichkeit (Prolaps mit Verlust der Koaptationsfläche, Papillarmuskelabriss).
  - *Ventrikelwandbewegungsstörung* (dyskinetische Narbe, Aneurysmabildung, Ventrikeldilatation), die zu einer restriktiven Segelbeweglichkeit führt. Durch Chorden- und Papillarmuskelzug kann meistens das PML nicht richtig schließen, und eine Koaptation kommt gar nicht erst zustande.
  - *Destruktion:*
    - Selten setzt sich eine Mitralklappenendokarditis auf eine völlig normale Klappe. Die Klappe ist vor der Endokarditis oft durch eine abgelaufene Endocarditis lenta geschädigt.
    - Hauptproblem sind oft massive Vegetationen. Hier erscheint die Operationsindikation oft durch das Embolierisiko dringend. Nicht immer liegt eine schwer wiegende Destruktion der Klappe vor, ein Klappenerhalt mit Rekonstruktion vor dem Hintergrund einer möglichen Prothesenendokarditis ist möglich.
    - Bei Aortenklappenendokarditis mit Insuffizienz muss an die Möglichkeit einer Destruktion des AML durch Jet-Lesion gedacht werden. Eine

Abszedierung und Zerstörung des Mitralanulus ist ein gravierendes chirurgisches Problem.

Diagnostik der Mitralklappe

- **Vorbemerkungen:**
  - Es stehen invasive und nichtinvasive Untersuchungsmethoden zur Verfügung (s. u.).
  - Die hier aufgeführte Diagnostik ist das wünschenswerte Vorgehen bei elektiven Patienten.
  - Beim beatmungspflichtigen Notfall bei Lungenödem, Schock, ANV und bereits implantierter IABP wird man ggf. nur mit einem Echobefund operieren müssen. Wegen dieser Extreme kommt es für den Chirurgen auf die Einschätzung und Wertung der Diagnostikmaßnahmen an.
- **Echokardiographie** (s. S. 23):
  - Die Echokardiographie in geübten und erfahrenen Händen liefert die verlässlichste Information über die Mitralklappenfunktion und den zugrunde liegenden Mechanismus der Dysfunktion. Dies ist wichtig für die Operationsplanung (wahrscheinlichste Operation) und die entsprechende differenzierte Aufklärung des Patienten.
  - Nicht jeder Patient ist transthorakal gut schallbar. Auch ein TEE ist nicht immer durchführbar, z. B. bei Ösophagusvarizen, Ösophagusdivertikel, mangelnder Compliance.
  - Die echokardiographische Gradeinteilung der Mitralinsuffizienz ist bei weitem nicht einheitlich und unterliegt gerade bei Grenzindikationen (MI Grad II–III) subjektiven Beurteilungen. In solchen Situationen ist die Wiederholungsuntersuchung des Patienten durch einen dem Operateur vertrauten Kollegen notwendig (und auch meist vertretbar und zumutbar).

  Cave: Bei Mitralinsuffizienz wird echokardiographisch präoperativ die Ventrikelfunktion oft erheblich überschätzt.
  - *Wichtige Parameter:*
    - Die diastolischen Ventrikeldimensionen sind ein wichtiger prognostischer Indikator: LVEDD (= linksventrikuläre endodiastolische Durchmesser) > 75 haben eine schlechte Prognose.
    - Linkshypertrophie (Septum im Echo deutlich hypertrophiert): Hier muss man mit einem schwierigen Mitralklappensitus rechnen (Zugangswege!).
- **Linksherzkatheter:**
  - *Alter:* Ab welchem Lebensalter ein Herzkatheter gefordert werden sollte, wird kritisch diskutiert (u.E. ab 40 Jahren bei beschwerdefreien Patienten, d. h. ohne Angina pectoris. Bei Vorliegen von Angina pectoris auch < 40 Jahren).
  - Hilfreich ist der Linksherzkatheter bei Mitralklappeneingriffen –insbesondere Rekonstruktionen mit Anuloplastikverfahren – zur Kenntnis des Koronararterienverlaufs entlang des posterioren Mitralanulus. Hier kann es bei angesprochener Links- oder Rechtsdominanz bei Rekonstruktionsverfahren zu einem „Kinking“ von Koronarien mit entsprechender Infarzierung des abhängigen Areals kommen. Nicht immer sind diese Ischämien bei Auflösung der Rekonstruktion voll reversibel. Die Kenntnis des Koronarverlaufs erleichtert die Wahl des Operationsverfahrens insbesondere bei Rekonstruktionen.
  - Vorteile gegenüber der Lävokardiographie: Auch die Lävokardiographie täuscht beim volumenbelasteten Ventrikel eine gute Ejektionsfraktion vor. Mit der Lävokardiographie kann nicht zwischen Mitralinsuffizienz II und III unterschieden werden.

- **Rechtsherzkatheter:** Der präoperative Pulmonalisdruck ist ein wichtiges Entscheidungskriterium für die Operationsindikation: Normale Pulmonalisdrücke und die Diagnose Mitralinsuffizienz IV passen nicht zusammen. Liegt andererseits ein fixierter pulmonaler Hochdruck vor, z. T. übersystemisch, dann ist das OP-Risiko hoch und die Prognose schlecht.
- **EKG:** Ein fortgeschrittenes Mitralvitium geht praktisch immer mit chronischem Vorhofflimmern einher. Besteht ein stabiler Sinusrhythmus, dann kann ein hochgradiger Klappenfehler noch nicht lange bestehen. Man muss deshalb mit einem relativ kleinen Vorhof rechnen.
- **Lungenfunktion:** Chronische Mitralvitien mit pulmonaler Hypertonie gehen mit obstruktiven und restriktiven Lungenfunktionseinschränkungen einher. Eine Vitalkapazität < 2 l und ein FEV 1 < 1 l signalisieren ein Höchstrisiko, den Patienten postoperativ nicht problemlos vom Respirator entwöhnen zu können.
- **Röntgenthorax:** Ausgedehnte Verkalkungen des Mitralanulus sind fast immer bereits im Röntgenbild zu sehen. Manche „Mitralherzen" zeigen eine groteske Kardiomegalie mit riesigen Vorhöfen (*Cave:* Restriktive Lungenfunktion!). In solchen Fällen muss intraoperativ eine Vorhofverkleinerung erreicht werden.
- **Mikrobiologie:** Beim Vorliegen einer Mitralklappenendokarditis ohne Keimnachweis und Antibiogramm sollte unbedingt intraoperativ eine Keimgewinnung angestrebt werden. Aus eigener Erfahrung mit der „Routine" der Keimgewinnung im OP sollte man die persönliche Hinzuziehung eines Mikrobiologen nicht scheuen.
- **NYHA-Status:** *Cave:* Nie den NYHA-Status mit dem Grad der Mitralinsuffizienz verwechseln. Der NYHA-Status ist eine subjektive klinische Beschreibung des Patientenzustands (vgl. Tab. 32). Der Gradeinteilung der Mitralinsuffizienz liegen objektive Parameter und definierte morphologisch-pathologische Klappenveränderungen zugrunde. Die OP-Indikation ergibt sich aus diesen Veränderungen.

17.2 Mitralklappenstenose

Grundlagen

- **Definition:** Einengung der Mitralklappenöffnungsfläche. Operationsindikation s. S. 202.
- **Ätiologie:** Am häufigsten ist die Mitralklappenstenose eine Folge einer Endokarditis (s. S. 143). Seltener ist sie funktionell bedingt durch einen diastolischen Prolaps von Vorhoftumoren (z. B. Myxome) in den Mitralklappenbereich.
- **Pathophysiologie:** Infolge der Einengung der Klappenöffnungsfläche kommt es zu einem diastolischen Druckgradienten zwischen linkem Vorhof und linkem Ventrikel, wodurch der linke Vorhof sich vergrößert. Diese Dilatation führt zu Rhythmusstörungen (häufig Arrhythmia absoluta und Vorhofflimmern) und evtl. zu Thrombenbildung im Vorhof, die arterielle Embolien verursachen können (ischämischer Insult, akuter Verschluss von Extremitätenarterien, Mesenterialinfarkt). Im weiteren Verlauf kommt es infolge der chronischen Linksherzbelastung zur Linksherzinsuffizienz (s. S. 138) und evtl. sekundär zu einer Rechtsherzinsuffizienz.
- **Prognose:** Sie ist abhängig vom Schweregrad der Stenose. Die mittlere 5-Jahresüberlebensrate liegt bei mittelgradiger Stenose bei ca. 60 %, bei hochgradiger Stenose bei ca. 10 % und bei rechtzeitigem Klappenersatz bei ca. 80 %.

Klinik

- Die Mitralklappenstenose ist oft in Ruhe und bei normaler Belastung asymptomatisch.
- Belastungsangina.
- Plötzliches Lungenödem.
- Ermüdbarkeit.
- Nächtliche Dyspnoe, Orthopnoe.
- Hämoptysis.
- Low-Cardiac-Output-Syndrom (kardiogen bedingter Schockzustand).
- Kongestives Herzversagen.
- Pulmonale Widerstandserhöhung.
- Facies mitralis, Herzkachexie.
- Leberstauung, Jugularvenenpulse.
- Trikuspidalinsiffizienz.
- Aszites, periphere Ödeme, Embolien.

Diagnostik

- **Anamnese und Klinik:** s. o.
- **Auskultation:** Öffnungston, lauter erster Herzton (HT), diastolisches Decrescendogeräusch.
- **Röntgenthorax:**
  - Vorhofvergrößerung links; Herzohr, rechter Ventrikel und Pulmonalarterie prominent.
  - Bei Trikuspidalinsuffizienz großer rechter Vorhof, große Pulmonalvenen, chronisches interstitielles Ödem, Kerley-B-Linien.
- **EKG:** Atrial-Fibullation (Vorhofflimmern), P mitrale.
- **Echokardiographie:**
  - Graduierung der Mitralstenose (Quantifizierung), Klappenfunktion, Morphologie (Kalknachweis?). Klappenpathologie und -morphologie, Graduierung, LV-Funktion.
  - Auch die Mitralklappenstenose wird nach dem Druckgradienten und der Klappenöffnungsfläche (MÖF) in Schweregrade eingeteilt (s. Tab. 38). Die Klappenöffnungsfläche wird funktionell nach PHT (pressure half time) oder nach Kontinuitätsgleichung errechnet, planimetrisch nach Möglichkeit im TEE. Angaben beziehen sich auf eine normale Körperoberfläche von 1,73 cm^2. Schwere Mitralstenosen eignen sich in der Regel nicht für Rekonstruktionen. Bei mittlerem Stenosegrad sprechen für eine operative Therapie eine pulmonale Hypertonie (s. u.), klinische Herzinsuffizienz ab NYHA III, Z.n. systemischen Embolien bzw. Vorhofthromben.

Tabelle 38 **· Einteilung der Mitralklappenstenose in Schweregrade anhand des mittleren Druckgradienten und der Klappenöffnungsfläche**

Schweregrad	dp mean (mmHg)	Klappenöffnungsfläche (MÖF) (cm^2)
leicht	< 7	> 2,0
mittel	7–15	1,0–2,0
schwer	> 15	< 1,0

dp mean = mittlerer Druckgradient, MÖF = funktionelle Öffnungsfläche der Mitralklappe.

- **Dopplersonographie:** Öffnungsfläche, Gradient.

- **Herzkatheter:**
  - *Indikation:* Ab dem 40. Lebensjahr. 25 % der Patienten haben eine KHK ohne Angina pectoris.
  - *Druckmessung:*
    - Wedge-Druck in der A. pulmonalis.
    - LVEDP.
    - Die Differenz dieser beiden Parameter ist der Gradient über der Mitralklappe; ab 10 mmHg besteht eine bedeutende Mitralstenose.

Differenzialdiagnose

- Vorhofmyxom.
- Endokarditis.
- Tumor im linken Vorhof.

Therapie

- **Allgemeine Maßnahmen:** Behandlung der Herzinsuffizienz (s. S. 139).
- **Operative Therapie** (s. S. 202):
  - *Indikationen zur Operation:*
    - Eine hämodynamisch relevante Mitralklappenstenose liegt vor, wenn der Gradient über der Klappe mehr als 10 mmHg beträgt.
    - Dyspnoe NYHA-Stadium III.
    - Rezidivierende Dekompensationen.
    - Pulmonaler Hypertonus mit Rechtsherzbelastung und Trikuspidalinsuffizienz.
    - Linksatrialer Thrombus und stattgehabte Embolien.
    - Vorhofmyxom.

    Beachte:

    → In seltenen Fällen ergibt die präoperative Befunderhebung bei meist jugendlichen weiblichen Patienten die Möglichkeit einer Mitralkommissurotomie (kein Kalk). Hier kann man die Operationsindikation auch bei moderaten Symptomen stellen bzw. eine Ballonvalvulotomie erwägen.

    → Wenn ein Klappenersatz wahrscheinlich ist (unbewegliche Leaflets, Kalzifizierung, Erkrankung des subvalvulären Apparats oder kombinierte Vitien), dann sollten ein NYHA-Stadium III oder rezidivierende akute Dekompensationen vorliegen.
  - *Kontraindikationen zur Operation:* Eindeutige Kontraindikationen gibt es bei Mitralstenose nicht. Letztlich gibt es nur unterschiedliche Risiken. Man kann dann ein Operationsrisiko von 50 % auch als Kontraindikation definieren.
  - *Risiko:* Das Risiko eines Mitralklappenersatzes ist erhöht bei pulmonalem Hypertonus (kann supersystemisch sein), schlechter Ventrikelfunktion (EF: 20 %), hochgradig eingeschränkter Lungenfunktion (FEV_1 1,0 l).
  - Schwer verkalkter Mitralanulus.

17.3 Mitralklappeninsuffizienz

Grundlagen

- **Definition:** Schlussunfähigkeit der Mitralklappe.
- **Ätiologie:**
  - *Akut:* Chordenruptur (durch den Abriss des subvalvulären Halteapparats der Mitralklappe schlägt ein Segel oder ein Anteil des Segels in den linken Vorhof durch), Endokarditis, Infarkt.

- *Chronisch:* Meist auf dem Boden einer durchgemachten Endokarditis (s. S. 143), als Komplikation eines Myokardinfarkts (Papillarmuskelabriss oder -dysfunktion), relative Mitralklappeninsuffizienz bei linksventrikulärer Dilatation mit Überdehnung des Klappenrings, nach Valvuloplastie, selten angeboren.

► **Prognose:** Die 5-Jahresüberlebensrate liegt bei mittelschwerer und schwerer Mitralklappeninsuffizienz ohne Operation bei 25–40 %, nach Klappenersatz bei 60–80 %.

Klinik

► **Akute Mitralklappeninsuffizienz:** Akute pulmonale Hypertension, Lungenödem.

► **Chronische Mitralklappeninsuffizienz:** Oft über Jahre asymptomatisch, Belastungsintoleranz, Dyspnoe, Flüssigkeitsretention, chronisches Herzversagen, Kachexie, Begleit-Trikuspidalinsuffizienz.

Diagnostik

► **Chronische Mitralklappeninsuffizienz:**
- *Anamnese und klinische Untersuchung.*
- *Auskultation:* Bandförmiges Holosystolikum über Apex und Aortenbasis, Vorhofdach; Diastolic Rumble: Füllungston (!) durch Volumenbelastung.
- *EKG:* Bei Sinusrhythmus P-sinistroatriale, evtl. Vorhofflimmern, Zeichen der Linksbelastung, später auch der Rechtsbelastung.
- *Röntgenthorax:* LA-Vergrößerung, LV-Dilatation, RA-Vergrößerung wegen Trikuspidalinsuffizienz.
- *Echokardiographie* (s. S. 23): Für die echokardiographische Quantifizierung der Mitralklappeninsuffizienz gibt es wenige objektivierbare, reproduzierbare Parameter (s. Tab. 39) mit zahlreichen Fehlermöglichkeiten. Die sicherste Methode ist das semiquantitative „Eye-Balling" des erfahrenen Untersuchers. Da für die Wahl des operativen Verfahrens die Morphologie der Klappensegel und des subvalvulären Apparats bedeutsam ist, erfolgt die Beurteilung mittels TEE. Zusätzlich sprechen für das Vorliegen einer hochgradigen Mitralklappeninsuffizienz Vorhofflimmern, LA-Vergrößerung, pulmonale Hypertonie (s. o.), retrograder Pulmonalvenenfluss in der Ventrikelsystole.

Tabelle 39 · Dopplerechokardiographische Einschätzung der Mitralklappeninsuffizienz

Schweregrad	Refluxlänge	Refluxfläche (RF)	RF/LA	v. contracta
1	< 1 cm < 1/2 LA	< 4 cm^2	< 25 %	< 4 mm
2	< 1 cm > 1/2 LA > 1 cm < 1/2 LA	4–6 cm^2	25–45 %	4–6 mm
3	> 2 cm > 1/2 LA	6–8 cm^2	45–65 %	6–9 mm
4	bis LA-Dach	> 8 cm^2	> 65 %	> 9 mm

v. contracta = Breite des Fardopplersignals am Ursprung, LA = linker Vorhof

- *Doppler:* Ausmaß der Regurgitation.
- *Linksherzkatheter:* Der Regurgitationsgrad ist keine Diagnose des Herzkatheters, hierzu dient die Lävokardiographie.

- **Akute Mitralklappeninsuffizienz:**
  - *Anamnese, klinische Untersuchung,* wenn möglich. Die Patienten berichten oft über akut einsetzende Luftnot; meistens sind sie bereits sediert und beatmet. In vielen Fällen geht die Anamnese eines Myokardinfarkts voraus.
  - *Auskultation:* Bandförmiges Holosystolikum, akut aufgetreten.
  - *Röntgenthorax:* Akute Lungenstauung.
  - *Echokardiographie:* LA und LV normal groß, breiter Jet in den Pulmonalvenen; hyperkontraktiler linker Ventrikel, Segel und Papillarmuskelanteile schlagen im linken Vorhof durch.
  - *Herzkatheter:* PC hoch (PC = Wedge-Druck; Ausdruck des erhöhten Druckes im linken Vorhof), V-Welle hoch (entsteht beim Rückfluss über die Mitralklappe).

Therapie

- **Allgemeine Maßnahmen:** Behandlung der Herzinsuffizienz (s. S. 139). Fast jedes dekompensierte Mitralvitium lässt sich konservativ medikamentös rekompensieren. Eine intensive pulmonale Vorbereitung des Patienten mindert das Operationsrisiko.
- **Operative Therapie** (s. S. 202):
  - Der Zeitpunkt der Indikationsstellung ist variabel zu stellen, genauso variabel, wie sich das Krankheitsbild präsentiert.
  - *Folgende Gesichtspunkte erwägen:*
    - Wie rasch ist die Mitralinsuffizienz entstanden? Wie konnte sich der Ventrikel anpassen?
    - Wie ist die Klappenmorphologie? Mit welcher Sicherheit wird sich intraoperativ eine Rekonstruktion erreichen lassen?
  - Mitralklappenrekonstruktion ist die frühere, der Mitralklappenersatz die spätere Operation.

  Cave: Bei Zuwarten nicht übersehen, wenn der Ventrikel schlecht wird (Echo und hämodynamische Messungen [PA↑, PCWP↑, V-Welle])! Durch die Regurgitation und Dilatation wird eine gute Kontraktilität vorgetäuscht.

17.4 Trikuspidalklappeninsuffizienz

Grundlagen

- **Vorbemerkung:** Primäre Klappenerkrankungen des rechten Herzens sind selten. Eine Erkrankung der Trikuspidalklappe ist oft Folge einer Klappenerkrankung der linken Herzseite (dort meistens Mitralklappenstenose oder -insuffizienz) als sog. relative Trikuspidalklappeninsuffizienz oder die Folge einer bakteriellen Endokarditis.
- **Definition:**
  - Eine Trikuspidalklappeninsuffizienz ist die Schlussunfähigkeit der Trikuspidalklappe. Operationsindikation s. S. 208.
  - Eine Trikuspidalklappenstenose ist noch seltener und wird deswegen nicht explizit behandelt.
- **Ätiologie:**
  - Häufigste Ursache einer Trikuspidalklappeninsuffizienz ist eine Dilatation des Klappenringes sowie des rechten Ventrikels.
  - Isoliert kann eine pulmonale Hypertonie zu einer Erweiterung des Klappenanulus bei normalem Klappenapparat führen.
  - Weitere Ursachen, die zu einer Trikuspidalklappeninsuffizienz führen können: Bakterielle Endokarditits, Bindegewebserkrankungen (Marfan-Syndrom, Ehler-Danlos-Syndrom), Ebstein-Anomalie (s. S. 171), Trauma

(stumpfe Traumen des Thorax können zu einem Abriss des Halteapparates der Klappe führen), Schrittmachersonden (können durch das Durchführen der Sonde durch die Klappe zu einer Trikuspidalklappeninsuffizienz führen, besonders wenn mehrere Sonden im rechten Ventrikel platziert wurden), Strahlentherapie mit Bestrahlung des Mediastinums können eine Schrumpfung der Klappensegel nach sich ziehen.

Klinik

- Symptome einer evt. Grundkrankheit (s. o.).
- **Symptome der Rechtsherzinsuffizienz** stehen daneben im Vordergrund:
  - Gestaute Hals- und Zungengrundvenen.
  - Druckschmerzhafte Leber mit Erhöhung der Transaminasen und des Bilirubin und Leberfunktionsstörung (Gerinnung!) bis hin zur „Cirrhose cardiaque“ bei chronischer Stauung.
  - Pleuraergüsse und Ödembildung der unteren Körperregion und des Stammes (Anasarka), Aszites.
  - Proteinurie infolge einer Nierenstauung.
  - Diffuse abdominelle Beschwerden, evtl kardiale Kachexie durch Malabsorption.

Diagnostik

- **Auskultation:** Hochfrequentes Holosystolikum mit p.m. über dem 4. ICR rechts parasternal, das bei Inspiration zunimmt (sog. Cravallozeichen).
- **EKG:** Oft Zeichen einer Vergrößerung des rechten Vorhofes (p pulmonale, hohe, spitze, aber nicht verbreiterte p-Welle, v.a. in II); Q in V1 als Ausdruck eines großem rechten Vorhofs bei Vorliegen einer rechtsventrikulären Hypertophie.
- **Röntgenthorax:** Verbreiterung der Herzsilhouette nach rechts (rechter Vorhof und V. cava).
- **Echokardiographie:**
  - Systolische Regurgitationswolke in den rechten Vorhof mittels Dopplerechokardiographie. Die Schwereeinschätzung des Vitiums ist entsprechend der Insuffizienzbeurteilung der Mitralklappe (s. S. 158) vorzunehmen.
  - Liegt eine Trikuspidalklappeninsuffizienz vor, kann dopplerechokardiographisch auf den pulmonalarteriellen Druck (PAP) geschlossen werden (s. Tab. 40). Nach der Bernoulli-Gleichung korreliert die abgeleitete V_{max} mit dem Druckgradienten. Addiert man den rechtsatrialen Druck (ZVD) hinzu, erhält man eine gute Näherung.

Tabelle 40 · Dopplerechokardiographische Einschätzung der pulmonalen Hypertonie

Schweregrad	PAP syst (mmHg)	PAP diast (mmHg)	PAP mean (mmHg)
leicht	30–40	> 10	20–30
mittel	40–60	15–20	30–40
schwer	> 60	> 25	> 40

PAP syst = systolischer pulmonalarterieller Druck, PAP diast = diastolischer pulmonalarterieller Druck, PAP mean = mittlerer pulmonalarterieller Druck

- **Rechtsherzkatheter:** Hier findet sich eine sog. V-Welle im rechten Vorhof. Die V-Welle entsteht durch die Kontraktion des rechten Ventrikels, die sich aufgrund der Trikuspidalinsuffizienz in den rechten Vorhof fortsetzt.

Therapie

- **Allgemeine Maßnahmen:** Behandlung der Herzinsuffizienz und der auslösenden Grunderkrankung.
- **Operative Therapie:**
  - *Indikationen zur Operation:*
    - Trikuspidalklappeninsuffizienz NYHA III oder IV.
    - *Hinweis:* Auch eine Trikuspidalklappenstenose NYHA III oder IV stellt eine OP-Indikation dar.
    - Bakterielle Endokarditis der Trikuspidalklappe mit echokardiographischem Nachweis von Vegetationen beim Vorliegen eines manifesten Rechtsherzversagens oder nach erfolgloser Antibiotikatherapie.
    - Weiterbestehen der Trikuspidalklappeninsuffizienz nach Korrektur eines Mitral- oder Aortenklappenfehlers (ZVD höher als PCWP bzw. LAP nach Abgang von der extrakorporalen Zirkulation).
  - *Relative Kontraindikationen zur Operation:*
    - Schwere pulmonalarterielle Hypertonie bei eingeschränkter Kontraktilität des rechten Ventrikels (hier dient die Insuffizienz als Überlaufventil).
    - Operationsrisiko übersteigt den zu erwartenden Nutzen.
  - *Operative Möglichkeiten:* Rekonstruktion der Trikuspidalklappe (z. B. Raffung des Ansatzringes, s. S. 209) oder Trikuspidalklappenersatz mit mechanischer oder biologischer Prothese.

18 Dissektion der thorakalen Aorta

18.1 Dissektion der thorakalen Aorta

Grundlagen

- **Definition und Pathophysiologie:** Bei der Aortendissektion kommt es zu einer Aufspaltung zwischen Media und Intima. Dabei fließt Blut aus dem Aortenlumen durch einen Riss in der Intima zwischen Media und Intima. So entsteht ein falsches Lumen. Die Eintrittsstelle bezeichnet man als „Entry“. Je nachdem wie pathologisch verändert die Aortenwand ist, sucht sich das Blut nach distal oder proximal seinen Weg, um wieder durch einen Riss der Intima in das wahre Gefäßlumen zurückzufließen, das sog. „Re-Entry“.
- **Ätiologie:** Erkrankungen der Aorta, wie z. B. Marfan-Syndrom oder arteriosklerotische Verletzungen der Aortenwand mit lokaler Nekrotisierung, schwere Hypertonie, Verletzung der Aortenwand durch Trauma.

Beachte: Die akute Aortendissektion ist einer der klassischen Notfälle in der Herzchirurgie.

- **Klassifikation der Aortendissektionen nach De Bakey:**
  - *Typ I:* Die Dissektion betrifft die Aorta ascendens, den Aortenbogen mit Ausdehnung auf die Aorta thoracalis bzw. abdominalis.
  - *Typ II:* Begrenzung der Dissektion auf die Aorta ascendens.
  - *Typ III:* Der Ursprung der Dissektion liegt im Bereich distal der linken A. subclavia und umfasst die thorakale Aorta (Typ IIIa) oder dehnt sich aus bis zur abdominellen Aorta (Typ IIIb)

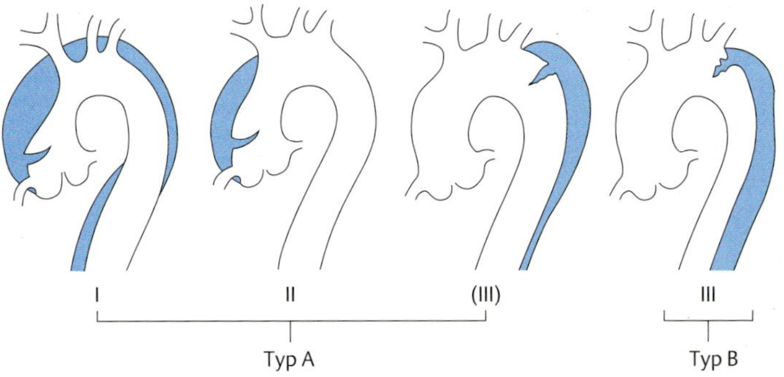

Abb. 21 Klassifikation der akuten Aortendissektion nach DeBakey (Typ I, II, III) und Stanford (Typ A und B). Die Stanford-Einteilung beschreibt, ob die aufsteigende Aorta mit betroffen ist oder nicht

- **Klassifikation der Aortendissektionen nach Stanford:**
  - *Typ A:* Aortendissektion ausgehend von der Aorta ascendens oder vom Aortenbogen (entspricht DeBakey Typ I und II).
  - *Typ B:* Aortendissektion ausgehend von der Aorta descendens (entspricht DeBakey Typ III).

Klinik

- **Symptome:** Plötzlich auftretende starke Thoraxschmerzen, Perikard- oder Pleuraerguss, Zeichen einer Herzbeuteltamponade (s. S. 42), Schock, neurologische Symptome, regionale Perfusionsstörungen, Myokardinfarkt, Aortenklappeninsuffizienz.

Hinweis:
- Durch die Dissektion und die Perfusion des falschen Lumens kann es zu Verlegungen von Gefäßabgängen der Aorta mit entsprechenden Symptomen der Malperfusion kommen. Manchmal werden die Gefäße auch nur noch durch das falsche Lumen perfundiert.
- Gefahr besteht bei einer gedeckten Ruptur oder einer Ruptur mit entsprechenden Folgen, z. B. Perikard- oder Pleuraerguss.

Diagnostik

- **Angiographie der Aorta,** ggf. Ausschluss einer koronaren Herzerkrankung im Rahmen der Angiographie.
- **CT, MRT** (s. Abb. 22).
- **Echokardiographie/TEE:** Das TEE ist zur Darstellung der Dissektionsmembran im Bereich der Aorta ascendens oder in der Aorta descendens besonders gut geeignet. Bei einem Patienten in extremis ist keine Zeit zur Durchführung eines CT oder eines MRT, so dass das TEE eine schnelle Diagnosesicherung erlaubt. Das TEE sollte unter diesen Bedingungen im OP ggf. am bereits intubierten Patienten durchgeführt werden.

Differenzialdiagnose

- **Kardiovaskulär:** Aortenaneurysma, KHK, Aortenklappenstenose oder -insuffizienz.
- **Extrakardial:** Lungentumor, Knochentumor, Bandscheibenvorfall, interkostale Neuroalgien, Herpes zoster.

Sofortmaßnahmen

- **Ziele:** Kontrolle des Ausmaßes der Dissektion und der Rupturgefahr.
- **Maßnahmen:**
  - Blutdrucksenkung und negativ inotrope Wirkung auf das Herz durch β-Blocker.
  - Ggf. Sedierung des Patienten.
  - Anlage einer blutigen arteriellen Druckmessung (am besten über die rechte A. radialis, Freilassen der Aa. femorales für den Anschluss an die Herz-Lungen-Maschine).
  - Sofortige Verlegung in ein herzchirurgisches Zentrum bei Diagnosesicherung!

Therapie und Prognose

Hinweis: Über 50 % der Patienten mit einer unbehandelten akuten Aortendissektion sterben in den ersten 48 Std., 1 % der Patienten überlebt die ersten 5 Wochen.

- **Akute Typ-A-Dissektion:**
  - *Therapie:* Sofortige Notfalloperation! Aszendensersatz (s. S. 211), Composite–Implantation, ggf. Aortenbogenersatz (s. S. 213).
  - *Prognose:*
    - Ohne operative Therapie hohe Wahrscheinlichkeit eines frühen Todes infolge einer Aortenruptur, akuten Aorteninsuffizienz oder Okklusion der Koronararterien oder anderer aortaler Seitenäste.
    - Die perioperative Mortalität der akuten Typ-A-Dissektion beträgt 10–20 %.
- **Akute Typ-B-Dissektion:**
  - *Therapie:* Ohne Anhalt für Malperfusion ist die medikamentöse Therapie mit β-Blockern zur Blutdrucksenkung der operativen Therapie vorzuziehen. *Ausnahmen:* 1. Indikation zur Notfalloperation (Implantation einer Rohrprothese) bei Typ-B-Dissektion bei Malperfusion des Gehirns, anderer

Organe bzw. der Extremitäten oder bei (drohender) Ruptur. 2. Die operative Therapie einer Typ-B-Dissektion sollte auch bei Patienten mit anhaltenden Schmerzen sowie schwieriger Kontrolle des Blutdrucks in Betracht gezogen werden. 3. Auch bei jungen Patienten oder Patienten mit Marfan-Syndrom besteht die Gefahr der Progredienz der Aortenerkrankung, so dass hier eine frühe Operation in Betracht gezogen werden sollte.

- *Prognose:* Die Mortalität bei chirurgischer Therapie der akuten Typ-B-Dissektionen ist mit etwa 30% höher als die bei medikamentöser Therapie mit 20%, deswegen die Empfehlung der konservativen Therapie der Typ-B-Dissektionen.

Hinweis: Eine weitere Therapieoption bei akuter Typ B-Dissektion mit drohender Ruptur stellt die intravasale Stentimplantation dar. Dabei wird über die A. femoralis ein sich selbst expandierender mit Goretex ummantelter Stent eingebracht. Mit diesem Stent ist es möglich ein lokalisiertes Aneurysma oder das Entry bei der Typ B-Dissektion zu verschließen. Das Stenting wird im Herzkatheterlabor durchgeführt.

- **Vorteile:** Geringeres chir. Trauma auch bei Hochrisikopatienten, Möglichkeit der Beherrschung einer akuten Instabilitätssituation.
- **Nachteile:** Passender Stent muss vorrätig sein (werden z. Zt. meist individuell gefertigt), Endoleck des Stents (um den Stent herum erweitert sich die Arota, so dass wieder Blut um den Stent herumfließen kann), Langzeitergebnisse fehlen.

► **Chronische Typ-A-Dissektion:**
- Sie sind äußerst selten, da nur sehr wenige Patienten die akute Phase überleben.
- Es besteht weiterhin Rupturgefahr; durch die Perfusion des falschen Lumens ist eine Aneurysmabildung der Aorta sowie ihrer Seitenäste zu erwarten, ggf. Malperfusion.
- Die Frühmortalität der Operation bei chronischer Typ-A-Dissektion beträgt unter 10% und ist somit geringer als die der akuten Dissektion, da die Operation elektiv durchgeführt wird und sich das Gewebe bereits gefestigt hat.

► **Chronische Typ-B-Dissektion:**
- Die Ergebnisse elektiver Operationen der chronischen Typ-B-Dissektion sind besser als die in der Akutphase.
- Miteinander vergleichbar sind nur die Ergebnisse der medikamentös behandelten chronischen Typ-B-Dissektionen, da die bei Progression der chronischen Typ-B-Dissektion in die chirurgische Gruppe übergehenden Patienten die Ergebnisse verfälschen.

► **Nachbehandlung:**
- Bei medikamentös behandelter chronischer Typ-B-Dissektion ist je nach Befund eine ¼-, ½-jährliche bis jährliche Progressionskontrolle (Echokardiographie, CT) zu empfehlen. Wichtig ist eine suffiziente Blutdrucktherapie.
- Bei operativer Therapie Anschlussheilbehandlung, jährliche Kontrolluntersuchung, je nach Implantat Antikoagulation oder Thrombozytenhemmung.

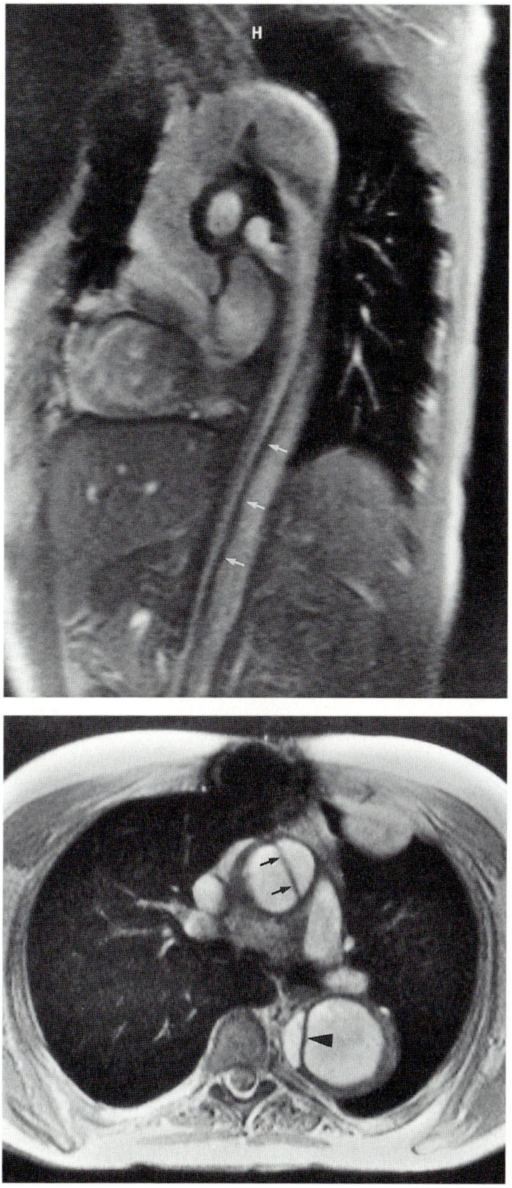

a

b

Abb. 22 MRT-Bild einer Aortendissektion; **a** 22jährige Patientin mit einer Aortendissektion; die Dissektionsmembran lässt sich entlang der thorakalen und abdominalen Aorta verfolgen; **b** 60jähriger Patient mit einer Aortendissektion; die Dissektionsmembran lässt sich in der Aorta ascendens und in der Aorta descendens sicher abgrenzen (aus Thurn P, Bücheler E, Lackner KJ, Thelen M. Einführung in die radiologische Diagnostik. 10. Aufl., Stuttgart: Georg Thieme; 1998)

19 Angeborene Herzfehler

19.1 Vorbemerkung

Häufigkeit angeborener Herzfehler

Etwa 7–9 von 1000 Neugeborenen haben einen Herzfehler. Über 95 % sind angeboren, nur ca. 5 % der Herzerkrankungen im Säuglings- und Kindesalter gehören als überwiegend entzündliche Krankheitsbilder zur Gruppe der erworbenen Vitien. Herzfehler sind die häufigsten angeborenen Erkrankungen überhaupt und können zu einem hohen Prozentsatz operiert werden! Dabei wird, wenn immer möglich und sinnvoll, eine frühzeitige Korrektur im Säuglingsalter angestrebt.

19.2 Fehlerhafte Septierung

Vorhofseptumdefekte (ASD)

- **Häufigkeit:** Vorhofseptumdefekte gehören zu den häufigsten Herzfehlern. Mädchen sind doppelt so häufig betroffen wie Jungen.
- **Anatomie und Hämodynamik:**
  - *Untergliederung nach der Lokalisaion:*
    - Ostium-primum-Defekt (ASD I): Selten, tief sitzend.
    - Ostium-secundum-Defekt (ASD II): Mit 90 % am häufigsten, zentral sitzend.
    - Sinus-venosus-Defekt: Hoch sitzend mit fehleinmündenden Pulmonalvenen.
  - Es besteht ein Links-Rechts-Shunt auf Vorhofebene. Dies bedeutet eine vermehrte Volumenbelastung für den rechten Ventrikel, die zu einer zunehmenden rechtsventrikulären Funktionsstörung führt.
- **Klinik:**
  - Häufig über Jahrzehnte symptomlos.
  - Bei großem Defekt zeigen sich Symptome der vermehrten Lungenperfusion (Dyspnoe, häufige bronchopulmonale Infekte), des verminderten HZV im großen Kreislauf (Leistungsminderung, Ermüdbarkeit, blasse Hautfarbe). Bei Shunt-Umkehr (s. Eisenmengerreaktion S. 168) zentrale Zyanose.
- **Diagnostik:**
  - *Auskultation:* Evtl. leises systolisches Geräusch über der Pulmonalklappe mit p.m. über dem 2. ICR links parasternal.
  - *EKG:* Häufig inkompletter, seltener kompletter Rechtsschenkelblock. Steil- bis Rechtstyp bei ASD II, evtl. p pulmonale (s. S. 138) und Zeichen der Rechtsherzhypertrophie (s. S. 138).
  - *Röntgenthorax:* Bei großem Shunt-Volumen Zeichen der vermehrten Lungenperfusion: Vermehrte Gefäßzeichen, evtl. geringe bis mäßige Vergrößerung des Herzschattens mit prominentem Rechtsrand.
  - *Echokardiographie:* Über zweidimensionale Echokardiographie kann der Defekt dargestellt werden.
- **Natürlicher Verlauf und Operationsindikation:** Der Spontanverlauf ist ausgesprochen günstig. Krankheitszeichen im Kindesalter sind sehr selten. Eine Operationsindikation besteht bei einem Shunt-Volumen von mehr als 30 %. Um rechtsventrikuläre Funktionsschäden zu vermeiden, sollte der Eingriff möglichst zeitig erfolgen.
- **Kontraindikation zur Operation:** Fixierte pulmonale Widerstandserhöhung.

Partielle Lungenvenentransposition (PAPVD)

- **Anatomie und Hämodynamik:** Meistens in Gesellschaft mit einem ASD vom Sinus-venosus-Typ (s. S. 166). Defekt hoch im Septum nahe der Einmündung der oberen Hohlvene in den rechten Vorhof. Meist münden die rechtsseitigen Lungenvenen defektnah zum Teil in die obere Hohlvene.
- **Klinik:** Oft symptomlos. Vgl. Klinik des ASD S. 166.
- **Diagnostik:**
  - *Auskultation:* Vgl. Auskultation bei ASD S. 166.
  - *EKG:* Oft inkompletter Rechtsschenkelblock.
  - *Röntgenthorax:* Vgl. Röntgenthorax bei ASD.
  - *Echokardiographie:* Die Diagnose (Darstellung des Shunt) wird über zweidimensionale Echokardiographie gestellt.
- **Natürlicher Verlauf und Operationsindikation:** Oft günstiger Spontanverlauf, bei Shunt-Volumen über 30% möglichst zeitige Operation.

Totale Lungenvenentransposition (TAPVD)

- **Anatomie und Hämodynamik:**
  - Bei diesem Krankheitsbild besteht keine direkte Verbindung zwischen dem linken Vorhof und den Lungenvenen. Die rechten und linken Lungenvenen vereinigen sich zu einem gemeinsamen Lungenvenensinus, der direkt in den rechten Vorhof einmündet oder mit einem seiner Zuflüsse verbunden ist. Der TAPVD stellt 1,5–3% aller angeborenen Herzfehler dar.
  - Häufig ist die Verbindung zwischen Lungenvenensinus und systemischem venösen Abfluss stenosiert. Ein Übertritt des Blutes in das linke Herz erfolgt meist über einen ASD oder ein offenes Foramen ovale. Hierbei kommt es zu einer kompletten Durchmischung von systemischem venösen und pulmonalvenösen Blut im rechten Vorhof. Bei unbehinderter Verbindung zum linken Herzen kann die Zyanose nur gering ausgeprägt sein. Als hämodynamische Folge eines obstruierten pulmonalvenösen Abflusses zeigt sich eine pulmonale Stauung bis hin zum Lungenödem.
  - Die Einteilung erfolgt nach der Lokalisation der gemeinsamen Einmündung des Lungenvenensinus:
    - Suprakardialer Typ: Einmündung des Lungenvenensinus in die V. anonyma.
    - Kardialer Typ: Einmündung des Lungenvenensinus in den Koronarsinus oder direkt in den rechten Vorhof.
    - Infrakardialer Typ: Einmündung des Lungenvenensinus in eine infrakardiale Vene, meist in den Sinus venosus.
- **Klinik:** Leitsymptome sind Tachypnoe und Zyanose, evtl. Lungenödem.
- **Diagnostik:**
  - *Auskultation:* Unergiebig bei leichter Form; bei schwerer Form dominieren die Auskultationsbefunde des Lungenödems.
  - *Röntgenthorax:* Kardiomegalie, Zeichen der Lungenüberflutung, evtl. Lungenödem.
  - *Echokardiographie:* Zeigt häufig schon Flussverhältnisse, Defektgröße und Defektlokalisation.
  - *Herzkatheter:* Kontrastmittelinjektion in die Arteria pulmonalis bringt die Diagnose und sollte in jedem Falle präoperativ zur exakten Darstellung der Morphologie und der Flussverhältnisse durchgeführt werden.
- **Allgemeine therapeutische Maßnahmen:** Bei schwerer Dekompensation evtl. Ballonatrioseptostomie nach Rashkind.
- **Natürlicher Verlauf und Operationsindikation:**
  - Im natürlichen Verlauf sterben 90% der Kinder im ersten Lebensjahr. Patienten mit suprakardialer und kardialer TAPVD und großem ASD kön-

nen bei nicht stenosiertem pulmonalvenösen Abfluss möglicherweise unerkannt und ohne Operation das Erwachsenenalter erreichen.
- Bei jedem Neugeborenen mit TAPVD und Obstruktion des pulmonalvenösen Abflusses besteht eine dringliche bis notfallmäßige Operationsindikation. Auch bei Patienten mit TAPVD ohne Obstruktion sollte eine möglichst frühzeitige Korrektur erfolgen.

Ventrikelseptumdefekte (VSD)

► **Häufigkeit:** Der VSD ist der häufigste Herzfehler überhaupt. Er wird entweder isoliert angetroffen oder in Kombination mit anderen Herzfehlern. Kleinere Defekte verschließen sich innerhalb der ersten beiden Lebensjahre oft spontan.

► **Anatomie und Hämodynamik:**
- Es besteht eine offene Verbindung zwischen dem linken und dem rechten Ventrikel, meist im Bereich des membranösen, seltener im Bereich des muskulären Septumanteils.
- Die Verbindung der beiden Ventrikel ist je nach Größe entweder
  - drucktrennend (Defekte $< 0{,}5\ cm^2/m^2$ KO),
  - druckreduzierend (Defekte $0{,}5–1\ cm^2/m^2$ KO) oder
  - druckangleichend (Defektgröße $> 1\ cm^2/m^2$ KO).
- Wenn es infolge der Größe des Defekts zu einem Links-Rechts-Shunt kommt, führt die daraus resultierende Druck- und Volumenbelastung des rechten Herzens zur Entwicklung einer pulmonalen Hypertonie. Bei lange bestehender pulmonaler Hypertonie kann es zu einer Shunt-Umkehr kommen (Eisenmenger-Reaktion).
- Die Lokalisation des VSD ist entweder infundibulär (subaortal), perimembranös (in anatomischer Nachbarschaft zum Septum membranaceum [häufigster VSD-Typ]) oder muskulär.

► **Klinik:** Die Symptomatik ist abhängig vom Shunt-Volumen, kleine VSD sind lange asymptomatisch. Große VSD führen zu pulmonaler Hypertension mit Linksherzinsuffizinez (s. S. 138) sowie zur Neigung zu pulmonalen Infekten.

► **Diagnostik:**
- *Auskultation:* Holosystolisches „Pressstrahl"-Geräusch mit p.m. über dem 3.–4. ICR links parasternal; dieses wird mit zunehmender Größe des Defektes leiser! Bei großen VSD evtl. infolge der pulmonalen Hypertonie diastolisches Flowgeräusch (rel. Pulmonalklappeninsuffizienz) und gespaltener 2. Herzton.
- *EKG:* Bei kleinen Defekten meist normal, bei größeren Defekten Zeichen der Links- bzw. Rechtsherzhypertrophie.
- *Röntgenthorax:* Kleinere Defekte sind uncharakteristisch, sonst Zeichen der Lungenüberflutung.
- *Echokardiographie:* Mit der zweidimensionalen Echokardiographie erfolgt die Diagnosesicherung mit Nachweis des Shunts.
- *Herzkatheter:* Im Säuglingsalter nicht erforderlich, später allerdings zur Bestimmung der pulmonalen Widerstandsverhältnisse ratsam.

► **Natürlicher Verlauf und Operationsindikation:**
- Bei ca. 30 % der Säuglinge mit VSD kommt es innerhalb der ersten beiden Lebensjahre zu einem Spontanverschluss.
- Bei weiteren 20 % verkleinert sich der VSD.
- Große VSD führen ohne Operation bei ca. 10 % der Patienten innerhalb des ersten Lebensjahres zum Tod, meist bedingt durch eine akute Linksherzinsuffizienz und rezidivierende bronchopulmonale Infekte.
- Patienten mit großem VSD zeigen auch häufig Gedeihstörungen und müssen daher oft im Säuglingsalter operiert werden. Ansonsten sollten VSD wegen der Möglichkeit des Spontanverschlusses erst nach dem zweiten Lebensjahr operiert werden.

Partieller AV-Kanal

- **Anatomie und Hämodynamik:** ASD vom Ostium-primum-Typ, oft vergesellschaftet mit einer Spaltbildung des anterioren Mitralsegels (Cleft). Hämodynamische Veränderungen vgl. ASD S. 166.
- **Klinik:** vgl. ASD S. 166. Oft symptomlos, gelegentlich auffällig wegen der Mitralklappeninsuffizienz (s. S. 157).
- **Diagnostik:** vgl. ASD S. 166. Die Diagnosestellung erfolgt mittels Echokardiographie.
- **Natürlicher Verlauf und Operationsindikation:** Häufig günstiger Spontanverlauf, bei Shunt-Volumina > 30 % und/oder einer höhergradigen Mitralinsuffizienz ist eine OP-Indikation gegeben.

Totaler AV-Kanal (Endokardkissendefekt)

- **Anatomie und Hämodynamik:** Bei einem totalen AV-Kanal kommunizieren Spaltbildungen (Clefts) in der Mitral- und Trikuspidalklappe mit Vorhof- und Ventrikelseptumdefekten. 80 % der Patienten haben eine Trisomie 21 (Morbus Down). Es besteht ein großer Links-Rechts-Shunt auf Vorhof- und Ventrikelebene mit Volumenbelastung der Ventrikel. Zusätzlich ist der rechte Ventrikel durch den Druckangleich druckbelastet. Im Verlauf kommt es auch hier zu einer Shunt-Umkehr als Folge der pulmonalen Hypertonie.
- **Klinik:** Meist finden sich frühzeitig Symptome der Herzinsuffizienz.
- **Diagnostik:**
  - *EKG:* Linkstyp, Rechtsschenkelblock.
  - *Röntgenthorax:* Herzvergrößerung durch Größenzunahme von linkem Vorhof und Ventrikel.
  - *Echokardiographie:* Darstellung des Defekts und des Shunt-Volumens.
  - *Herzkatheter:* Bei Injektion in den linken Ventrikel gestreckte verformte linksventrikuläre Ausflussbahn („Gooseneck").
- **Natürlicher Verlauf und Operationsindikation:** Unbehandelt versterben 50 % der Kinder in den ersten 6 Lebenmonaten wegen der massiven Druck- und Volumenbelastung des Herzens, auch danach hohe Sterblichkeit. Der Nachweis eines totalen AV-Kanals ohne Eisenmenger-Reaktion ist wegen der schlechten Prognose eine absolute Operationsindikation.

19.3 Rechtsventrikuläre Fehlbildungen

Pulmonalstenose

- **Häufigkeit:** Die Pulmonalstenose ist die häufigste Form der Obstruktion der rechtsventrikulären Ausflussbahn. Sie imponiert meist als valvuläre Stenose oder kombiniert mit einer subvalvulären (häufig sekundären) Stenose.
- **Anatomie und Hämodynamik:**
  - Die Einengung der rechtsventrikulären Ausflussbahn im Bereich der Pulmonalklappe entsteht oft durch Verschmelzung der Pulmonalklappen an den Kommissuren mit verbleibender zentraler Restöffnung. Infolge der Stenose kommt es zur Druckbelastung des rechten Ventrikels und zu dessen Hypertrophie.
  - Die Einteilung erfolgt nach der Lokalisation, gelegentlich kommen Mischformen vor:
    - Valvulär: Stenose der Klappe selbst, häufigste Form.
    - Subvalvulär: V.a. bei Fallot-Tetralogie (s. S. 170).
    - Supravalvulär: Sehr seltene Form.

- **Klinik:** Bei schwerer Pulmonalstenose werden die Patienten meist schon im Säuglingsalter durch die Herzinsuffizienz auffällig. Die meisten Patienten erreichen jedoch relativ symptomarm ein höheres Lebensalter. Die Diagnosestellung erfolgt häufig zufällig.
- **Diagnostik:**
  - *Auskultation:* Die Diagnose wird häufig zufällig aufgrund eines systolischen Geräuschbefunds gestellt: Spindelförmiges raues Systolikum mit p.m. über dem 2. ICR links parasternal, fixierte Spaltung des 2. Herztones.
  - *EKG:* Zeichen der Druckbelastung des rechten Ventrikels (hohes R in V1 und V2, tiefes S in V5 und V6.
  - *Röntgenthorax:* Normale Herzgröße, betontes Pulmonalarteriensegment, bei hochgradiger Pulmonalstenose verminderte Lungengefäßzeichnung.
  - *Echokardiographie:* Darstellung der Klappe und der rechtsventrikulären Hypertrophie. Mittels Doppler kann der Druckgradient über der rechtsventrikulären Ausflussbahn bestimmt werden.
  - *Herzkatheter:* Dient der Bestimmung des Druckgradienten zwischen A. pulmonalis und rechtem Ventrikel; u.U. sinnvoll zum Ausschluss weiterer kardialer Begleitanomalien.
- **Natürlicher Verlauf und Operationsindikation:** Die Prognose richtet sich nach dem Ausmaß der Stenose und der pulmonalen Belastung. Je früher die Patienten symptomatisch werden, desto ungünstiger ist die Prognose. Eine Indikation zur Operation ist gegeben bei schwerer Herzinsuffizienz und einem systolischen Druckgradienten > 60 mmHg in Ruhe.

Pulmonalstenose/-atresie mit VSD (Fallot-Tetralogie)

- **Häufigkeit:** Ca. 10 % der angeborenen kardialen Fehlbildungen.
- **Anatomie und Hämodynamik:**
  - Die klassische Fallot-Tetralogie ist gekennzeichnet durch einen VSD, eine Dextroposition der Aorta, eine Stenose des rechtsventrikulären Ausflusstraktes und eine rechtsventrikuläre Hypertrophie.
  - Über den großen VSD besteht ein Druckangleich zwischen rechtem und linkem Ventrikel.
  - Aufgrund der Pulmonalstenose ist der Ausflusswiderstand des rechten Ventrikels erhöht.
  - Durch das Überreiten der Aorta, die sozusagen teilweise aus dem rechten Ventrikel entspringt, nimmt der rechte Ventrikel ebenfalls an der Systemperfusion teil. Konsekutiv entsteht eine Hypertrophie der Muskulatur des rechten Ventrikels, wogegen der linke Ventrikel gelegentlich hypoplastisch erscheint.
  - Je höher der Ausstromwiderstand des rechten Ventrikels, umso größer ist der Rechts-Links-Shunt, umso geringer ist die Lungenperfusion, umso niedriger ist auch die O_2-Sättigung, und umso stärker sind die Zeichen der Zyanose. Dies bedeutet, dass die Ausprägung der Obstruktion der rechten Herzkammer entscheidend für die Schwere des Krankheitsbildes ist. Bei der Pulmonalatresie ist dieses dementsprechend am ausgeprägtesten.
  - Die pulmonale Minderperfusion kann durch einen persistierenden Ductus arteriosus Botalli verbessert werden. Bei dessen Verschluss ist ein – häufig ausgeprägtes – Kollateralsystem zwischen Aorta und A. pulmonalis u. U. lebenswichtig.
- **Klinik:** Kardinalsymptom des Fallot ist die Zyanose. Bei schweren Krankheitsbildern kommt es gelegentlich zu hypoxischen Anfällen mit Bewusstlosigkeit und Krämpfen. Manchmal nehmen die Kinder eine charakteristische Hockstellung ein, um die Lungenperfusion durch die Steigerung des peripheren Widerstands zu verbessern.

- **Diagnostik:**
  - *Auskultation:* Lautes systolisches Geräusch.
  - *EKG:* Zeichen der Hypertrophie des rechten Ventrikels (vgl. Pulmonalstenose S. 170).
  - *Röntgenthorax:* Herzgröße etwa normal, „leeres" Pulmonalsegment, aufgrund der Rechtsherzhypertrophie angehobene Herzspitze, helle Lungenfelder.
  - *Echokardiographie:* Darstellung der Fehlbildung in der zweidimensionalen Echokardiographie.
  - *Herzkatheter:* Präoperativ in jedem Falle indiziert, um eine evtl. vorhandene periphere Pulmonalstenose nachzuweisen und um die aortopulmonalen Kollateralen darzustellen und ggf. zu verschließen.
- **Allgemeine therapeutische Maßnahmen:** Bei hypoxämischen Ausfällen O_2-Zufuhr, Sedierung, evtl. β-Blocker.
- **Natürlicher Verlauf und Operationsindikation:** Ohne operative Therapie erreichen nur 25% der Patienten das 10. und nur 5% das 30. Lebensjahr. Nach Diagnosestellung ist auch die Operationsindikation gegeben. Bei schwerer Zyanose, Hypoxie und hypoxämischen Krämpfen ist die Operation dringlich bis notfallmäßig durchzuführen.

Pulmonalatresie mit intaktem Ventrikelseptum

- **Anatomie und Hämodynamik:** Eine nicht angelegte Pulmonalarterie führt bei kleinem Cavum zur konzentrischen Hypertrophie des rechten Ventrikels. Durch die erhöhten Füllungsdrücke kommt es zu einem Rechts-Links-Shunt des Blutes auf Vorhofebene (offenes Foramen ovale oder ASD). Die Lungenperfusion erfolgt über einen offenen Ductus Botalli.
- **Klinik:** Symptome der Rechtsherzinsuffizienz.
- **Diagnostik:** Beim Herzkatheter finden sich bei einigen Kindern persistierende Myokardsinusoide, die in Verbindung zu den Koronararterien stehen.
- **Natürlicher Verlauf und Operationsindikation:** Die Therapie kann in der interventionellen oder chirurgischen Eröffnung der rechtsventrikulären Ausflussbahn liegen. Hierbei ist die Größe des rechten Ventrikels limitierend. Bei einem hypoplastischen rechten Ventrikel kommen nur Palliativoperationen infrage. Bei gut entwickeltem rechten Ventrikel werden durch die Eröffnung der Ausflussbahn physiologische Verhältnisse geschaffen. Die Sterblichkeit bei diesen Kindern – insbesondere bei schwer kranken Säuglingen – ist nach chirurgischen Eingriffen hoch, daher ist eine interventionelle Eröffnung der rechtsventrikulären Ausflussbahn (Ballondilatation nach Perforation der Membran zwischen rechtem Ventrikel und Stamm der Arteria pulmonalis) zu vertreten.

Weitere rechtsventrikuläre Herzfehler

- **Trikuspidalatresie:** Bei dieser Fehlbildung strömt infolge eines Verschlusses der Trikuspidalklappe das gesamte venöse Blut durch ein offenes Foramen ovale oder einen ASD in den linken Ventrikel und von dort durch einen VSD in den meist rudimentär angelegten rechten Ventrikel. Ein Teil des arteriell-venösen Mischblutes fließt in die Arteria pulmonalis, der andere aus dem linken Ventrikel in die Aorta.
- **Ebstein-Anomalie:** Hierbei liegt eine fehlgebildete und ventrikelwärts verlagerte Trikuspidalklappe mit dünnwandigem, vergrößertem rechten Vorhof und kleinem rechten Ventrikel vor. Ein gleichzeitig bestehender ASD führt zum Rechts-Links-Shunt mit Zyanose, der sich bei Trikuspidalinsuffizienz und Herzrhythmusstörungen verstärkt. Bei der operativen Korrektur wird der ASD verschlossen und die dysplastische Trikuspidalklappe rekonstruiert bzw. durch eine Prothese ersetzt. Die Operationssterblichkeit liegt in Abhängigkeit von einer evtl. präoperativ bestehenden Herzinsuffizienz zwischen 5 und 20%.

19.4 Linksventrikuläre Fehlbildungen

Obstruktionen der linksventrikulären Ausflussbahn: Subvalvuläre und valvuläre Aortenstenose

- **Häufigkeit:** Die Obstruktionen des linksventrikulären Ausflusstraktes als gemeinsame Krankheitsentität sind nach den VSD die häufigste Form angeborener Herzfehler.
- **Anatomie und Hämodynamik:**
  - Die subvalvulären Stenosen können muskulär (hypertrophische obstruktive Kardiomyopathie, HOCM) oder fibrös sein.
  - Die Stenose bewirkt eine Widerstandserhöhung im Ausstrombereich des linken Ventrikels, zu deren Überwindung ein erhöhter Druck erforderlich ist. Dies führt zur linksventrikulären Hypertrophie. Der Druckgradient bezeichnet die Differenz zwischen prä- und poststenotischem Druck.
- **Klinik:** Bei hochgradigen Stenosen bestehen bereits im Säuglingsalter Zeichen der Linksherzinsuffizienz. Bei älteren Kindern und Jugendlichen ist die Symptomatik oft gering. Im weiteren Verlauf wird das klinische Bild von Leistungsminderung, Dyspnoe, Angina pectoris und Herzrhythmusstörungen – gelegentlich mit synkopalen Zuständen – gekennzeichnet.
- **Diagnostik:**
  - *Auskultation:* Charakteristisches Systolikum.
  - *EKG:* Bei länger bestehender Druckbelastung und linksventrikulärer Hypertrophie finden sich entsprechende EKG-Veränderungen (Repolarisationsstörungen).
  - *Röntgenthorax:* Bei leichten und mittelschweren Stenosen unauffällig, bei schweren Befunden Herzvergrößerung, Aorta ascendens rechts randbildend.
  - *Echokardiographie:* Darstellung der anatomischen Verhältnisse und des Druckgradienten.
  - *Herzkatheter:* Bei der Aortenstenose nicht erforderlich.
- **Natürlicher Verlauf und Operationsindikation:**
  - Bei der kritischen Aortenstenose im Neugeborenenalter unter dem klinischen Bild der Herzinsuffizienz ist der Spontanverlauf ungünstig, ohne Operation ist die Prognose infaust.
  - Die milderen Formen der linksventrikulären Ausflusstraktobstruktion werden häufig erst im 2.–3. Lebensjahrzehnt symptomatisch, dann aber rasch progredient. Über Herzrhythmusstörungen kann es zum plötzlichen Herztod kommen.
  - Bei der valvulären Aortenstenose im Neugeborenenalter besteht die Indikation zur notfallmäßigen Operation, ansonsten werden die Kinder bei Druckgradienten > 60 mmHg und beginnenden Schädigungszeichen im EKG bzw. bei Linksherzhypertrophie operiert.

Obstruktionen der linksventrikulären Ausflussbahn: Aortenisthmusstenose

- **Häufigkeit:** Mit Häufigkeit von 6 % genauso häufig wie die kongenitale Aortenstenose.
- **Anatomie und Hämodynamik:**
  - Die Aortenisthmusstenose ist die am weitesten distal gelegene Form der Obstruktion der linksventrikulären Ausflussbahn.

- Aortenisthmus wird der Abschnitt der Aorta zwischen Abgang der linken A. subclavia und Ductus Botalli genannt. Verengungen des Aortenrohres in diesem Bereich können präduktal (vor dem Ductus Botalli), juxtaduktal (im Bereich der Einmündung des D. Botalli) oder postduktal gelegen sein. Häufig finden sich in Verbindung mit einer Aortenisthmusstenose weitere intrakardiale Fehlbildungen.
- Hämodynamisch gesehen besteht eine Hypertonie im Bereich der oberen Körperhälfte und eine Hypotonie im Bereich der unteren Körperhälfte. Der niedrige Blutdruck in der unteren Körperhälfte ist asymptomatisch, während im Bereich der oberen Körperhälfte im Langzeitverlauf alle Probleme der arteriellen Hypertonie auftreten.

► **Klinik:** Bei einer kritischen Isthmusstenose im Säuglingsalter werden die Kinder oft mit Zeichen der schweren Herzinsuffizienz auffällig. Meist liegen hier auch noch andere intrakardiale Fehlbildungen vor. Manchmal jedoch bleibt die Aortenisthmusstenose bis ins Jugend- oder frühe Erwachsenenalter symptomfrei und wird dann zufällig im Rahmen einer Hypertoniediagnostik erkannt. Charakteristisch ist die Blutdruckdifferenz zwischen Armen und Beinen.

► **Diagnostik:**
- *Auskultation:* Systolisches Herzgeräusch, am lautesten oft auf dem Rücken.
- *EKG:* Linksherzhypertrophie (hohes R in V5, V6; tiefes S in V1,V2).
- *Röntgenthorax:* Linksherzvergrößerung, Rippenusuren bei älteren Patienten.
- *Echokardiographie:* Darstellung der Fehlbildung. Mit der Dopplertechnik ist die Abschätzung des Druckgradienten möglich.
- *Herzkatheter:* Im Säuglingsalter ist eine Herzkatheteruntersuchung bei fehlendem Vorliegen weiterer intrakardialer Herzfehler nicht erforderlich. Im späteren Lebensalter ist eine Aortographie zur Darstellung der Stenosemorphologie sinnvoll.

► **Natürlicher Verlauf und Operationsindikation:** Ohne Operation leben mit 40 Jahren nur noch ca. 30% der mit einer Aortenisthmusstenose geborenen Patienten. Die meisten Todesfälle ereignen sich infolge Aortenruptur, Ruptur intrakranieller Aneurysmen, intrazerebraler Blutungen, bakterieller Endokarditis oder Linksherzversagen und sind meist Hypertoniefolgen. Wegen der schlechten Prognose ist mit Diagnosestellung eine Operationsindikation gegeben, bei Neugeborenen mit kritischer Aortenisthmusstenose auch notfallmäßig.

Obstruktionen der linksventrikulären Ausflussbahn: Unterbrechungen des Aortenbogens

► **Anatomie und Hämodynamik:**
- Hier ist die Kontinuität zwischen Aorta ascendens und descendens unterbrochen. Durch den meist zusätzlich vorhandenen großen VSD besteht ein Links-Rechts-Shunt. Die Gefäßanteile distal der Unterbrechung werden durch den persistierenden Ductus Botalli durchblutet.
- Je nach Lokalisation wird in drei Typen eingeteilt:
  - Typ A: Unterbrechung distal der subaortalen Gefäße im Bereich des Aortenisthmus.
  - Typ B: Unterbrechung zwischen linker A. carotis und A. subclavia (häufigster Typ).
  - Typ C: Unterbrechung zwischen Truncus brachiocephalicus und linker A. carotis.

► **Klinik:** Die Patienten sind bereits im Neugeborenenalter herzinsuffizient.

► **Diagnostik:** Definitive Diagnosestellung mittels Herzkatheter.

- **Natürlicher Verlauf und Operationsindikation:** Ohne Operation versterben 80 % der Patienten im ersten Lebensmonat. Somit ist mit Stellung der Diagnose eine Operationsindikation gegeben.

Hypoplastisches Linksherzsyndrom

- **Anatomie und Hämodynamik:** Die Mitralklappe, die Aortenklappe und die aszendierende Aorta sind hypoplastisch. Das Blut gelangt vom linken Vorhof über einen ASD in den rechten Vorhof, von dort in den rechten Ventrikel und über einen persistierenden Ductus Botalli in den Systemkreislauf.
- **Klinik:** Die Patienten fallen durch eine progressive Herzinsuffizienz auf.
- **Diagnostik:**
  - *EKG:* Zeichen der Rechtsherzhypertrophie.
  - *Röntgenthorax:* Herzvergrößerung sowie Zeichen der Lungenüberflutung.
  - *Echokardiographie:* Definitve Diagnosestellung.
  - *Herzkatheter:* Ist zur Diagnosestellung nicht erforderlich.
- **Allgemeine therapeutische Maßnahmen:** Stabilisierung der Kinder durch die Verabreichung von Prostaglandininfusionen, um den Ductus Botalli offen zu halten. Evtl. kann auch eine Ballonatrioseptostomie durchgeführt werden, um einen ungestörten Blutübertritt auf Vorhofebene zu gewährleisten.
- **Natürlicher Verlauf und Operationsindikation:** Ohne Operation versterben im ersten Lebensmonat 50 % der Neugeborenen. Somit ist mit Diagnosestellung eine OP-Indikation gegeben. Es kommt eine Norwood-Operation (s. S. 224) oder die Herztransplantation (s. S. 228) infrage.

19.5 Weitere angeborene Herzfehler

Persistierender Ductus arteriosus Botalli (PDA)

- **Häufigkeit:** Mit 5–10 % relativ häufiger Herzfehler.
- **Anatomie und Hämodynamik:**
  - Der persistierende Ductus arteriosus Botalli stellt das Fortbestehen der fetalen Kreislaufverbindung zwischen A. pulmonalis und Aorta dar. Intrauterin gelangt über diese Kurzschlussverbindung sauerstoffreiches Plazentarblut unter Umgehung der Lunge aus der A. pulmonalis in die Aorta. Unter dem Einfluss der Spontanatmung und der steigenden O_2-Partialdrücke verschließt sich der Ductus meist spontan innerhalb von Stunden bis Tagen nach der Geburt. Bei einem von 4000 Neugeborenen bleibt er offen und stellt mit 5–10 % einen relativ häufigen Herzfehler dar.
  - Häufig ist ein offener Ductus mit komplexen kardialen Missbildungen vergesellschaftet. Überlebenswichtig ist seine Persistenz insbesondere bei Patienten mit verminderter Lungendurchblutung; in diesen Fällen kann er medikamentös mit Prostaglandinen offen gehalten werden.
  - Wenn keine weiteren Herzfehler vorliegen, ist die Pathophysiologie durch einen Links-Rechts-Shunt gekennzeichnet. Das linke Herz ist überlastet, was zu einer Insuffizienz führen kann. Die vermehrte Perfusion der Lunge kann im Langzeitverlauf zu einer Shunt-Umkehr führen (Eisenmenger-Reaktion, s. S. 168).
- **Klinik:** Aufgrund der vermehrten Volumenbelastung kann der PDA bereits im Neugeborenenalter zum Bild der Herzinsuffizienz führen. Bei kleinem Ductus bleiben die Patienten lange asymptomatisch.

- **Diagnostik:**
  - *Auskultation:* Es findet sich ein typisches systolisch-diastolisches Maschinengeräusch. (Differenzialdiagnostisch kommt hier nur das aortopulmonale Fenster infrage).
  - *EKG:* Belastungs- uns Hypertrophiezeichen beider Ventrikel.
  - *Röntgenthorax:* Bei großem Shunt Herzvergrößerung.
  - *Echokardiographie:* Meist lässt sich der PDA in der zweidimensionalen Echokardiographie gut darstellen.
  - *Herzkatheter:* Nur indiziert bei schlechten Echobedingungen oder wenn eine Abgrenzung zum aortopulmonalen Fenster erforderlich ist.
- **Allgemeine therapeutische Maßnahmen:** Flüssigkeitsrestriktion.
- **Natürlicher Verlauf und Operationsindikation:** Ohne Operation versterben ca. 40 % der Patienten bis zum 45. Lebensjahr. Eine dringliche Operationsindikation besteht bei unreifen Neugeborenen mit Atemnotsyndrom, bei denen der persistierende Ductus eine zusätzliche Belastung der Lunge darstellt. Falls es nicht gelingt, den Ductus durch medikamentöse Maßnahmen (Indometacin) zu verschließen, muss das Gefäß chirurgisch verschlossen werden.

Transposition der großen Arterien (TGA)

- **Anatomie und Hämodynamik:**
  - Bei diesem Krankheitsbild entspringt die Aorta anterior aus dem morphologisch rechten Ventrikel und die A. pulmonalis posterior aus dem morphologisch linken Ventrikel.
  - Durch den Parallelschluss von großem und kleinem Kreislauf rezirkuliert das venöse Blut im Körperkreislauf und das arterielle Blut im Lungenkreislauf. Ein Überleben der Kinder ist nur durch Kurzschlussverbindungen zwischen beiden Kreisläufen möglich, die auf Ebene der Vorhöfe (ASD), Ventrikel (VSD) oder der großen Gefäße (PDA) gelegen sein können.
- **Klinik:** Klinisches Leitsymptom ist die Zyanose des Neugeborenen vom ersten Lebenstag an. Falls keine ausreichende Verbindung zwischen den beiden Kreisläufen besteht, kommen eine schwere Azidose und Hypoxie hinzu.
- **Diagnostik:**
  - *EKG:* Zeichen der rechtsventrikulären Hypertrophie.
  - *Röntgenthorax:* Normal großes Herz bei vermehrter Hilus- und Lungengefäßzeichnung.
  - *Echokardiographie:* Darstellung der Morphologie in der zweidimensionalen Echokardiographie.
  - *Herzkatheter:* Bei gering ausgeprägter Zyanose und somit ausreichender Shunt-Verbindung nicht erforderlich.
- **Allgemeine therapeutische Maßnahmen:** Bei deutlicher Zyanose Ballonatrioseptostomie nach Rashkind, Prostaglandininfusion i.v. zum Offenhalten des Ductus arteriosus.
- **Natürlicher Verlauf und Operationsindikation:** Die mittlere Lebenserwartung ohne Operation liegt bei 6–8 Monaten; somit ist die Diagnosestellung gleichbedeutend mit einer Operationsindikation.

Univentrikuläre Herzen

- **Anatomie:**
  - Man kann unterscheiden zwischen anatomisch univentrikulären Herzen (klassischer singulärer Ventrikel), bei dem das Kammerseptum komplett fehlt, und den so genannten funktionellen univentrikulären Herzen. Bei diesen ist eine Kammer normal groß oder vergrößert angelegt, während die andere nur rudimentär vorliegt (z. B. hypoplastisches Linksherzsyndrom des linken Herzens und Trikuspidalatresie des rechten Herzens).

- Häufig liegt auch eine rechts gelegene, aber linksventrikulär strukturierte Herzkammer vor, aus der die Pulmonalarterie entspringt, während die Aorta aus einer rudimentären links anterior gelegenen Kammer entspringt, die über das sog. Foramen bulboventriculare mit der großen Kammer in Verbindung steht.
- Das klinische Bild aller dieser Erkrankungen ist abhängig vom Perfusionszustand der Lunge.

► **Natürlicher Verlauf und Operationsindikation:**

- Wird im frühen Säuglingsalter operiert, so wird je nach Pathophysiologie u.U. der ASD vergrößert (Ballonatrioseptostomie). Bei starker Mehrperfusion der Lunge kann ein Banding der A. pulmonalis notwendig sein, bei verminderter Lungenperfusion die Anlage eines aortopulmonalen Shunts.
- Im weiteren Verlauf müssen diese Kinder engmaschig kontrolliert werden und sollten spätestens im zweiten Lebensjahr einer weiter gehenden Palliation (Fontan-OP, s. S. 227) zugeführt werden.

20 Erkrankungen des Perikards

20.1 Pericarditis constrictiva (Panzerherz)

Grundlagen

- **Definition:** Zwischen Epi- und Perikard entwickeln sich durch Verwachsungen (z. B. im Rahmen einer akuten fibrinösen oder serofibrinösen Entzündung) narbige Schwielen. In diesen Schwielen können sich durch Kalkablagerungen richtige Kalkschalen bis zu 1 cm Dicke bilden.
- **Ätiologie:** Die meisten Fälle (75 %) sind idiopathisch, 10–15 % Folge einer akuten Perikarditis (infektiös, aber auch nichtinfektiös), 1–4 % treten nach Herzoperationen und ca. 3 % nach tuberkulöser Perikarditis auf. Zu den ganz seltenen Ursachen zählen die Mediastinalbestrahlung, Rheuma, Sarkoidose und das Trauma mit Hämoperikard.
- **Pathophysiologie:** Das Narbengewebe und die Kalkplatten behindern die diastolische Füllung der Herzkammern, es entwickelt sich ein Low Output, nach längerer Zeit eine Atrophie des Herzmuskels.

Klinik

- Die Symptome erklären sich durch die verminderte Füllung der Herzkammern während der Diastole. So gleicht das Bild dem einer Herzbeuteltamponade.
- Im Vordergrund stehen Symptome der Herzinsuffizienz wie Müdigkeit und Dyspnoe bei Belastung, außerdem Stauung der Halsvenen, stauungsbedingte Hepatomegalie mit Aszites und Leberfunktionsstörungen, periphere Ödeme, Pleuraergüsse, Gastroenteropathie (gestörte Lymphdrainage im Dünndarm), Hypalbuminämie, nephrotisches Syndrom.
- Je nach Stadium der Erkrankung nimmt die Schwere der Symptomatik zu.

Diagnostik

- **Auskultation:** Häufig deutliche Füllungstöne. Sonst seltene perikardiale Geräusche.
- **EKG:** Niedervoltage des QRS-Komplexes und unspezifische ST-Strecken- und T-Wellenveränderungen. Ca. 1/3 der Patienten hat Vorhofflimmern.
- **Röntgenthorax:** Selten findet sich ein vergrößertes Herz, zu 40 % sind allerdings die perikarditischen Verkalkungen in der Aufnahme sichtbar.
- **Echokardiographie:** Verdickung von Epi- und Perikard, praktisch horizontaler Verlauf der Endokardbewegungen (M-Mode), kurz dauernde Auswärtsbewegung des IVS während der Systole.
- **Herzkatheter:** Es findet sich eine sog. „Equalization of pressures", d. h. die gemessenen Drücke im rechten und linken Ventrikel, die Mitteldrücke in den Vorhöfen, den Hohlvenen und Pulmonalvenen sind in etwa gleich erhöht. Bei Pericarditis constrictiva gibt es atemabhängige dynamische Veränderungen der Drücke im rechten und linken Ventrikel, was die Abgrenzung zur Herzinsuffizienz erleichtert. Es liegen häufig ein sog. Kussmaulsches Zeichen (inspiratorischer Anstieg des Venendrucks) und ein tiefer diastolischer „Dip" in der Vorhofdruckkurve vor.
- **Magnetresonanztomographie:** Eine Kernspinuntersuchung ist hilfreich bei der Abgrenzung des Myokards zu einer Perikardschwiele, zur Bestimmung der Herzkammerdurchmesser und der Herzgröße sowie zur Abgrenzung infiltrativer Myokardprozesse (Sarkome, Myome).

Differenzialdiagnose

- Cor pulmonale, Trikuspidalstenose (selten).
- Infiltrative Kardiomyopathien (z. B. Sarkoidose, Amyloidose, Hämochromatose, Sklerodermie).
- Idiopathische Hypertrophie des Herzmuskels.
- Endomyokardfibrose.

Therapie und Prognose

- **Allgemeine Maßnahmen:** Konservative Maßnahmen bringen keinen Erfolg, nur die operative Entlastung mit Resektion aller einengenden Perikardanteile verbessert die hämodynamische Situation des Patienten.
- **Besonderheiten:**
  - Postoperativ ist mit einer Dilatation der Ventrikel nach Entlastung zu rechnen, so dass selbst bei ausreichendem Blutdruck für mehrere Tage postoperativ eine niedrig dosierte Katecholamintherapie zur Tonisierung des Myokards erforderlich ist.
  - Myokardverletzungen können bei Resektion der Perikardschwielen auftreten, besonders wenn es sich um infiltrierende Perikardnarben handelt.
- **Prognose:** Bedingt durch die bereits präoperativ oftmals vorhandenen Organschädigungen, die postoperative Dilatation (s. o.) und mögliche operative Komplikationen (Myokardverletzung) ist eine hohe Letalität gegeben.

20.2 Raumforderungen im Bereich des Perikards

Grundlagen

- **Definition:** Im Bereich des Perikards können benigne und maligne Tumoren vorkommen; dies ist insgesamt jedoch äußerst selten.
- **Benigne Perikardtumoren:**
  - *Perikardzysten:* Sie können angeboren oder erworben sein. Angeborene Zysten sind meist dünnwandig, epithelialisierte runde oder lobulierte Tumoren mit seröser Flüssigkeit gefüllt. Am häufigsten sind sie am zwerchfellnahen parietalen Perikard lokalisiert. Erworbene Perikardzysten sind dickwandig und meist mit trüber Flüssigkeit gefüllt; sie entstehen meist nach entzündlichen Prozessen des Myokards.
  - *Divertikel (angeboren oder erworben).*
  - *Fibrome.*
  - *Angiome.*
  - *Teratome.*
  - *Lipome.*
- **Maligne Perikardtumoren:**
  - *Primäre Perikardtumoren:* Sie sind insgesamt sehr selten.
    - Mesotheliome (häufigste primäre Perikardtumoren).
    - Sarkome.
    - Endotheliome.
    - Primäre Karzinome.
  - *Sekundäre Perikardtumoren:* Häufiger als die primären Perikardtumoren sind Metastasen maligner Neoplasien mit Ursprung im Mediastinum, die sekundär infiltrierend in das Perikard einwachsen.
    - Bronchialkarzinome.
    - Lymphome.
    - Mammakarzinome.
    - Melanome.

Klinik

- **Benigne Perikardtumoren:** In der Regel symptomlos; oft handelt es sich um einen Zufallsbefund. Gelegentlich können sie aufgrund der Raumforderung zu Dyspnoe, Rhythmusstörungen oder Dysphagie führen.
- **Maligne Perikardtumoren:** Bei malignen Tumoren entwickelt sich neben den genannten Symptomen häufig langsam ein hämorrhagischer Perikarderguss.

Diagnostik

- **Echokardiographie:** Zeigt die Tumoren im Herzmuskel und Kompression von außen.
- **Herzkatheter:** Raumforderungen werden dargestellt, ggf. sind die Gefäßversorgung oder Tumoren zu sehen.
- **Computertomographie:** Bei V.a. Tumor mit Kompression des Herzens (mit Kontrastmittel) bei allen unklaren RF.
- **Magnetresonanztomographie:** Indikation s. S. 177.

Differenzialdiagnose

- Ventrikuläre Aneurysmen.
- Massive Kardiomegalie.

Therapie und Prognose

- Operative Entfernung des Tumors. Bei benignen Tumoren stellt die operative Entfernung kein Problem dar, bei malignen Tumoren ist meist nur eine palliative Entlastung durch Behebung der Konstriktion möglich.
- **Prognose:** Die Exstirpation der benignen Tumoren ist kurativ. Bei malignen Tumoren hängt die Prognose vom Primärtumor ab.

21 Verletzungen und Tumoren des Herzens

21.1 Verletzungen des Herzens

Einteilung nach dem Verletzungsvorgang

- **Penetrierende Verletzungen:** Direkte Verletzungen des Herzens z. B. durch Stich- oder Schusswunden.
- **Nicht penetrierende Verletzungen:** Stumpfes Trauma durch die Einwirkung einer von außen auf den Körper wirkenden Kraft (z. B. hydraulische Sprengwirkung, Dezeleration, Schlag- oder Stoßwirkungen, Druckstoßverletzungen). Selbst wenn äußerlich keine Zeichen eines Thoraxtraumas erkennbar sind, kann es am Herzen zu ausgedehnten Verletzungen kommen. Oft findet sich eine Myokardkontusion, es können jedoch auch alle anderen Strukturen des Herzens betroffen sein.
- **Iatrogene Verletzungen:** Hierbei handelt es sich meist um Komplikationen im Rahmen der ärztlichen Intensivtherapie oder der invasiven Diagnostik wie des Legens zentralvenöser Katheter oder Schleusen, der Platzierung von Schrittmachersonden (Perforation des Myokards) oder der Herzkatheteruntersuchungen.

Klinik

- **Leitsymptome:** Bei den Verletzungsmechanismen, die zur Ausbildung eines Hämoperikards führen, treten je nach Ausmaß der Verletzung die typischen klinischen Zeichen der Perikardtamponade wie Hypotonie, Anurie und Tachykardie auf.
- **Penetrierende Verletzungen:** Durch die Verletzung des Herzens durch eine massive Blutung oder die Ausbildung eines Hämoperikards kommt es möglicherweise rasch zum Tode des Patienten. Klinisch bietet sich das Vollbild eines Schocks. Folgen einer solchen Verletzung können traumatische Ventrikelseptumdefekte, arteriovenöse Koronarfisteln oder aortopulmonale Fisteln sein.
- **Nicht penetrierende Verletzungen:** Hier finden sich häufig Rhythmusstörungen, Klappenvitien, Herzinsuffizienz, Perikarderguss, Ruptur der Ventrikel, Rupturen eines Koronar- oder Perikardgefäßes mit nachfolgendem Perikarderguss oder ein später Perikarderguss Wochen bis Monate nach dem Ereignis.
- **Iatrogene Verletzungen:** Je nach Ausmaß der Verletzung entsteht kein oder nur ein geringer Perikarderguss, der klinisch nicht relevant ist. Selten entwickelt sich ein entlastungsbedürftiger Perikarderguss im Sinne einer Tamponade; ebenso selten ist eine Übernähung der Blutungsquelle erforderlich.

Diagnostik

- **Anamnese:** Unfallhergang.
- **EKG:** Unspezifische Veränderungen (ST-Hebungen, ggf. Niedervoltage).
- **Röntgenthorax:** Bei penetrierenden Verletzungen Mediastinalverbreiterung bei Perikardtamponade, evtl. Lokalisation von Fremdkörpern möglich.
- **Echokardiographie:** Zeigt eine Perikardtamponade; bei penetrierenden Verletzungen immer nach Ventrikelseptumdefekt suchen!
- **Herzkatheter:** Nur die Ausnahme, da sofortige Operation notwendig.
- **Computertomographie:** Ggf. nach primärer Stabilisierung des Patienten zur Lokalisation von Fremdkörpern.
- **Labor:** Herzenzyme↑, Hb↓, im akuten Schock (Nierenfunktion↓).

Therapie

- **Sofortmaßnahmen:** Bei hämodynamischer Instabilität Schockbehandlung, frühzeitige Thorakotomie.
- **Konservative Therapie:** Myokardkontusionen und andere Verletzungen ohne hämodynamisch wirksamen Perikarderguss werden konservativ behandelt: EKG-Monitoring, Echokardiographie (PE), Bettruhe.
- **Operative Maßnahmen:**
  - Eine Operation erfolgt grundsätzlich in HLM-Bereitschaft. Verletzungen, die ein Hämoperikard oder massive Blutungen zur Folge haben, müssen unverzüglich operiert werden, da sie sonst zu einem raschen Tod des Patienten führen. Bei höhergradigen traumatischen Herzklappeninsuffizienzen, Ventrikelseptumdefekt oder hämodynamisch wirksamen Perikardergüssen ist eine Operation ebenfalls indiziert.
  - Das Operationsprinzip besteht aus Blutstillung durch Übernähung der Verletzungen, Entlastung eines Perikardergusses durch eine Pleuardrainage subxyphoidal (s. S. 42), Klappenersatz bzw. -rekonstruktion, Verschluss eines traumatischen Ventrikelseptumdefekts (s. S. 195).

21.2 Myxom

Grundlagen

- **Definition:** Myxome sind primäre, in allen Herzhöhlen vorkommende, meist gestielte, selten breitbasige benigne Herztumoren aus mesenchymalem Gewebe. Die Geschwulst ist geleeartig. Die Größe der Myxome beträgt zumeist abhängig vom Zeitpunkt der Diagnosestellung einige Zentimeter Durchmesser, selten Metastasierung.
- **Häufigkeitsverteilung:** 75 % linker Vorhof, 20 % rechter Vorhof, 5 % beide Ventrikel. Die meisten Vorhofmyxome sind am Vorhofseptum lokalisiert.
- **Vorkommen**: Meist zwischen dem 30. und 60. Lebensjahr, 2–3 × häufiger bei Frauen. Familiäres Vorkommen von kardialen Myxomen bei 5 % der Patienten, dann sind meist junge Männer betroffen.

Klinik

- **Symptome hämodynamischer Störungen** infolge einer Beeinträchtigung des Blutflusses durch das Myxom in den Herzhöhlen. Einflussbehinderung in den linken Vorhof (akutes Lungenödem, Luftnot, Stauung der Pulmonalarterien).
- **Symptome durch mechanische Störung der Herzklappenfunktion:** Symptome der akuten Mitralklappenstenose (s. S. 156). Der Patient hustet dann meist, nach vorne Beugen bringt sofortige Besserung.
- **Symptome durch Embolisation:** Embolisieren können der gesamte Tumor, Tumorfragmente, Thromben oder infizierte Foci des Myxoms. Etwa 50 % Embolisation in intra- oder extrakranielle Gefäße mit entsprechenden neurologischen Symptomen.
- **Allgemeine Symptome** wie Fieber, Gewichtsverlust, Trommelschlegelfinger und -zehen, Raynaud-Syndrom, Myalgien und Arthralgien, die für die Diagnose nicht pathogonomisch sind. Ursächlich für diese Begleitsymptome ist am ehesten eine Immunreaktion auf den Tumor oder das Myokard. Erhöhung der Globulinspiegel, in 1/3 der Fälle hämolytische Anämie, besonders bei kalzifizierten Myxomen. Die Hämolyse und die manchmal auftretende Thrombozytopenie sind wahrscheinlich auf mechanische Zerstörung zurückzuführen.

Diagnostik

- **Zufallsdiagnose:** z. B. bei histologischer Untersuchung eines Embolus nach Embolektomie einer peripheren Arterie.
- **Auskultation:** Diastolisches Geräusch (entsprechend der Mitralklappenstenose, s. S. 156).
- **EKG:** Unspezifische Zeichen wie Vorhofflimmern, fazikulärer Block (bundle branch) und abnormale P-Wellen.
- **Röntgenthorax:** Ggf. Kardiomegalie oder Vergrößerung einzelner Herzhöhlen, ggf. Zeichen koexistierender pulmonaler Hypertonie.
- **Echokardiographie:** Am besten geeignete Methode zur Darstellung von kardialen Myxomen.
- **Herzkatheter:** Zur Abklärung ggf. begleitender Herzerkrankungen.
- **Labor:** Unspezifische Begleitmanifestationen wie Anämie, Thrombozytopenie, erhöhte Globulinspiegel.

Differenzialdiagnose

- Andere Herztumoren.
- Klappenvitien, rheumatisches Fieber.
- Embolisation anderer Ursache.

Therapie

- Nach Diagnosestellung muss dringend eine operative Tumorentfernung erfolgen, zur Vermeidung der Obstruktion der AV-Klappen durch das Myxom oder der Gefahr der Embolisation, mit Herz-Lungen-Maschine. *Cave:* Auch intraoperativ Emboliegefahr.
- **Operationsprinzip:**
  - Mediane Sternotomie, Vollheparinisierung, Anschluss an die HLM (getrennte Kanülierung der V. cava superior und inferior für totalen Bypass).
  - Zugang zu den Herzhöhlen über den rechten Vorhof, dann transseptal zum linken Vorhof. Alle vier Herzhöhlen müssen, um multilokuläre Myxome auszuschließen, inspiziert werden.
  - Exzision des Myxoms einschließlich eines etwa 5 mm breiten gesunden Gewebesaums subendokardial, nach Tumorentfernung Ausschluss des Verbleibs weiterer Tumorfragmente im Herzen.
  - Zusätzlich gründliches Ausspülen mit Kochsalzlösung, je nach Lokalisation des exzidierten Tumors Verschluss des Gewebedefekts (ggf. am atrialen Septum mittels Perikardpatch), Verschluss der Herzhöhlen, Abgang von der HLM, Prüfung der Herznähte auf Dichtigkeit, Protamingabe, Blutstillung, Thoraxverschluss.
  - Alternativ minimal invasiver Zugang über rechtslaterale Thorakotomie (s. minimal invasive Mitralklappenchirurgie S. 252).

Komplikationen und Nachbehandlung

- **Komplikationen:** Tumorembolisation, Rhythmusstörungen, selten Myxomrezidiv.
- **Nachuntersuchung:** Jährliche Echokardiographiekontrolle zum Ausschluss eines Rezidivs.

22 Zugangswege zum Herzen und Anschluss an die HLM

22.1 Zugangswege zum Herzen und Anschluss an die HLM

Mediane Sternotomie (s. Abb. 23 und)

- **Prinzip und Indikation:**
  - Häufigster Zugangsweg zum Herzen und zu den Gefäßen.
  - Eröffnung des Sternums in der Mittellinie. Dabei kann auch eine partielle Eröffnung des Sternums als sog. obere oder untere Hemisternotomie durchgeführt werden.
- **Operatives Vorgehen:**
  - *Schritt 1:* Patient in Rückenlage, Hautdesinfektion von Hals bis Oberschenkel.
  - *Schritt 2:* Identifizierung der Mitte (Anhaltspunkte sind Jugulum und Xiphoid).
  - *Schritt 3:* Hautschnitt, dann Präparation bis auf das Periost des Sternums. In der Mittellinie sind kaum Muskelanteile vorhanden.
  - *Schritt 4:* Freipräparation des Jugulums (Vorsicht: Venen aus der Schilddrüse) und Präparation des Xiphoids, welches gespalten wird. Mit dem Finger wird stumpf das retrosternale Gewebe weggeschoben.
  - *Schritt 5:* Einsatz der Pendelsäge mit Schlauch. Einhängen der Säge unterhalb des Sternumknochens. Beim Sägen diskonnektiert der Anästhesist die Ventilation, so dass die Lungen kollabieren und das Risiko der Eröffnung der Pleura reduziert wird.
  - *Schritt 6:* Nach dem Sägen erfolgt die Blutstillung aus den periostalen Gefäßen unter- und oberhalb des Sternums. In das Sternalmark kann Knochenwachs eingebracht werden. Der Thoraxsperrer wird eingesetzt.
  - *Schritt 7:* Darstellen des Perikardbeutels.

Anterolaterale Thorakotomie rechts (s. Abb. 23)

- **Indikation und Prinzip:** Zugang zur Lunge oder zum Herzen, kosmetische Indikation bei jungen Frauen.
- **Operatives Vorgehen:**
  - *Schritt 1:* Patient in Rückenlage mit leicht gedrehtem Oberkörper (z. B. durch aufblasbares Kissen unter der betreffenden Körperhälfte).
  - *Schritt 2:* Identifikation des Interkostalraumes, in dem die Inzision erfolgen soll. Hautschnitt.
  - *Schritt 3:* Mit dem Elektrokauter wird die Muskulatur durchtrennt. (M. pectoralis) und bis auf das Periost der Rippe präpariert.
  - *Schritt 4:* Mit einem Raspatorium wird das Periost an der Oberkante der Rippe abgehoben.
  - *Schritt 5:* Nun wird die Interkostalmuskulatur vorsichtig durchtrennt (dabei kann die Beatmung kurzfristig diskonnektiert werden).
  - *Schritt 6:* Die Pleura parietalis wird eröffnet und ein geeigneter Sperrer eingesetzt.

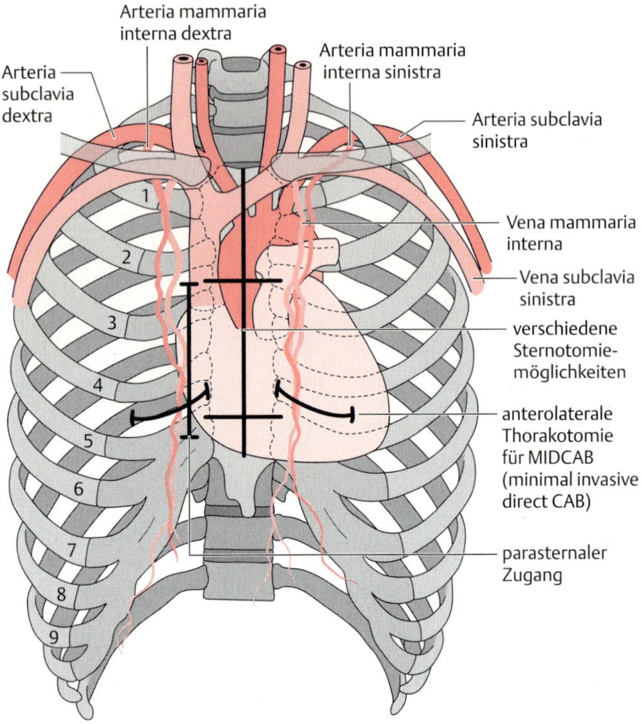

Abb. 23 Verlauf der A. mammaria interna und mögliche Zugangswege zum Herzen

Minimal invasives Vorgehen (heart port, Minithorakotomie, s. S. 253)

Anschluss an die Herz-Lungen-Maschine

- **Indikation:** Operation mit extrakorporaler Zirkulation (s. S. 56).
- **Praktisches Vorgehen:**
  - *Schritt 1:* Gabe von Heparin (375 IE/kg KG) und Kontrolle der Wirksamkeit (ACT > 300 sek.)
  - *Schritt 2:* Vorlegen von Tabaksbeutelnähten an der Aorta ascendens im Bereich der Perikardumschlagsfalte mit 3-0 oder 4-0-Prolene.
  - *Schritt 3:* Einbringen der arteriellen Kanüle über eine Stichinzision. Entlüften der Kanüle und luftfreie Konnektion mit der arteriellen Linie der Herz-Lungen-Maschine. Befestigen der Kanüle. Gabe von 100 ml Priming-Volumen durch die Kanüle und Kontrolle des Druckes (makroskopische Kontrolle der Aorta ascendens auf Dissektion).
  - *Schritt 4:* Kanülierung des rechten Vorhofes, getrennte Kanülierung der Hohlvene.
    - Vorgehen mit der 2-Stufen-Kanüle. Vorlegen einer Tabaksbeutelnaht im Bereich des rechten Herzohres. Stichinzision und Einbringen der 2-Stufen-Kanüle in die untere Hohlvene (1. Stufe) und in den rechten Vorhof (2. Stufe).

- Vorgehen mit getrennnter Kanülierung der oberen und unteren Hohlvene: Vorlegen einer Naht im Bereich des rechten Herzohres, nach Stichinzision wird hier die obere Hohlvenenkanüle eingebracht und über ein Y-Stück mit der HLM verbunden. Die untere Kanüle wird über eine Stichinzision im unteren Bereich des rechten Vorhofes in die untere Hohlvene eingebracht. Die Hohlvenen werden mit Gefäßbändern umfahren, um die Venen um die Kanülen abzubinden (sog. totaler Bypass), die untere Kanüle wird mit dem anderen Schenkel des Y-Konnektors verbunden.

– *Schritt 5:* Aufnahme der EKZ und Entlasten des Herzens. Vorlegen einer Tabaksbeutelnaht in die Aorta ascendens zum Einbringen einer Plegiekanüle (über diese wird kardioplegische Lösung gegeben).

23 Operative Verfahren bei koronarer Herzkrankheit

23.1 Präparationstechnik der A. radialis

Prinzip, Indikation, Kontraindikation

- **Prinzip:** Entnahme der A. radialis in der Regel vom nicht dominanten Arm in Form eines Pedikels (skelettierter Graft) mit beiden Begleitvenen zur Verwendung als Bypass-Graft.
- **Indikationen:** s. S. 4.
- **Kontraindikationen:**
  - Pathologischer Dopplertest (s. S. 4).
    - *Cave:* Keine Entnahme der A. radialis ohne vorherige Doppleruntersuchung.
  - Z.n. Verletzungen der Hand oder des Unterarmes unter Einbeziehung der arteriellen Gefäße.
  - Morbus Raynaud.
  - Terminale Niereninsuffizienz mit Hämodialyse.
  - Kompensierte Niereninsuffizienz mit zu erwartender Shunt-Anlage.

Operationsvorbereitung

- **Doppleruntersuchung:** s. S. 4.
- **Hautrasur:** Gesamter Arm und Hand.
- **Lagerung des Armes:** Etwa 75° abduziert auf einer fest mit dem OP-Tisch verbundenen Schiene.

Praktisches Vorgehen

  - Präparation der A. radialis sinistra simultan mit der Präparation der A. mammaria sinistra und ggf. Präparation der V. saphena.
- **Schritt 1:** Gerader, 2 cm proximal des Handgelenks beginnender, ca. 4 cm langer Hautschnitt direkt über der tastbaren A. radialis.
- **Schritt 2:** Durchtrennen des Subkutangewebes unter Schonung der Äste der Nn. cutanei antebrachii laterales und mediales. *Beachte:* Bei schlanken Patienten liegt die A. radialis meist direkt unter der Haut.
- **Schritt 3:** Identifizieren der A. radialis, die unmittelbar unter einer sehr feinen Faszie liegt.
- **Schritt 4:** Anheben der Faszie mit der Pinzette und vorsichtige Inzision mit der Schere.
- **Schritt 5:** Durchtrennen der Faszie über der gesamten freigelegten Länge der Arterie. Die A. radialis liegt nun als Pedikel mit beiden Begleitvenen locker im umgebenden Fettgewebe.
- **Schritt 6:** Palpation der Arterie. In seltenen Fällen weist die Arterie gut tastbare Verkalkungen auf. In diesem Falle wird die weitere Präparation abgebrochen und die Wunde durch Subkutan- und Intrakutannaht verschlossen. *Beachte:* Die Faszie wird nicht verschlossen!
- **Schritt 7:** Verlängerung des Hautschnitts in Richtung Ellbogenmitte bis ca. 1 cm medial und distal des Bizepssehnenansatzes.
- **Schritt 8:** Durchtrennen des Subkutangewebes unter Schonung der Hautnerven und nach Möglichkeit der Venen.
- **Schritt 9:** Eröffnung der tiefen Faszie entlang der Krümmung des M. brachioradialis, unter dem die A. radialis nach proximal verschwindet.
- **Schritt 10:** Abschieben des Muskels nach lateral und Versorgung der relativ starken Muskeläste der A. radialis mittels Clips. Der übrige Teil der Präparation

kann auch mit einem Ultraschallmesser (harmonic scalpel) durchgeführt werden.

- **Schritt 11:** Eröffnen der feinen, vor der A. radialis liegenden Faszie in ganzer Länge.
- **Schritt 12:** Von distal beginnend die Arterie als Pedikel mit beiden Begleitvenen aus dem Fettgewebe luxieren. Die teilweise sehr feinen Abgänge mit Klips versehen und jeweils zwischen 2 Clips durchtrennen. Dabei den Pedikel ausschließlich an den Venen und nicht an der Arterie fassen.
- **Schritt 13:** Die proximale Präparation endet mit sicherem distalen Abstand zum Abgang der A. ulnaris, die unter dem M. pronator teres zu tasten ist. Die proximale Präparation sollte im Bereich des Abgangs der A. recurrens radialis erfolgen. Die A. ulnaris sollte geschont werden.
- **Schritt 14:** Arterie distal und proximal abklemmen. Kontrolle auf Vorliegen eines retrograden Flusses aus dem Hohlhandbogen (Dokumentation im OP-Bericht) und Versorgung der Gefäßstümpfe mit Durchstichligaturen (Prolene 3–0 oder 4–0) sowie eines zusätzlichen Clips.
- **Schritt 15:** Vorsichtige proximale Kanülierung der Arterie mit Abbocath-Katheter und Durchspülen mit verdünnter Papaveronlösung (= starker Vasodilatator zur Dilatation der A. radialis). Lagerung in papaverongetränkter Kompresse.
- **Schritt 16:** Kontrolle auf Bluttrockenheit, Einlage einer 8-er-Redon-Drainage, Verschluss des Subkutangewebes (nicht Faszie!) mit einem fortlaufenden resorbierbaren 2–0-Faden. Hautverschluss intrakutan mit einem resorbierbaren Faden. Steriler Verband und lockere Wicklung mit einer Binde.
- **Schritt 17:** Anlagerung des Armes, dabei sorgfältige Polsterung des Ellbogens zur Vermeidung einer Druckschädigung des N. ulnaris.

23.2 Bypass-Chirurgie (mit Herz-Lungen-Maschine)

Begriffserklärung, Prinzip und Indikation

- **Begriffserklärung:** Bypass-Chirurgie mit Herz-Lungen-Maschine = ON-Bypass = mit extrakorporaler Zirkulation.
- **Prinzip:** Versorgung der Herzkranzarterien mit Bypass-Grafts (Arteria mammaria, A. radialis, Venengrafts) mithilfe der Herz-Lungen-Maschine am stillgestellten Herzen.
- **Indikation:** Hämodynamisch wirksame Stenosen der Koronararterien, die aufgrund ihrer Morphologie und Ausprägung durch eine Bypass-Operation angehbar sind, nachdem eine Risikoabwägung gegenüber interventioneller Verfahren stattgefunden hat.

Operatives Vorgehen

- **Schritt 1:** Standardverfahren zur Sternotomie. Gewinnung der Bypass-Grafts (s. S. 186, Entnahme A. radialis, Venenentnahme). Präparation der A. mammaria links oder rechts.
- **Schritt 2:** Gabe von Heparin 400 IE/kg KG (~ 38000 IE/70 kg) und Standardverfahren zum Anschluss an die Herz-Lungen-Maschine. Dabei Kontrolle der ACT (activated clotting time > 450 Sek.). Bei schlechter linksventrikulärer Funktion oder Vorliegen von Mehrfachverschlüssen der Koronararterien sollte zusätzlich ein Retroplegiekatheter eingelegt werden, über den die Kardioplegielösung druckkontrolliert appliziert werden kann. Der Retroplegiekatheter wird über den rechten Vorhof in den Sinus coronarius eingeführt.

- **Schritt 3:** Identifikation der zu anastomosierenden Koronargefäße und Freipräparation dieser mit einem Biber-Messer. Danach Stichinzision in die Vorderwand des Koronargefäßes. Dabei muss vermieden werden, die Hinterwand des Herzkranzgefäßes zu eröffnen. Erweiterung der Stichinzision mit einer Potts-Schere (= spezielle Schere für Mikrochirurgie an Gefäßen) auf eine Länge von ca. 6 mm.
- **Schritt 4:** Das distale Ende des Bypass-Grafts auf einer Länge von ca. 9 mm längs inzidieren. Herstellung einer End-Zu-Seit-Anastomose (s. Abb. 24) zwischen Bypass-Graft und Koronararterie (meist wird hierzu Prolene 7–0 oder 8–0 verwendet). Testen auf Bluttrockenheit.
- **Schritt 5:** Nach jeder Anastomose erfolgt die Gabe von Kardioplegielösung in die Aortenwurzel oder über den Retroplegiekatheter (je nach Vorschrift). Die kardioplegische Lösung kann in diesem Fall auch über die anastomosierten Bypass-Grafts direkt in das Herzkranzgefäß (antegrade direkte Koronarperfusion) appliziert werden.
- **Schritt 6:**
  - Die proximalen Anastomosen werden an der abgeklemmten oder partiell ausgeklemmten Aorta ascendens angeschlossen.
  - Dazu werden in die Aorta geeignete Löcher (4 mm oder 5 mm) gestanzt. Abmessen der Bypasslänge zwischen Aorta und distaler Anastomose und richtungsgerechtes schräges Abschneiden des Bypass-Grafts.
  - Dabei darf der Bypass-Graft nicht geknickt, verdreht oder zu kurz abgeschnitten werden. Das proximale Ende des Bypass-Grafts wird ebenfalls auf einer Strecke von ca. 10 mm längsinzidiert und mittels Prolenenaht (meist 6–0 oder 7–0) End-zu-Seit anastomosiert.
  - Der Vorteil der Anastomosierung an der abgeklemmten Aorta besteht darin, dass nur an einer Stelle an der Aorta ascendens das gesamte Lumen abgeklemmt wird (sog. Single-Clamp-Technik mit geringerem Risiko embolischer Ereignisse) und dass die Bypass-Grafts sofort antegrad perfundiert werden. Die Abklemmzeit ist im Vergleich zur partiell ausgeklemmten Aorta ascendens jedoch leicht verlängert.
  - Der Nachteil bei der partiell ausgeklemmten Aorta ascendens (nur ca. die Hälfte des Lumens ist abgeklemmt) ist die mehrfache Manipulation an der Aorta, die mit einem erhöhten Risiko für ein neurologisches Defizit einhergeht.
- **Schritt 7:** Antegrades Entlüften des Herzens in Kopftieflage. Entlüften der Bypass-Grafts. Freigabe des Blutstromes über die Aorta. Anbringen temporärer Schrittmacherkabel.
- **Schritt 8:** Flussmessung in den Bypass-Grafts mit einer Dopplersonde, die um das zu messende Gefäß gelegt wird (verschiedene Durchmesser der Sonde entsprechend dem Gefäßdurchmesser) und über die der Fluss im Gefäß in ml/Min. bestimmt werden kann (Transit-Time-Flow-Doppler).
- **Schritt 9:** Nach Erzielen eines regelmäßigen Herzrhythmus (abhängig von der verwendeten Kardioplegie, ggf. nach einer Reperfusionsphase) erfolgt der Abgang von der extrakorporalen Zirkulation. Antagonisierung des Heparins durch Protamin im Verhältnis 1:1. Danach Kontrolle der ACT.
- **Schritt 10:** Verschluss des Thorax.

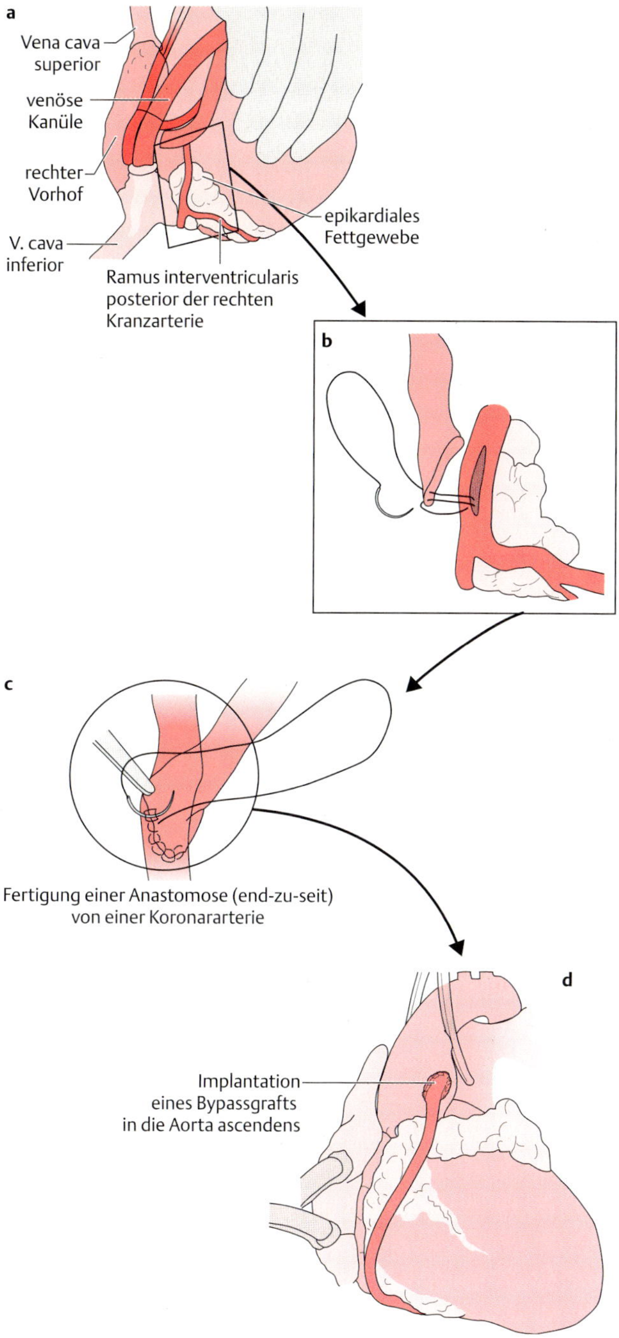

Abb. 24 Exposition der rechten Kranzarterie und schematische Darstellung der Fertigung einer Anastomose zwischen Bypass und Koronararterie

23.3 Bypass-Chirurgie am schlagenden Herzen (OPCAB, MIDCAB)

Begriffserklärung, Prinzip, Vorteil, Indikationen und Voraussetzungen

- **Begriffserklärung:**
  - OPCAB = Off-Pump-Coronary-Artery-Bypass.
  - MIDCAB = Minimally-Invasive-Direct-Coronary-Artery-Bypass.
- **Prinzip:** Überbrückung von stenosierten Herzkranzgefäßen am schlagenden Herzen ohne Verwendung der Herz-Lungen-Maschine.
- **Vorteil:** Einen großen Vorteil stellt die Vermeidung der HLM dar. Durch die HLM wird über den Kontakt mit Fremdoberflächen eine unspezifische Entzündungsreaktion im Körper ausgelöst (Komplementaktivierung). Durch diese Entzündungsreaktion kommt es zu einer mehr oder weniger stark ausgeprägten Kapillarpermeabilitätserhöhung (sog. Kapillarleck) → SIRS (systemic inflammatory response syndrome); Verschlechterung von Organfunktion (Lunge, Niere, Leber etc.), Ödembildung.
- **Indikationen:** Alle isolierten Koronarfälle, besonders aber Patienten mit multiplen Begleiterkrankungen, hier besonders: Lungenfunktionsstörung, arterielle Verschlusskrankheit, neurologische Funktionsstörungen, eingeschränkte Nierenfunktion.
- **Voraussetzungen:**
  - *Operationssaal:* Aufgewärmter Operationssaal; Möglichkeit, den Patienten aktiv aufzuwärmen.
    - Warm-Touch, Bear-Hugger (Systeme, mit denen der Patient mittels steriler Warmluft warm gehalten wird),
    - CO_2-Blower (mit CO_2 wird Blut aus dem OP-Feld gehalten)
    - Stabilisationssysteme: s. CD.
  - *Anästhesie:* Besondere Aufmerksamkeit des Anästhesisten, um die auftretenden hämodynamischen Veränderungen des Patienten während der Operation frühzeitig erkennen und rechtzeitig behandeln zu können. Platzierung eines Swan-Ganz-Katheters (= Thermodilutionskatheter mit zwei Öffnungen; eine Öffnung im rechten Vorhof, die distale Öffnung in Pulmonalarterien; über Einspritzen von Kochsalzlösung kann über das „Ficksche Prinzip" das Herzzeitvolumen gemessen werden).
  - *Chirurgie:* Ein in der Bypass-Chirurgie erfahrener Operateur mit mindestens über 100 durchgeführten Operationen auf dem Gebiet der Off-Pump-Bypass-Chirurgie (OPCAB) sollte den Eingriff vornehmen.
  - *Bypass-Material:* Nach Möglichkeit arterielles Bypass-Material verwenden, welches an der A. mammaria als T-Graft anastomosiert werden kann. Dadurch wird die Manipulation an der Aorta ascendens vemindert und damit das Risiko für neurologische Probleme verringert.
  - *Zugangswege:* Abweichend von der Standardthoraktomie können eine Vielzahl von anderen Zugängen zum Herzen gewählt werden, wie z. B. Verfahren mit Spaltung eines Teils des Sternums von oben oder von unten (s. Abb. 23). Der Zugang über eine anterolaterale Thorakotomie in den Interkostalräumen 4–5 wird als MIDCAB (minimal invasive direct coronary artery bypass surgery) bezeichnet. Der Nachteil dieses MIDCAB-Verfahrens liegt darin, dass nur das LAD-(left-anterior-descending-)Stromgebiet versorgt werden kann.

Operatives Vorgehen

- **Schritt 1:** Standardsternotomie oder alternative Zugangswege zum Herzen (s. S. 184) und Gewinnung von geeignetem Bypass-Material.

- **Schritt 2:** Identifikation der Bypass-Ziele und Abschätzen, ob eine Operation ohne extrakorporale Zirkulation möglich ist (Kontraindikationen: intramyokardialer Gefäßverlauf, sehr stark verkalkte Gefäße, dünnlumige Gefäße).
- **Schritt 3:** Anlegen eines tiefen Stiches ins Perikard (s. CD) zur Fixierung einer entfalteten Kompresse (alternativ tiefe Perikardnähte). Die Nähte werden mit Gummizügeln armiert, um ein Einschneiden der Nähte in den Herzmuskel oder das Epikard zu verhindern.
- **Schritt 4:** Gabe von Heparin (gleiche Dosis wie bei der Operation mit Herz-Lungen-Maschine).
- **Schritt 5:**
  - Beginn der Revaskularisation mit dem Ramus interventricularis anterior (da am leichtesten zu exponieren und das meist wichtigste Gefäß).
  - Zur Darstellung des RIVA Anziehen der Perikardhaltenähte.
  - Anbringen eines geeigneten Stabilisationssystems (Guidant, Genzyme, Medtronic u. a.) zur Ruhigstellung des betreffenden Areals auf dem Herzen. Dadurch wird die Bewegung des OP-Feldes (Herz!) reduziert.
  - Präparation, Eröffnung und Anastomosierung des Gefäßes analog der Bypass-Operation mit Herz-Lungen-Maschine. Es hat sich bewährt, einen intraluminalen Shunt, d. h. ein Röhrchen entsprechend der Dicke des Koronargefäßes, über das bei aufgeschnittenem Koronargefäß noch Blut nach distal fließen kann (s. CD), zu verwenden (Gefäß wird offen gehalten, geringeres Ischämierisiko, da das Koronargefäß weiter perfundiert wird, Reduzierung von ungewollten Verschlüssen durch Verletzung der Gefäßhinterwand). Alternativ: Proximale und distale Gefäßanschlingung.
  - Zur blutfreien Darstellung des Gefäßes Verwendung eines geeigneten Blower (Gemisch aus CO_2 und Wasser), mit dem das Operationsfeld ständig blutfrei gehalten werden kann.
- **Schritt 6:** Freigabe des Blutstroms über den Bypass und anschließende Flussmessung mittels Transit-Time-Doppler-Flow-Messung.
- **Schritt 7:**
  - Herstellung der Anastomosen auf die Hinterwandgefäße (Ramus intermedicus = RIM [zwischen LAD und CK velaufend], A. circumflexa = CX).
  - Hierzu wird der Operationstisch verändert (Beinhochlagerung – Oberkörpertieflagerung), um die Füllung des rechten Ventrikels zu erhöhen.
  - Herausluxieren des Herzens durch eine zwischen den Lungenvenen verankerte Kompresse und Darstellen der Zielgefäße für die Revaskularisation (s. Abb. 24). Nach Anlage der Bypass-Grafts erfolgt jeweils eine Flussmessung per Doppler.
- **Schritt 8:**
  - Herstellung der Anastomosen auf die rechte Koronararterie (RCA = right coronary artery), ebenfalls Beinhochlagerung am OP-Tisch.
  - Es empfiehlt sich, vor Darstellung der Gefäße ein Schrittmachersystem zu legen (bei Manipulation an der RCA Gefahr eines AV-Blocks).
  - Die Stabilisierung und die Anastomosierung werden entsprechend den anderen Gefäßprovinzen durchgeführt.
- **Schritt 9:**
  - Nach Fertigstellung der ersten distalen Anastomose werden die proximalen Anastomosen hergestellt (Vorteil: Nur einmaliges Anklemmen der Aorta ascendens).
  - Zum partiellen Ausklemmen der Aorta ascendens den Blutdruck auf 90 mmHg senken. Zur Blutdrucksenkung wird eine partielle In-Flow-Occlusion (Abklemmen der Hohlvenen) durchgeführt. Als vorteilhaft hat sich bei arteriellen Grafts die proximale Anastomosierung in die rechte (RIMA = right internal mammaria artery) oder linke A. mammaria (LIMA = left inter-

nal mammaria artery) als T-Graft oder Y-Graft erwiesen, da hierdurch eine Manipulation an der Aorta ascendens vermieden werden kann.

- **Schritt 10:** Antagonisieren des Heparins (2/3 des Heparins werden antagonisiert und danach eine ACT bestimmt).
- **Schritt 11:** Thoraxverschluss.

23.4 Bypass-Reoperation (Re-ACB)

Prinzip und Indikation

- **Prinzip:** Anlage von koronararteriellen Bypass-Grafts bei bereits in der Vergangenheit durchgeführter Bypass-Chirurgie. Die bei der Erstoperation angelegten Bypass-Grafts können offen, stenosiert oder verschlossen sein.
- **Indikation:** Vorhandene Stenosen an Bypass-Grafts oder progrediente Stenosen an den Koronararterien, die eine erneute Bypass-Chirurgie erforderlich machen.

Merke: Vor der Operation ist die genaue Lagebestimmung der vorhandenen Bypass-Grafts in Bezug zum Sternum (der erneuten Sternotomie) wichtig. Hierzu empfiehlt sich bei unklarer Anatomie die Durchführung eines Thorax-CT mit Kontrastmittel. Bei Anliegen von Bypass-Grafts hinter dem Sternum kann eine anterolaterale Thorakotomie durchgeführt werden, mit der die am Sternum anhaftenden Bypass-Grafts gelöst werden können.

Operatives Vorgehen

- **Schritt 1:**
  - Abgabe der Schläuche zur extrakorporalen Zirkulation.
  - Resternotomie mit der oszillierenden Säge.
  - Vorhandene Drahtzerklagen können belassen werden, um als Indikator für die Sternumhinterseite zu dienen (Schutz des rechten Ventrikels).
  - Zuerst wird die obere Sternumlamelle durchgesägt, in einem zweiten Schritt die untere Lamelle. Dabei kann das Sternum mit scharfen Haken nach oben gezogen werden.
- **Schritt 2:**
  - Nach kompletter Sternotomie werden die linke und die rechte Hälfte des Sternums mit scharfen Haken nach oben gezogen und die vorhandenen Verwachsungen zwischen Sternum und Herzen (Perikard) mit der Schere oder dem Elektrokauter gelöst.
  - Die Verwachsungen werden auf der kompletten Länge des Sternums so weit nach lateral gelöst, bis es möglich ist, einen geeigneten Thoraxsperrer einzusetzen.
- **Schritt 3:**
  - Der Thoraxsperrer wird nur leicht geöffnet.
  - Darstellung der V. brachiocephalica (Syn. V. anonyma) und der Aorta. Die V. anonyma wird so weit freigelegt, dass es möglich ist, den Thoraxsperrer aufzudrehen, ohne die Vene zu zerreißen.
  - Bei allen Arbeitsschritten ist auf vorhandene Bypass-Grafts zu achten und diese, falls nicht verschlossen, zu schonen.
- **Schritt 4:**
  - Die Aorta ascendens wird freipräpariert, und die Nähte werden zum Anschluss an die extrakorporale Zirkulation vorgelegt (dadurch ist es möglich, den Patienten jederzeit mithilfe der HLM arteriell mit Blut zu versorgen).
  - Freipräparation des rechten Vorhofes. Hier werden ebenfalls die Nähte für den Anschluss an die EKZ vorgelegt.

- **Schritt 5:**
  - Die übrigen Strukturen des Herzens werden soweit als möglich freipräpariert.
  - Wenn der Patient die Präparation toleriert, kann das gesamte Herz ohne EKZ freigelegt werden. In vielen Fällen ist jedoch die Präparation der Herzspitze und der Hinterwand des Herzens nur mithilfe der EKZ möglich.
- **Schritt 6:**
  - Einbringen eines Retroplegiekatheters, über den druckkontrolliert über den Koronarsinus Kardioplegielösung gegeben werden kann.
  - Ist bei der ersten Operation die linke A. mammaria verwendet worden und bei der Reoperation noch offen, sollte sie sorgfältig dargestellt werden, um die Möglichkeit zu haben, sie zur Gabe der Kardioplegielösung abzuklemmen (verhindert das Auswaschen der Kardioplegie während der Operation).
  - Ist eine Darstellung nicht möglich, kann alternativ kalte kardioplegische Lösung während der gesamten Operation über den Retroplegiekatheter gegeben werden.
- **Schritt 7:** Anlage der neuen Bypass-Grafts entsprechend den Befunden des Angiogramms und der Operationsplanung (s. ACB-Operation mit HLM, S. 187).
- **Schritt 8:**
  - Bypass-Flussmessung.
  - Abgang von der Herz-Lungen-Maschine und Thoraxverschluss.

23.5 Endarterektomie von Koronararterien

Prinzip und Indikation

- **Prinzip:** Ausschälen von Ablagerungen aus einer Koronararterie. Es werden die verdickte und teilweise verkalkte Intima- und Mediaschicht der Koronararterie entfernt.
- **Indikation:**
  - Schwerste diffuse Erkrankung der Koronarien mit multiplen bis in die Peripherie reichenden Stenosierungen.
  - Die Indikation sollte sehr eng gestellt werden, da die Prognose der endartherektomierten Gefäße fast immer schlecht ist.

Operatives Vorgehen

- **Schritt 1:** Stichinzision. Eröffnen des Gefäßes auf einer Länge von ca. 1,5 cm mit der Potts-Schere (= spezielle abgewinkelte Schere zum Eröffnen von Koronargefäßen).
- **Schritt 2:**
  - Mit einem Endarterektomiespatel werden die Intima und die Media im Bereich der Arteriotomie zirkulär aus der Koronararterie mobilisiert.
  - Danach wird der Endarterektomiezylinder nach proximal und distal so weit als möglich mobilisiert und nach proximal herausgezogen.
  - Bei der Mobilisation wird der Endarterektomiezylinder als Widerlager verwendet und die Koronararterie sanft entlang des Zylinders bis in kleinere Aufzweigungen des Koronargefäßes mobilisiert; der Zylinder reißt in der Peripherie ab.
- **Schritt 3:**
  - Die Arteriotomie wird später mit einem Bypass-Graft versorgt, der mittels einer langen Anastomose (als Deckel) mit der Koronararterie verbunden wird.

- Eine andere Möglichkeit ist der Verschluss der Arteriotomie mittels eines Patches (meistens Venenmaterial) und in diesen Venendeckel hinein einen Bypass zu anastomosieren.
- Die Anastomosentechnik entspricht derjenigen der üblichen Bypass-Chirurgie (s. S. 186).

23.6 LV-Aneurysmektomie und Endoaneurysmoraphie nach Dor

Prinzip und Indikation

- **Prinzip:**
  - Ausschalten eines dyskinetischen oder akinetischen Bezirks in der Wand des linken Ventrikels durch einen direkten Verschluss oder durch Einnaht eines Kunststoffgewebepatches in den dyskinetischen Bezirk.
  - In den meisten Fällen befindet sich die Wandbewegungsstörung im Bereich der Vorderwand des linken Ventrikels.
  - Die Aneurysmata sind oft teilthrombosiert, und es besteht die Gefahr einer Perforation durch Ausdünnung des Aortengewebes.
  - Aneurysmata der Hinterwand sind seltener, und es besteht oft zusätzlich eine Mitralklappeninsuffizienz (Infarktgebiet, Papillarmuskeldysfunktion), die gleichzeitig behandelt werden sollte.
- **Indikationen:** Lokalisierte, in der Systole auftretende Herzinsuffizienz, paradoxe Wandbewegungsstörung des linken Ventrikels oder des Ventrikelseptums, Thromben im Aneurysma, Perforationsgefahr.

Operatives Vorgehen

- **Schritt 1:**
  - Sternotomie.
  - Anschluss an die Herz-Lungen-Maschine.
  - Bei gleichzeitiger Bypass-Versorgung erfolgt die Entnahme von Bypass-Material (s. ON-CAB, S. 187).
- **Schritt 2:**
  - Bei vollem Fluss an der extrakorporalen Zirkulation erfolgt durch Wechselstrom (über einen Generator, sog. „Red Box") das Anflimmern des Herzens.
  - Hierdurch ist es möglich, den sich noch bewegenden Anteil des Herzens von dem Narbenareal zu unterscheiden und den aneurysmatischen Anteil des Herzens mit einem Stichskalpell zu inzidieren.
- **Schritt 3:**
  - Das Herz wird nun kardioplegiert und die Aorta abgeklemmt.
  - An der Grenze zwischen Narbenareal und noch vitalem Herzmuskel wird eine zirkuläre Naht (mit 3–0 Prolene) tabaksbeutelartig vorgelegt.
  - ***Cave:*** Verschleppen von Thrombenmaterial verhindern.
- **Schritt 4:** Je nach Größe des zu exkludierenden Infarktgebietes des linken Ventrikels erfolgt ein direkter Verschluss der Ventrikulotomie oder ein Verschluss in der Ebene der vorgelegten 3–0 Prolenenaht mittels Dacronpatch (Endoaneurysmorrhaphie nach Dor).
- **Schritt 5:**
  - Der Dacronpatch wird in adäquater Größe zugeschnitten und mit 3–0 Prolene mit der noch intakten Wand des Ventrikels über einen Teflonstreifen verankert.
  - Mit Prolene 0 wird dann mit großer Nadel die über dem Patch vorhandene Wand des Ventrikels ebenfalls über einen Teflonstreifen gestochen ver-

schlossen. Es sollte die Nahttechnik nach Blalock angewendet werden. Hierbei wird inert eine fest laufende Matratzennaht gelegt, über die dann fortlaufend überwendlich eine zweite Nahtreihe gelegt wird.

- **Schritt 6:** Antegrades Entlüften des Herzens. Freigabe des Blutstromes.
- **Schritt 7:** Abgang von der Herz-Lungen-Maschine.

23.7 Verschluss einer Ventrikelseptumruptur

Prinzip, Indikation und Vorbereitung

- **Prinzip:** Verschluss eines neu aufgetretenen Ventrikelseptumdefekts im Rahmen eines akuten oder subakuten Infarktgeschehens.
- **Indikation:**
  - *Akute Operation:* Patienten mit Low-Cardiac-Output-Syndrom trotz maximaler Kreislaufunterstützung (Katecholamintherapie und intraaortaler Ballonpumpe [JABP]).
  - *Operation nach 4–6 Wochen:* Patienten mit kompensiertem Kreislauf unter intensivem Kreislaufmonitoring.

  Hinweis: Die Mortalität der Operation hängt von der Gewebequalität ab und kann bis zu 50 % betragen. Bei einer frischen Ventrikelseptumruptur ist die Gewebequalität schlecht, da das Myokard im Rupturbereich oft nicht fest genug ist, um eine sichere Verankerung des Patches zu gewährleisten (Nekrosegewebe von butterartiger Konsistenz). Aus diesem Grund ist es auf jeden Fall empfehlenswert, möglichst erst nach Narbenumbau des Myokards z. B. unter JABP-Protektion zu operieren.

Operatives Vorgehen

- **Schritt 1:** Anschluss an die Herz-Lungen-Maschine mit bikavaler Kanülierung und Anschlingung der Hohlvenen.
- **Schritt 2:**
  - Gabe der Kardioplegielösung.
  - Eröffnung des linken Ventrikels im Bereich des Ventrikelseptumdefekts.
  - Vorher ist ein TEE (= transesophageal echocardiograph) zur Lageidentifikation erforderlich.
  - Die meisten postinfarziellen VSD sind im Bereich der Herzspitze oder des medialen Septums gelegen. Deswegen wird der linke Ventrikel meistens im Bereich der Herzspitze eröffnet.
- **Schritt 3:**
  - Identifikation der Ventrikelseptumruptur und Einnaht eines passenden Dacronpatches mittels filzarmierter Einzelnähte. Dabei darauf achten, dass die Verankerung möglichst im vitalen Myokardgewebe erfolgt.
  - Beim Verschluss eines frischen postinfarziellen VSD kann es mitunter sehr schwierig werden, Myokardgewebe zu finden, in welchem der Dacronpatch verankert werden kann. Hier ist es oftmals erforderlich, einen Teil der Wand des rechten Ventrikels als Nahtwiderlager zu verwenden.
- **Schritt 4:** Verschluss der Ventrikulotomie mittels Prolenenaht 3–0 nach Blalock-Technik (evtl. mit Teflonstreifen armiert). Ggf. Anlage von notwendigen Bypass-Grafts.
- **Schritt 5:**
  - Antegrades Entlüften des Herzens. Freigabe des Blutstromes.
  - Kontrolle auf Dichtheit des VSD mittels TEE und Sättigungsmessungen über Pulmonaliskatheter. Die intraaortale Ballonpumpe sollte bei frischem VSD belassen werden (Nachlastsenkung!).

23.8 Ventrikelperforation

Prinzip, Indikation und Letalität

- **Prinzip und Indikation:** Verschluss einer Perforationsstelle im Bereich des linken Ventrikels (meist im Rahmen eines Myokardinfarkts oder einer Ruptur eines Ventrikelaneurysmas).
- **Letalität:**
  - *Akute freie Ruptur:* Die Letalität ist sehr hoch, da die Patienten meist an einer akuten Perikardtamponade versterben.
  - *Gedeckte Ruptur:* Die Letalität hängt vom Zustand des Myokardgewebes im Bereich der Perforationsstelle ab.

Operatives Vorgehen

- **Schritt 1:** Anschluss an die extrakorporale Zirkulation (in den meisten Fällen notfallmäßig).
- **Schritt 2:**
  - Identifikation der Perforationsstelle.
  - Einnähen eines Dacronpatches im noch vitalen Myokard mit Prolene-Einzelnähten mit Filzarmierung.
  - Verschluss des Myokards im Bereich der Perforationsstelle.
  - Gleichzeitig kann eine Versorgung mit Bypässen erfolgen.
- **Schritt 3:** Entlüften des Herzens. Freigabe des Blutstroms über die Aorta.
- **Schritt 4:**
  - Nach Abgang von der Herz-Lungen-Maschine Durchführung eines TEE zur Kontrolle der Klappenfunktion und der Dichtheit des Ventrikelseptums.
  - Bei frischer Ventrikelruptur empfiehlt sich die Einlage einer intraaortalen Ballonpumpe zur Senkung der Nachlast.
- **Schritt 5:** Verschluss der Sternotomie.

24 Operationen an der Aortenklappe

24.1 Aortenklappenersatz bei Aortenklappenstenose

Indikationen

- Aortenklappenstenose mit einer Öffnungsfläche < 0,7 cm^2 sowie massiv erhöhten transvalvulären Gradienten.
- Vorliegen eines kongestiven Herzfehlers.
- Zunehmende Linksherzinsuffizienz bei bekannter Aortenklappenstenose.

Operatives Vorgehen

- **Schritt 1:** Anschluss des Patienten an die Herz-Lungen-Maschine mittels Zweistufenkatheter. Einlage eines Retroplegiekatheters in den Koronarsinus über den rechten Vorhof und darüber druckgesteuerte Gabe der Kardioplegielösung.
- **Schritt 2:** Leichte systemische Hypothermie (ca. 34 °C). Bei Linksherzdekompensation empfiehlt sich die Einlage eines linksventrikulären Ventkatheters über die rechte obere Lungenvene oder die Pulmonalarterie. Mit dem Ventkatheter wird Blut aus dem linken Herzen entfernt, damit sinkt der LVEDP, und die Myokardperfusion des Herzens steigt.
- **Schritt 3:**
  - Bei Auftreten von Kammerflimmern Abklemmen und Eröffnung der Aorta ascendens.
  - Standardzugang ist die quere Aortotomie. Bei poststenotischer Dilatation oder einem engen sinotubulären Übergang ist ein hockeyschlägerförmiger Zugang empfehlenswert, da darüber eine Aortenbasiserweiterungsplastik (nach Manougian) durchgeführt werden kann.
- **Schritt 4:** Einstellen der Klappe (s. Abb. 25) und Kontrolle, ob die Blutkardioplegie über die Koronarostien zurückfließt. Oft ist zu beobachten, dass über das rechte Koronarostium kein Blut zurückfließt. In diesem Fall wird eine auftretende Koronarperfusion noch zusätzlich über das rechte Koronarostium durchgeführt, da anderenfalls ein Protektionsschaden im Bereich des rechten Ventrikels eintreten kann.

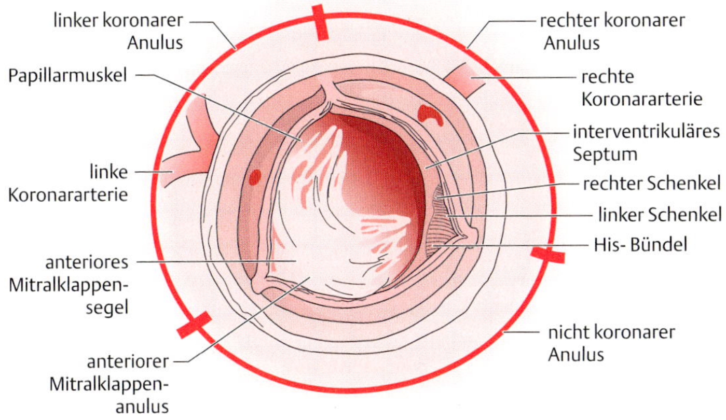

Abb. 25 Anatomie der Aortenklappe und umgebenden Strukturen (Aortenklappe wurde entfernt); Sicht des Operateurs

- **Schritt 5:** Herausschneiden der degenerativ veränderten Klappe und sorgfältiges Entkalken des Aortenklappenringes.
- **Schritt 6:** Auswählen der Klappengröße mit den zum Klappentyp passenden Messgeräten.
- **Schritt 7:** Vorlegen von filzarmierten Klappennähten. Diese werden danach durch den Ring der zu implantierenden Prothese gestochen.
- **Schritt 8:** Herunterfahren und Einknoten der Klappenprothese.
- **Schritt 9:** Kontrolle, ob die Klappe richtig im Klappenanulus sitzt, ob paravalvuläre Lecks bestehen und ob die Koronarostien sondierbar sind.
- **Schritt 10:** Matratzenförmiger Verschluss der Aortotomie mittels 4-0-Prolenenaht und fortlaufender überwendliger Blalock-Naht (s. S. 195) oder bei guten Aortenwänden alleine fortlaufend überwendlig.
- **Schritt 11:** Den Patienten in Kopftieflage bringen und das linke Herz sorgfältig antegrad entlüften. Freigabe des Blutstromes über die Aorta ascendens und weiteres Entlüften über eine zuvor in die Aorta ascendens eingebrachte Nadel oder über Stichinfusionen.
- **Schritt 12:** Wiederherstellung eines geordneten Herzrhythmus (Defibrillation, Antiarrhythmika).
- **Schritt 13:** Nach vollständiger Wiedererwärmung und Erreichen eines suffizienten Eigenrhythmus wird mittels TEE die Entlüftung des linken Ventrikels sichergestellt und die Klappenprothese auf einwandfreie Funktion und Sitz im Aortenanulus kontrolliert (Ausschluss paravalvulärer Lecks!). Bestimmung des Druckgradienten.
- **Schritt 14:** Abgehen von der extrakorporalen Zirkulation. Ggf. ist die Einlage eines linksatrialen Katheters zur Bestimmung des enddiastolischen Druckes und damit zur besseren Volumentherapie sinnvoll.

Nachbehandlung und Komplikationen

- **Nachbehandlung:**
  - Besonders bei schwersthypertrophiertem Ventrikel mit einem kleinen Ventrikelkavum ist die Sicherstellung einer suffizienten Koronarperfusion von entscheidender Bedeutung. In diesem Fall ist die Gabe von α-Agonisten, β-Blockern oder Kalziumantagonisten vorteilhaft. Dagegen sollte auf positiv inotrope Substanzen verzichtet werden.
  - Bei Verwendung einer mechanischen oder einer gestenteten biologischen Klappenprothese ist unbedingt auf eine suffiziente Antikoagulation zu achten.
- **Postoperative Komplikationen:**
  - Klappenthrombose oder akute Blutung mit Perikardtamponade durch fehlerhafte Antikoagulation.
  - Klappendysfunktion.
  - Klappenendokarditis.
  - Herzrhythmusstörungen (hier vor allem plötzlich auftretende AV-Blockierungen oder Kammerflimmern bei Abfall des Koronarperfusionsdrucks).

24.2 Klappenersatz mit Stentless-Prothese

Ersatz der Aortenklappe durch gerüstlose Klappenprothese (subkoronär)

- **Prinzip:** Aortenklappenersatz durch gerüstlose Klappenprothese (subkoronärer Aortenklappenersatz).
- **Indikation:** Ersatz der Aortenklappe bei Aortenstenose oder Aortenklappeninsuffizienz.

► **Operatives Vorgehen:**
- *Schritt 1:*
  - Anschließen des Patienten an die extrakorporale Zirkulation mittels Zweistufenkanüle und Abkühlen des Patienten auf 30 °C.
  - Anlage eines Retroplegiekatheters über den rechten Vorhof und darüber retrograd druckgesteuerte Gabe der Kardioplegielösung.
  - Die Anlage eines linksventrikulären Vents über die rechte obere Pulmonalvene ist empfehlenswert.
- *Schritt 2:*
  - Bei Auftreten von Kammerflimmern Abklemmen der Aorta ascendens und querförmige Eröffnung ca. 2,5 cm oberhalb der Aortenklappenebene.
  - Einstellen der Aortenklappe und Identifizieren der Koronarostien (dies ist wichtig, um den korrekten Sitz der gerüstlosen Aortenklappe zu gewährleisten).
- *Schritt 3:* Kontrolle der Gewebsbeschaffenheit der Aorta ascendens. Dabei darauf achten, dass besonders um die Koronarostien herum keine größeren Verkalkungen vorliegen.
- *Schritt 4:*
  - Herausschneiden der Klappe und sorgfältiges Entkalken des Aortenklappenrings.
  - Ausmessen der Aortenklappenprothese mit den dazugehörigen Messgeräten. Die Prothese darf nicht zu klein gewählt werden, da daraus eine erneute Dysfunktion nach Implantation resultieren könnte.
- *Schritt 5:*
  - Einnaht der Aortenklappenprothese in den Aortenklappenanulus entweder fortlaufend mit 4–0 Prolene oder mit einzelnen U-förmig gestochenen, nicht filzarmierten Nähten.
  - Im Bereich der Kommissuren muss die Verankerung der gerüstlosen Prothese unterhalb der Kommissuren erfolgen.
- *Schritt 6:* Mithilfe einer zweiten Nahtreihe wird die gerüstlose Prothese noch einmal unterhalb der Koronarostien im Bereich der Aortenwand mit einer fortlaufenden Naht verankert (Prolene 4–0).
- *Schritt 7:* Testen der Aortenklappenprothese und Testen der Durchgängigkeit der Koronarostien, Standardverschluss der Aortotomie mittels 4–0-Prolenenaht.
- *Schritt 8:* In Kopftieflage antegrades Entlüften des linken Herzens und Freigabe des Blutstromes.
- *Weitere Schritte:* s. S. 198.

Implantation einer gerüstlosen biologischen Prothese als Aortenwurzelersatz

► **Prinzip:** Bei dieser Implantationstechnik wird die gesamte Aortenwurzel inkl. der Aortenklappe und des proximalen Teils der Aorta ascendens ersetzt.

► **Komplikationen:**
- Erhöhter Gradient über der Aortenklappe durch Ödem und Hämatom. Deutlich geringeres Risiko in dieser Hinsicht im Vergleich zur subkoronaren Implantationstechnik.
- Aortenklappeninsuffizienz durch Auswahl eines zu kleinen Klappentyps.
- Malperfusionssyndrome des Herzens durch Obstruktion oder Knicken der Koronarostien.

► **Operatives Vorgehen:** Entspricht dem Ersatz der Aorta ascendens nach Bentall (s. S. 211).

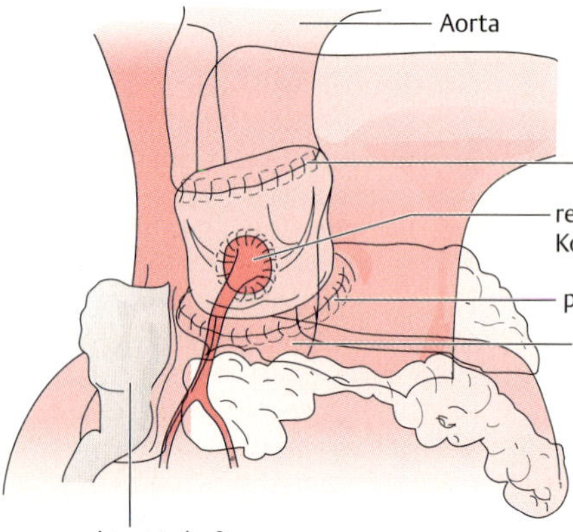

Abb. 26 Komplettersatz der Aortenwurzel inkl. der Aortenklappe mit Reimplantation der Koronararterien (Total Root)

24.3 Klappenersatz mit Homograft

Indikation und Vorbereitung

- **Indikation:** Ersatz der Aortenklappe bei Vorliegen einer Aortenklappenendokarditis oder im Rahmen einer Ross-Operation (s. S. 223) mit einem Homograft.
- **Vorbereitung:** Vor Implantation einer Homograftklappe ist es notwendig, präoperativ die Klappengröße zu bestimmen und ein geeignetes Homograft zu bestellen.

Operatives Vorgehen

- **Schritt 1:** Anschluss an die extrakorporale Zirkulation. Retrograde Gabe der Kardioplegielösung. Abklemmen und querförmiges Eröffnen der Aorta ascendens.
- **Schritt 2:** Herausschneiden der erkrankten Aortenklappe. Beurteilung der Lage der Koronarostien.
- **Schritt 3:** Inspektion der Aortenklappe auf Abszesse im Bereich des Aortenrings und der Aortenbasis. Beim Vorliegen von Abszessen Entnahme von Abstrichen (ggf. Gramfärbung).
- **Schritt 4 bei der Implantation eines Homografts in Aortenposition:**
  - Auftauen der Homograftklappe im vorgesehenen Medium (s. S. 52).
  - Nach Zurechtschneiden kann der Homograft fortlaufend (Prolene 4–0) oder mit Einzelknopfnähten implantiert werden. Darauf achten, dass die Adventitia am Homograft verbleibt.
  - An der Aortenbasis sollte ein Perikardstreifen als Widerlager verwendet werden, um einer Anuloektasie des Homografts an seiner Basis und damit einer Aortenklappeninsuffizienz vorzubeugen.
  - Die Koronarostien werden ihrer Position entsprechend (s. S. 211, Aorta-ascendens-Ersatz) mit fortlaufender Naht implantiert.
  - Herstellung der proximalen Anastomose zwischen der Aorta und dem Homograft mit 4–0-Prolenenaht (evtl. Verstärkung mit einem Perikardstreifen).

- **Schritt 4 im Rahmen einer Ross-Operation:**
  - Hierbei wird die Pulmonalklappe des Patienten als Graft zur Implantation in Aortenposition entnommen und die Pulmonalklappe durch einen Homograft ersetzt. Alternativ kann die Pulmonalklappe auch durch eine gerüstlose (stentless) biologische Klappe ersetzt werden.
  - *Beachte:* Bei der Entnahme des Autografts ist der Abgang des ersten Septalastes der LAD leicht zu verletzen.
  - Die Implantation des entnommenen Pulmonalklappenautografts ist entsprechend dem Homograft in Aortenposition zu sehen.
  - Die Implantation des Homografts in Pulmonalklappenposition erfolgt entsprechend.
  - Zusätzlich Herstellung einer Verbindung zwischen der Pulmonalarterie und dem in Pulmonalposition implantierten Homograft.
- **Schritt 5:** Antegrades Entlüften des Herzens. Freigabe des Blutstroms.
- **Schritt 6:**
  - Nach Abgehen von der extrakorporalen Zirkulation muss zur Prüfung der Klappenfunktion unbedingt eine Herzechokardiographie durchgeführt werden.
  - Bei AV-Block nach Aortenklappenersatz mit Abszessbildung bei Endokarditis ist unbedingt eine zusätzliche bipolare Pacerelektrode zur sicheren Stimulation des Herzens einzulegen. Alternativ können bereits epikardiale permanente SM-Elektroden implantiert werden, die in der M.-rectus-abdominis-Scheide versenkt werden. Dort kann bei Indikation ein SM-Aggregat implantiert werden.

24.4 Doppelklappenersatz (DKE)

Indikation

- **Erkrankungen der Aorten- und Mitralklappe** (meist verkalkende Vitien beider Klappen), die einen Ersatz erforderlich machen.

Operatives Vorgehen

- **Schritt 1:** Anschluss an die Herz-Lungen-Maschine vorzugsweise mit bicavaler Kanülierung. Beim Zugang zur Mitralklappe über den linken Vorhof ist auch eine Zweistufenkanüle über den rechten Vorhof ausreichend.
- **Schritt 2:**
  - Retrograde Gabe der kardioplegischen Lösung.
  - Eröffnen der Aorta und des linken Vorhofs.
  - Herausschneiden der Aortenklappe (s. Aortenklappenersatz, S. 198) und Vorbereitung des Mitralklappenanulus der Implantataufnahme (s. Mitralklappenersatz, S. 203).
- **Schritt 3:** Ausmessen der Klappendurchmesser mit den geeigneten Messgeräten. Dabei muss einkalkuliert werden, dass die beiden Nahtringe mehr Platz benötigen.
- **Schritt 4:** Zuerst Implantation der Mitralklappe (bessere Exposition des anterioren Mitralklappenringes), danach Implantation der Aortenklappenprothese (s. S. 203 und S. 198).
- **Schritt 5:** Antegrades Entlüften des Herzens.
- **Schritt 6:** Abgehen von der extrakorporalen Zirkulation und Durchführen eines TEE zur Beurteilung der Klappenfunktion.

25 Operationen an den Atrioventrikularklappen

25.1 Prothetischer Mitralklappenersatz

Prinzip und Indikation

- **Prinzip:** Ersatz der nicht mehr reparablen Mitralklappe durch eine mechanische oder biologische Klappenprothese.
- **Indikation:** Mitralklappenstenose mit verplumpten, verschmolzenen und teilweise verkalkten Mitralklappensegeln und Mitralklappeninsuffizienz (bei der keine rekonstruktiven Maßnahmen durchführbar sind).

Hinweis:
- Mitralklappenersatz im Rahmen eines Doppelklappenersatzes, s. S. 201.
- Minimal invasive und endoskopische Mitralklappenchirurgie, s. S. 252.

Zugangswege zur Mitralklappe und Klappenwahl

- **Zugangswege zur Mitralklappe:**
  - *Linksatrial, transatrial* (interatrial grove = Trennlinie zwischen beiden Vorhöfen → Zugang transatrial). Hilfreich ist die Mobilisation beider Hohlvenen.
  - *Transseptal* bei Kombinationseingriffen an der Trikuspidalklappe.
  - *Biatrial nach Dubost.* Aufwendiger Verschluss meist mit Perikardpatch.
  - *Linksatrial, Vorhofdach:* Selten (der Verschluss muss primär trocken sein, *Cave:* Aortenbasis, linker Hauptstamm, ausreichende Mobilisation der oberen Hohlvenen).

  Hinweise: Eine Durchtrennung der VCS (= Vena cava superior) wird beschrieben.
- **Klappenwahl:**
  - Erste Priorität hat der Wunsch des Patienten.
  - Beim kompletten Erhalt des Halteapparats antianatomische Orientierung (= 90° kommissurversetzt zu den anatomischen Kommissuren) einer Kunstklappe zur Vermeidung eines Impingements (Blockieren der Klappe durch Klappenanteile des Halteapparats).
  - Bei der Orientierung einer gestenteten Bioklappe ist darauf zu achten, dass der Stent am anterioren Trigonum gegen den Uhrzeigersinn vom LVOT weg rotiert wird.

Operatives Vorgehen (s. Abb. 27)

- **Schritt 1:**
  - Anschluss an die EKZ mittels bikavaler Kanülierung und der Möglichkeit, einen totalen Bypass durchzuführen.
  - Eine Zweistufenkanülierung ist ebenfalls möglich; bei Zugang über den linken Vorhof.
- **Schritt 2:**
  - Kardioplegieapplikation antegrad oder retrograd.
  - Darstellung des intraatrialen Septums (Zugang transatrial). Dazu können die obere und untere Hohlvene zur besseren Exposition der Mitralklappe mobilisiert werden.
  - Beim Zugang durch das Septum intraatriale wird eine Inzision am rechten Vorhof und durch das Vorhofseptum (Fossa ovalis) vorgenommen.
- **Schritt 3:** Kardioplegischer Herzstillstand. Eröffnung des linken Vorhofs.
- **Schritt 4:** Einstellen der Mitralklappe (Carpentier-Sperrer oder geeignetes Retraktorsystem z. B. nach Cosgrove).

► **Schritt 5:**
- Inspektion des Klappensitus (Verkalkungsgrad, Segelbeschaffenheit; Referenzpunktmethode).
- Lokalisation der Papillarmuskel. Prüfen, ob rekonstruktive Maßnahmen aussichtsreich sind.
- *Stenosierte Klappen müssen geöffnet werden:*
  - Kommissurotomie.
  - Papillarmuskelspaltung.
  - Entkalkung der Segel.
  - Entkalkung des Anulus (*Cave:* Ventrikelruptur).
  - Müssen Segel teilweise reseziert werden?
  - Müssen Segel abgelöst und refixiert werden?
  - Ist der Halteapparat restriktiv bei der Füllung des Ventrikels?
- *Insuffiziente Klappen (wenn nicht rekonstruierbar):*
  - Resektion abgerissener Chorden.
  - Müssen überschüssiges Segelmaterial reseziert und der elongierte Halteapparat gestrafft/geteilt werden? *Cave:* Keine Überkorrektur!
  - Vermeidung eines SAM-Phänomens (systolic anterior movement des AML [anterior mitral leaflet]).

► **Schritt 6:** Beim Klappenersatz sind verschiedene Techniken verfügbar:
- *Ersatz der Mitralklappe mit Erhalt des Klappenapparats:* Der gesamte Klappenhalteapparat (Chorden und Papillarmuskeln) wird erhalten und in den Klappenring der Klappenprothese implantiert.
- *Ersatz der Mitralklappe ohne Erhalt des Klappenapparats* (Papillarmuskeln und Chordenapparat):
  - Der Klappenapparat (Chorden im Bereich der Papillarmuskelköpfe) wird komplett herausgeschnitten.
  - Vorteil: Keine Strukturen unterhalb der Klappe, die den Öffnungsmechanismus blockieren können.
  - Nachteil: Dilatation des linken Ventrikels, LV Aneurysma und teilweise erhebliche Reduktion der linksventrikulären Auswurfleistung.

► **Schritt 7:** Ausmessen des Klappendurchmessers (die meisten Klappendurchmesser in Mitralpostition bewegen sich zwischen 29 und 33 mm).

► **Schritt 8:**
- Herunterfahren der Klappe.
- Bei einer biologischen Prothese muss darauf geachtet werden, dass sich die Stents der biologischen Prothese nicht in Papillarmuskeln, Trabekelwerk oder Chordenapparat verhaken. Außerdem muss sich die Prothese so orientieren, dass der Ausflusstrakt des linken Ventrikels nicht durch einen Stent behindert wird. Darauf achten, dass der größte Kommissurabstand zum Ausflusstrakt hin zu liegen kommt.
- Bei einer mechanischen Prothese sollte die Prothese so implantiert werden, dass ein unbehindertes Öffnen der Klappe möglich ist. Verwendung von drehbaren Klappenprothesen ermöglichen eine optimale Platzierung der Klappe im Klappenring.
- Legen der Klappennähte strikt im Anulus. Der Anulus kann bei normalen Klappen (ischämischer Mitralklappeninsuffizienz) hauchzart sein.

► **Schritt 9:**
- Verschluss des Vorhofseptums am linken Vorhof mittels 3-0-Prolenenaht. Dabei darauf achten, dass die Pulmonalvenen nicht stenosiert oder verschlossen werden.
- Beim Verschluss des transseptalen Zugangs wird das Vorhofseptum mit 4-0 Prolene verschlossen.

- Bei kleinem linken Vorhof, z. B. bei akutem Papillarmuskelabriss, sollte direkt ein Patch in das Vorhofseptum eingenäht werden, da sonst der Vorhof links zu klein werden kann.
- Die Naht des Vorhofseptums sollte mit mehreren Einzelnähten gesichert werden.
- Verschluss des rechten Vorhofs mit 4–0 Prolene und zusätzlichen Einzelnähten.

- **Schritt 10:** In Kopftieflage erfolgt das antegrade Entlüften des Herzens (ggf. vorher Insufflation von CO_2).
- **Schritt 11:** Freigabe des Blutstromes. Kontrolle der Klappenfunktion mittels TEE beim Anstauen an der EKZ.
- **Schritt 12:** Abgang von der EKZ. Verschluss des Thorax.

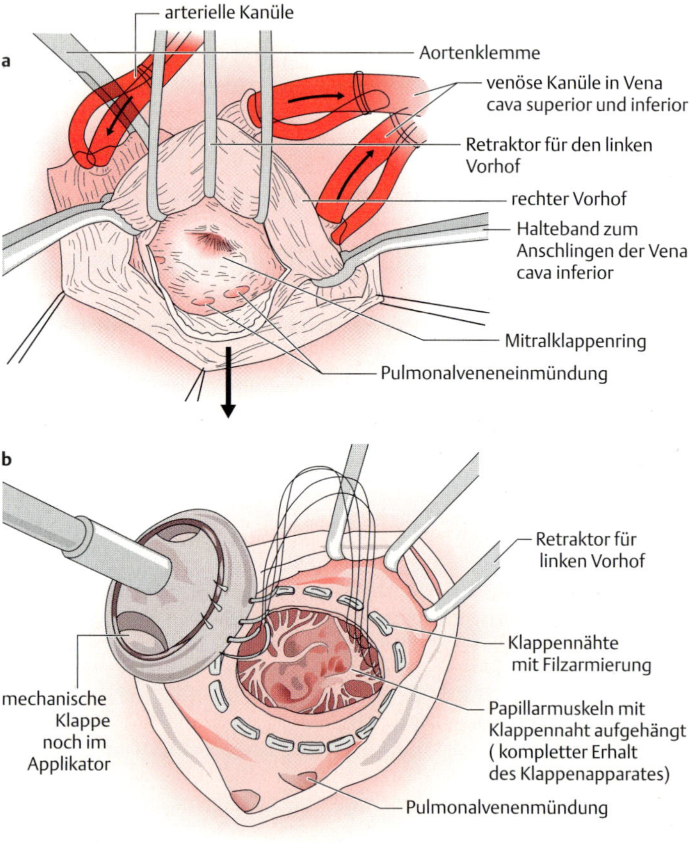

Abb. 27 **a** Zugang zur Mitralklappe über den linken Vorhof. **b** Mitralklappenersatz: Mechanische Klappe noch im Applikator

Komplikationen nach Mitralklappenersatz

- **Frühkomplikationen:**
  - *Mechanische Blockade eines Klappenflügels* durch redundanten Halteapparat erfordert eine nachträgliche Resektion. Evtl. korrigierbar bei Verwendung rotierbarer Klappen. *Anmerkung:* Mit einem geschlossenen blockierten Flügel einer mechanischen Doppelflügelklappe kann ein Patient leben (elek-

tive Reoperation). Mit einem offenen blockierten Flügel geht der Patient sofort ins Lungenödem (Notfall-Reoperation).
- *Klappenthrombose* (Hyperkoagulopathie, nicht ausreichende Heparinisierung [i.v.]).
- *Ventrikelrestriktion* (in der Diastole) bei zu straff erhaltenem Halteapparat (Erhöhung preload).
- *Abriss des rekonstruierten Halteapparats:* Ohne Konsequenz. *Beachte:* Kann im Echo mit flottierenden Vegetationen verwechselt werden.
- *Paravalvuläre Lecks:* Häufigste Ursache ist eine Endokarditis, aber auch chirurgische Fehler. Reoperation bei Mitralklappeninsuffizienz Grad III oder deutlicher Hämolyse.
- *Stent-Perforation bei Bioprothesen:* Das Herz sollte nach Bioklappenimplantation nicht aus dem Situs luxiert werden. Bei Kombinationseingriffen mit Bypass-Anastomosen an der Hinterwand sollte man vor Implantation der Prothese die Bluttrockenheit sichern.
- *Atrioventrikuläre Dehiszenz:* Diese tritt charakteristischerweise verzögert auf bei aktiv kontrahierendem Ventrikel. Die Ruptur des posterioren Anulus kann sich noch intraoperativ oder als massive Nachblutung bis zu Stunden verzögert auf der Intensivstation zeigen. Die Komplikation kann, wenn überhaupt, nur durch Explantation der Klappe und Versorgung der Perforation von innen mit Einnaht eines Patches beherrscht werden. Alle Nahtversuche von außen scheitern.
- *SAM (systolic anterior movement):* Wird beim Mitralklappenersatz ein redundantes anteriores Segel zu wenig gerafft, kann es zu erheblichen LVOT-(left-ventricular-outflow-tract)Obstruktionen durch SAM des AML (= vorderen Mitralklappensegels) kommen und ein Abgang von der EKZ unmöglich werden. Hinweis darauf ist, dass sich die Hämodynamik bei Gabe von Katecholaminen verschlechtert. Diagnose: TEE intraoperativ.
- *Postoperativ hochgradig eingeschränkte Ventrikelfunktion:* Dies bedeutet meist eine präoperative Fehleinschätzung der Ventrikelkontraktilität. Nach Klappenersatz zeigt sich oft erst, wie schlecht der Ventrikel wirklich ist.

► **Spätkomplikationen:**
- Klappenthrombose (Antikoagulationsprobleme).
- „Tissue ingrowth" (rheumatische Vitien).
- Blockaden durch endokarditische Vegetationen.
- paravalvuläres Leck durch Prothesenendokarditis.
- Biologische Klappendegeneration.
- Chronische Ventrikeldilatation (nach Resektion des Halteapparats).
- Zu kleine Klappen (25 oder 27 mm).
- Dyspnoe, pulmonalarterieller Hypertonus (PHT), Trikuspidalinsuffizienz.

25.2 Rekonstruktion der Mitralklappe ohne/mit Ring

Prinzip, Indikation und Vorbereitung

► **Prinzip:** Rekonstruktionsmaßnahmen der Mitralklappe bei Mitralklappeninsuffizienz mittels eines stabilisierenden Rings.

► **Indikation:** Mitralklappeninsuffizienz bevorzugt mit Prolaps des posterioren Segels oder Teilabriss des Halteapparats der Mitralklappensegel bei morphologisch zarten Klappensegeln. Gleichzeitig bieten sich einige Formen der Mitralklappeninsuffizienz bei erweitertem Anulus an (z. B. ischämische Mitralklappeninsuffizienz).

- **Vorbereitung:** Allgemeine herzchirurgische Vorbereitung für den Klappeneingriff. Falls die Maßnahme nicht gelingt, sollte der dann zu implantierende Klappenprothesentyp mit dem Patienten besprochen worden sein. Präoperatives TEE mit genauer Darstellung der Pathologie.

Operatives Vorgehen (s. Abb. 28)

- **Schritt 1:**
  - Anschluss an die EKZ mittels bikavaler Kanülierung und der Möglichkeit, einen totalen Bypass durchzuführen.
  - Eine Zweistufenkanülierung ist ebenfalls möglich, bei Zugang über den linken Vorhof.
- **Schritt 2:**
  - Kardioplegieapplikation antegrad oder retrograd.
  - Darstellung des intraatrialen Septums (Zugang transatrial). Dazu können die obere und untere Hohlvene zur besseren Exposition der Mitralklappe mobilisiert werden.
  - Beim Zugang durch das Septum intraatriale wird eine Inzision am rechten Vorhof und durch das Vorhofseptum (Fossa ovalis) vorgenommen.
- **Schritt 3:** Kardioplegischer Herzstillstand. Eröffnung des linken Vorhofes.
- **Schritt 4:** Einstellen der Mitralklappe (Carpentier-Sperrer oder geeignetes Retraktorsystem).
- **Schritt 5:**
  - Inspektion des Klappensitus (Verkalkungsgrad, Segelbeschaffenheit). Lokalisation der Papillarmuskeln.
  - Testen der Mitralklappe mittels Injektion von Kochsalzlösung in den linken Ventrikel. Dabei wird beurteilt, welche Pathologie für die Klappenfunktionsstörung verantwortlich ist (z. B. Teilprolaps des posterioren Segels, Chordenelongation, Prolaps des anterioren Segels).
- **Schritt 6:** Bei der Mitralklappenrekonstruktion sind verschiedene Techniken verfügbar. Zu unterscheiden ist zwischen einer Rekonstruktion mit einem Klappenring (Duran, Carpentier etc.) und zwischen Rekonstruktionen ohne einen stabilisierenden Ring.
  - *Rekonstruktion mit Klappenring:* Als Größenmaß wird die Größe des anterioren Mitralklappensegels herangezogen. Die Ringe gibt es in Größen von 27–35 mm (meistens werden die Größen 29–33 mm verwendet).
  - *Rekonstruktion ohne Klappenring:*
    - Es werden meist zwei Nähte (4–0 Prolene) zwischen den Kommissuren der Mitralklappe angelegt, und mit diesen Nähten (teils mit Perikardstreifen verstärkt) ist es möglich, den posterioren Mitralklappenring zu raffen (Paneth-Plastik).
    - Wird zusätzlich eine Resektion eines Teils des posterioren Segels durchgeführt (z. B. beim Abriss eines Papillarmuskels), so nennt man dies Gerbode-Plastik.
    - Wird gleichzeitig eine Raffung der Mitralklappe in den Kommissuren durchgeführt, so wird diese als Kay-, Whooler- oder Reed-Plastik bezeichnet.

    Hinweis: Die Plastiken zur Rekonstruktion des Mitralklappenrings ohne Ringimplantat können zusätzlich mit einem geeigneten Mitralklappenring (Duran, Carpentier etc.) verstärkt werden.
- **Schritt 7:** Je nach durchzuführender Rekonstruktionsmaßnahme folgen weitere Schritte:
  - *Resektionen des posterioren Segels:* Hierbei wird das überschüssige Segelgewebe vom Klappenring her inzidiert und reseziert. Das Segel wird an der Resektionsstelle mit elastischer Prolenenaht 5–0 dupliziert und wieder vernäht. Um am Ring selbst die Gewebespannung abzufangen, wird eine Naht

mit Perikard- oder Teflonarmierung zur Stabilisierung des Rings eingebracht.
- *Verkürzung der Kommissuren* durch eine Raffnaht bei ischämischer Mitralinsuffizienz.
- *Bei einem lokalisierten Prolaps des anterioren Segels* kann eine zusätzliche Naht mit Prolene in der Mitte des Mitralklappensegels angebracht werden, um einen Prolaps des anterioren Segels zu vermeiden (sog. Alfieri-Stich).
- Auf die sehr komplizierten Techniken der Papillarmuskelverkürzung und des Chordentransfers bzw. der Chordenneuimplanation muss hier verzichtet werden.
- Die Klappe wird nach der Rekonstruktion getestet und muss dabei bereits eine gewisse Dichtigkeit zeigen, da der noch anzubringende Ring nur als Stabilisation dienen soll. Ausmessen des Klappenringdurchmessers (dabei wird das anteriore Segel als Größenmaß verwendet). Die Klappennähte (U-förmig durch den Mitralklappenring gestochen) werden subanulär platziert.
- Bei einer Rekonstruktion ohne einen Ring wird das Maß der Verkürzung des posterioren Anulus mittels eines Kugelmessgeräts (oder großer Hegar-Stifte) geprüft. Der Durchmesser bei dieser Methode sollte nicht kleiner als 21 mm sein (entspricht einer Klappenöffnungsfläche von 3,3 cm^2).

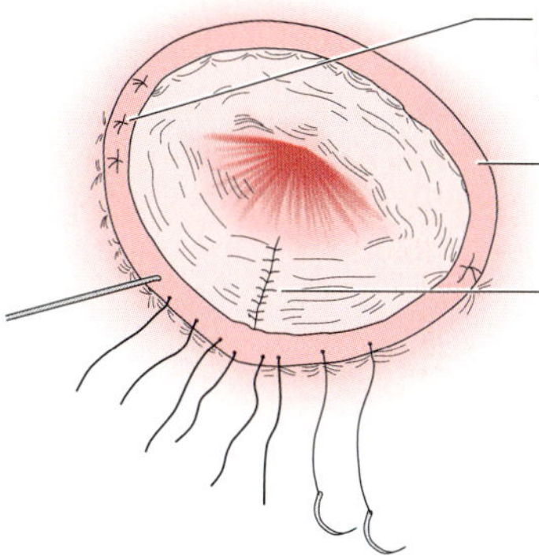

Abb. 28 Mitralklappenrekonstruktion mit einem Anuloplastiering; es wurde zusätzlich eine quadranguläre Resektion an der Mitralklappe durchgeführt

► **Schritt 8:** Bei einer Rekonstruktion mit einem Klappenring wird dieser nun mit den U-förmig gestochenen Nähten verbunden und heruntergefahren. Einknoten des Klappenringes. Testen der Klappenfunktion mittels Einspritzen von Kochsalzlösung.

► **Schritt 9:**
- Verschluss des Vorhofseptums am linken Vorhof mittels 3–0 Prolenenaht. Dabei darauf achten, dass die Pulmonalvenen nicht stenosiert oder verschlossen werden.
- Beim Verschluss des transseptalen Zugangs wird das Vorhofseptum mit 4–0 Prolene verschlossen.
- Bei kleinem linken Vorhof, z. B. bei akutem Papillarmuskelabriss, sollte direkt ein Patch in das Vorhofseptum eingenäht werden, da sonst der Vorhof links zu klein werden kann.
- Die Naht des Vorhofseptums sollte mit mehreren Einzelnähten gesichert werden.

- Verschluss des rechten Vorhofs mit 4–0 Prolene und zusätzlichen Einzelnähten.

► **Schritt 10:** In Kopftieflage erfolgt das antegrade Entlüften des Herzens (ggf. vorher Insufflation von CO_2).

► **Schritt 11:** Freigabe des Blutstromes. Kontrolle der Klappenfunktion mittels TEE beim Anstauen an der EKZ.

► **Schritt 12:** Abgang von der EKZ. Verschluss des Thorax.

25.3 Prothetischer Trikuspidalklappenersatz

Prinzip und Indikation

► **Prinzip:**
- Ersatz der Trikuspidalklappe durch eine mechanische oder biologische Klappenprothese.
- Die Operation erfolgt selten, da in den meisten Fällen eine Rekonstruktion der Trikuspidalklappe möglich ist.

► **Indikation:** Massiv zerstörte oder degenerierte Trikuspidalklappe (z. B. Fixerendokarditis, Patienten unter Immunsuppression).

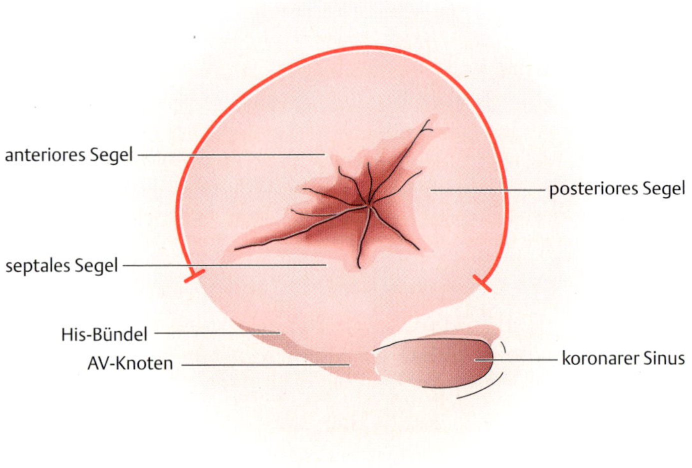

Abb. 29 Sicht auf die Trikuspidalklappe mit umgebenden Strukturen; rot: Bereich, in dem eine Anuloplastie der Trikuspidalklappe durchgeführt wird

Operatives Vorgehen

► **Schritt 1:** Anschluss an die EKZ. Bikavale Kanülierung und Anschlingen der oberen und unteren Hohlvene.

► **Schritt 2:**
- Bei alleiniger Trikuspidalklappenerkrankung kann eine Operation am flimmernden Herzen durchgeführt werden. Meist wird jedoch eine Operation am kardioplegierten Herzen durchgeführt.
- Eröffnung des rechten Vorhofs.

- **Schritt 3:**
  - Bei einer schwer rheumatisch veränderten Klappe wird diese teilweise reseziert. Der Erhalt des Klappenapparats wird analog zum Mitralklappenersatz durchgeführt.
  - Die Nähte werden wie bei der Mitralklappe entweder subanulär oder supraanulär implantiert. Dabei ist im Bereich des Kochschen Dreiecks (Dreieck zwischen Koronarsinus, Trikuspidalklappe und Fossa ovalis) auf das Reizleitungssystem zu achten.
- **Schritt 4:** Verbindung der Klappe mit den Klappennähten. Herunterfahren der Klappe und Einknoten der Klappe.
- **Schritt 5:** Testung der einwandfreien Klappenfunktion. Verschluss des rechten Vorhofs.
- **Schritt 6:** Wurde eine mechanische Klappe implantiert, so sollte bei einem bestehenden AV-Block gleich ein epikardiales Schrittmachersystem implantiert werden, welches in der Rektusscheide versenkt wird. Bei mechanischer Klappe ist die Platzierung der Schrittmachersonde im Ventrikel nicht möglich. So kann bei einem postoperativ weiter-bestehenden AV-Block ein Schrittmacheraggregat implantiert werden.
- **Schritt 7:** Abgang von der EKZ. Verschluss des Thorax.

25.4 Rekonstruktion der Trikuspidalklappe mit/ohne Ring

Prinzip und Indikation

- **Prinzip:** Rekonstruktion der Trikuspidalklappe mit einer Naht oder mit einem Klappenring.
- **Indikation:** Trikuspidalklappeninsuffizienz in Kombination mit Mitralklappenfehlern (sekundäre Mitralklappeninsuffizienz) und pulmonaler Hypertension.

Operatives Vorgehen

- **Schritt 1:** Anschluss an die EKZ. Bikavale Kanülierung und Anschlingen der oberen und unteren Hohlvene.
- **Schritt 2:**
  - Bei alleiniger Trikuspidalklappenerkrankung (ohne ASD oder offenem Foramen ovale) kann eine Operation am flimmerenden Herzen durchgeführt werden. Meist wird jedoch eine Operation am kardioplegierten Herzen durchgeführt.
  - Eröffnung des rechten Vorhofs.
- **Schritt 3:**
  - Die Trikuspidalklappe ist in den meisten Fällen zart. Es wird wie bei der Mitralklappe eine Testung des Klappenschlusses durch die Injektion mit Kochsalzlösung in den rechten Ventrikel durchgeführt. Dann wird eine teflonarmierte doppelte Raffnaht (3-0 Prolene) mit ca. 12–4 Stichen durch den Ring des anterioren und posterioren Segels der Trikuspidalklappe gelegt (DeVega-Plastik). Die Eckstellen der Rekonstruktion stellen die Trigona der Segel dar. Hier wird zum Abfangen des Zuges jeweils ein Teflon als Widerlager verwendet. Die Nahtreihe wird doppelt gestochen. Das Anziehen der Naht erfolgt über ein Messgerät 21–25 mm.
  - Eine weitere Technik der Rekonstruktion ist die Raffung des posterioren Segels in seiner Gesamtheit. Dabei wird das gesamte posteriore Segel gerafft und die Trikuspidalklappe bikuspidalisiert (Kay-Plastik).

- Eine andere Variante ist die Rekonstruktion der Klappe mittels eines Rings, analog zur Mitralklappe. Der zur Rekonstruktion benutzte Ring wird genau wie bei der Mitralklappe implantiert. Dabei wird das anteriore Segel der Trikuspidalklappe als Größenmaß verwendet. Die verwendeten Ringgrößen sind meist 25–27 mm. Im Bereich des Kochschen Dreiecks auf das Reizleitungssystem achten.

► **Schritt 4:** Verbindung des zu implantierenden Klappenringes mit den Klappennähten. Herunterfahren des Klappenringes und Einknoten des Ringes.

► **Schritt 5:** Testung der einwandfreien Klappenfunktion durch Anfüllen des rechten Ventrikels mit Kochsalzlösung. Verschluss des rechten Vorhofes.

► **Schritt 6:** Abgang von der EKZ. Verschluss des Thorax.

26 Operationen an der Aorta

26.1 Ersatz der Aorta ascendens

Prinzip

- Ersatz der aneurysmatisch erweiterten Aorta ascendens inklusive der Aortenklappe bis zum Abgang des Truncus brachiocephalicus oder mit Reimplantation der Koronarostien direkt (= Bentall) oder über einen Shunt (= Cabrol).

Operatives Vorgehen (s. Abb. 30)

- **Schritt 1:**
  - Beim Ersatz der Aorta ascendens bis zum Truncus brachiocephalicus erfolgt der arterielle Anschluss an die extrakorporale Zirkulation nach vorheriger Diagnostik mit TEE oder CT zum Ausschluss von arteriosklerotischen Plaques o.ä. (epiaortales TEE).
  - Soll der Ersatz bis in den Aortenbogen hinein durchgeführt werden, kann entweder die A. femoralis als Anschluss verwendet (Nachteil: retrograde Perfusion mit Emboliegefahr) oder der Aortenbogen kanüliert und nach Kreislaufstillstand in die implantierte Aortenprothese umkanüliert werden. Der Anschluss an die EKZ erfolgt dabei standardmäßig.
- **Schritt 2:** Einbringen des Retroplegiekatheters über den Koronarsinus und im Falle eines Hirnstillstandes gleichzeitig Einbringen eines Katheters über die obere Hohlvene zum Ausschwemmen von Embolien. Freipräparation der Aorta ascendens (und ggf. der den Kopf versorgenden Gefäße im Aortenbogen).
- **Schritt 3:**
  - Abklemmen der Aorta ascendens unterhalb des Truncus brachiocephalicus.
  - Eröffnen der Aorta ascendens und Herausschneiden des erkrankten Aortenareals. Dabei muss ein ausreichender Aortenmantel um die Koronarostien herum (sog. Buttons) belassen werden, damit später eine problemlose Reimplantation in die Aorta möglich ist.
- **Schritt 4:** Herausschneiden der erkrankten Aortenklappe und Ausmessen des Aortenklappenanulus zwecks Aufnahme eines klappentragenden Conduits. Vorlegen von teflonarmierten Nähten (analog zum Aortenklappenersatz) und Verbinden der Nähte mit der Aortenprothese. Optional kann bei brüchigem Aortengewebe ein Teflonstreifen einglegt werden.
- **Schritt 5:** Die Koronarostien können nun implantiert werden. Dazu muss die Lokalisation der Koronarostien an der Prothese der Anatomie entsprechend erfolgen, um ein Abknicken der Koronararterien zu vermeiden. Die Löcher in die Prothese werden mit einer geeigneten Brennvorrichtung gestanzt.
  - *Implantation nach Bentall:* Die Koronarostien werden direkt mit 5–0 Prolenenaht in die Prothese eingenäht.
  - *Implantation nach Bentall modifiziert nach Miller:* Bei großem Abstand von Koronarostium und Prothese (z. B. bei großem Aneurysma) kann eine 8-mm-Prothese als „Abstandshalter" zwischen Aortenprothese und Koronarbutton eingenäht werden. Vorteil: Gut einsehbare Anastomosen und bessere Möglichkeiten bei Reoperation.
  - *Implantation nach Cabrol:* Die beiden Koronarostien werden mit einer Prothese verbunden und die Prothese in ihrer Mitte mit dem Aortenrohr verbunden. Vorteile: Bei großen Aneurysmen mit weitem Durchmesser kann ein Knicken der Koronararterien verhindert werden, bessere Möglichkeiten bei Reoperation. Nachteil: Die Längenmessung ist schwer einzuschätzen.

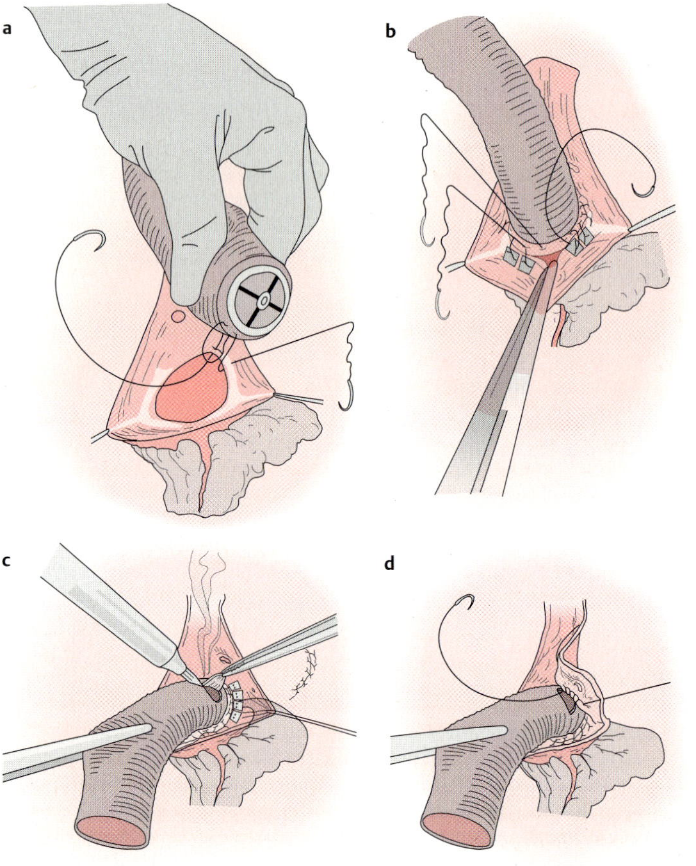

Abb. 30 Schematischer Ablauf der Implantation eines klappentragenden Conduits (s. auch Abb. 14) mit Reimplantation der Koronararterien nach Bentall. **a** und **b** Einnaht des klappentragenden Conduits mit filzgegengelagerten Nähten. **c** Herausbrennen eines geeigneten Lochs zur Implantation der Kranzarterie als sog. Button. **d** Fertigung der Anastomose zwischen Koronarostium und Composite (sog. Reimplantation eines Koronarostiums)

- **Schritt 6:** Ausmessen der Prothesenlänge bis unterhalb des Truncus brachiocephalicus. Herstellen der distalen Anastomose End-zu-End zwischen dem Aortenrohr und der Dacronprothese ebenfalls fortlaufend mit 4–0 Prolene.
- **Schritt 7:** In Kopftieflage erfolgt vor dem Knoten der distalen Nahtreihe das sorgfältige antegrade Entlüften des Herzens (evtl. vorher CO_2-Flush).
- **Schritt 8:**
  - Wird das Aortenrohr bis über den Abgang des Truncus brachiocephalicus ersetzt, erfolgt alternativ eine Kühlung des Patienten auf 28° C, und die Perfusion wird in Kopftieflage gestoppt. Es erfolgt eine antegrade Perfusion der Hirnarterien.
  - Zudem kann ein Katheter in die obere Hohlvene eingeführt werden, mit dem sich durch retrograde Hirnperfusion zum Ende der Operation eventuelle Embolien auswaschen lassen.

- Die Aortenklemme kann danach gelöst werden, der Aortenbogen wird inspiziert.
- Die Dacronprothese wird beim sog. „Teilbogenersatz" schräg angeschnitten, um die Anastomose unterhalb des Truncus brachiocephalicus bis in den Aortenbogen hinein laufen zu lassen (Naht fortlaufend mit 4–0 Prolene). Je nach Ausdehnung des Befundes muss entschieden werden, ob die Prothese mit der arteriellen Linie (= arterieller Anschluss an die EKZ) kanüliert werden muss, oder ob die arterielle Kanülierung weiter im Aortenbogen verbleiben kann.

► **Schritt 9:** In Kopftieflage wird mit der Perfusion arteriell langsam begonnen. Dabei wird konsequent antegrad und retrograd entlüftet.

► **Schritt 10:** Nach Aufwärmen und Myokardreperfusion kann die extrakorporale Zirkulation beendet werden.

26.2 Partieller Aortenbogenersatz mit Rekonstruktion der Aortenbasis

Prinzip

► Suprakoronarer Ersatz in den Aortenbogen hinein bei dissezierter Aorta ascendens (Typ-A-Dissektion) mit erhaltener Funktion der Aortenklappe.

► Klassifikation der akuten Aortendissektion (s. Abb. 21).

Operatives Vorgehen

► **Schritt 1:**
- Beim Ersatz der Aorta ascendens bei akuter oder chronischer Aortendissektion kann der arterielle Anschluss an die extrakorporale Zirkulation im nicht dissezierten Aortenbogen oder über die A. axillaris erfolgen.
- Als weitere arterielle Anschlussmöglichkeit für die EKZ steht die A. femoralis zur Verfügung. Dabei sollte nach Kreislaufstillstand und Herstellung der distalen Anastomose (Aortenprothese zu Aorta) in die implantierte Aortenprothese umkanüliert werden. Ansonsten wird der Anschluss an die EKZ standardmäßig durchgeführt.

► **Schritt 2:** Einbringen des Retroplegiekatheters. Freipräparation der Aorta ascendens (und ggf. der den Kopf versorgenden Gefäße im Aortenbogen).

► **Schritt 3:**
- Inspektion des Aortenbogens. Ist die Intima des Bogens intakt, erfolgt bei antegrader Perfusion der Kopfgefäße bei 28 °C die distale Anastomose im zuvor schräg zurechtgeschnittenen proximalen Aortenbogen. Hierbei werden zuvor die dissezierten Wandschichten (Intima, Adventitia) mit Gewebekleber wiedervereinigt. Anschließend Wiederaufnahme der arteriellen Perfusion nach Kanülierung der implantierten Prothese und Wiederaufwärmung. Resektion der Aorta ascendens und Herausschneiden des erkrankten Aortenrohres oberhalb der Abgänge der Koronarostien.
- Die Dissektion reicht meist in die Aortenbasis im Bereich des Abgangs der rechten Koronararterie hinein. Das rechte Koronarostium ist meist von der Dissektion umspült (*Cave:* Frühzeitig an das Anlegen eines Bypasses auf die RCA denken!).

- **Schritt 4:**
  - Inspektion der Aortenklappe auf Verkalkungen und Schlussfähigkeit. Ausmessen des Prothesendurchmessers mittels geeigneter Messgeräte.
  - Danach wird mit der Rekonstruktion der Aortenbasis begonnen. Hierzu können die Aortenschichten mit Kleber (z. B. Glutiss o.ä.) zusammengefügt werden. Bei Verwendung von Klebstoffen aller Art ist darauf zu achten, dass weder die Aortenklappe noch die Koronarostien mit Klebstoff benetzt werden.
  - Bei einer um das rechte Koronarostium herumreichenden Dissektion kann nach dem Kleben das Ostium nochmals mit Einzelnähten stabilisiert werden.
  - Um ein Widerlager für die Anastomosierung der Aortenprothese zu bilden, wird die gesamte Zirkumferenz der Aortenbasis oberhalb der Koronarostien mit einer durch alle Wandschichten gehenden Prolenenaht (4–0) und zwei Teflonstreifen verstärkt.
- **Schritt 5:** Herstellung einer Anastomose mit fortlaufender 4–0-Prolenenaht End-zu-End zwischen dem suprakoronären Aortenrohr und der bereits distal verankerten Aortenprothese. OP-Alternative: Rekonstruktion der Aortenbasis bei insuffizienter Aortenklappe nach David oder Yacoub (s. Abb. 31).
- **Schritt 6:** Um die Gefahr einer retrograden Perfusion über eine eventuell kanülierte Femoralarterie zu eliminieren, muss die Prothese mit der arteriellen Linie kanüliert werden. Liegt eine schwer wiegende Dissektion vor (z. B. Intimaeinriss in den Aortenbogen hinein), muss ein Bogenersatz erfolgen.
- **Schritt 7:** In Kopftieflage erfolgt das sorgfältige antegrade Entlüften des Herzens (evtl. vorher CO_2-Flush).

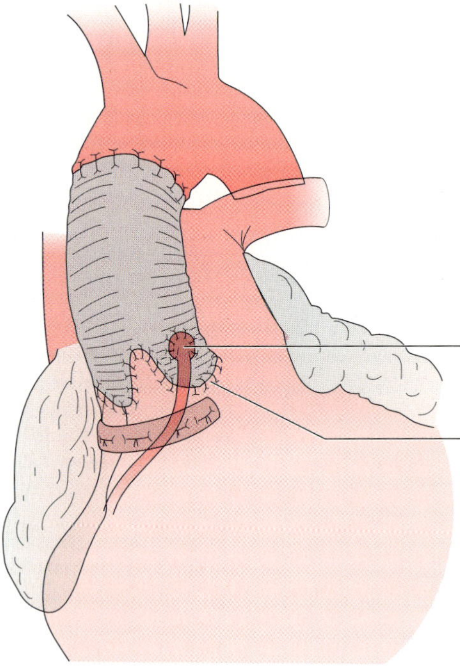

Abb. 31 Rekonstruktion der Aortenbasis bei insuffizienter Aortenklappe nach Yacoub; alternative Rekonstruktionsart der Aortenbasis bei akuter Typ A Dissektion

- **Schritt 8:** Anschließend wird die Prothesenklemme entfernt und die Perfusion des Herzens wieder aufgenommen. Kontrolle mittels TEE (Klappenfunktion, Dissektionsmembran, Fluss in den Koronarostien).
- **Schritt 9:** Nach Aufwärmen und adäquater Hämodynamik kann die extrakorporale Zirkulation beendet werden.

26.3 Aortenbogenersatz

Prinzip

- Ersatz des aneurysmatisch aufgeweiteten bzw. dissezierten Aortenbogens.

Operatives Vorgehen

- **Schritt 1:** Beim Ersatz des Aortenbogens erfolgt der arterielle Anschluss der extrakorporalen Zirkulation in den proximalen Aortenbogen oder in der A. axillaris. Soll gleichzeitig die Aorta ascendens ersetzt werden, wird damit zuerst begonnen. Der Anschluss an die EKZ ist standardmäßig.
- **Schritt 2:** Bei ausgedehnten Eingriffen wird eine selektive antegrade Perfusion der Kopfgefäße bei einer Körpertemperatur von 26–28° C durchgeführt.
- **Schritt 3:** Identifikation der Abgänge der den Kopf versorgenden Gefäße. Herausschneiden eines Buttons, der die den Kopf versorgenden Gefäße beinhaltet. Der Button wird enbloc in die Prothese implantiert, aus welcher zuvor ein ausreichend großes Stück herausgeschnitten worden ist. Die Implantation der den Kopf versorgenden Gefäße als Button erfolgt mit fortlaufender Naht (4–0 Prolene) und kann mit einem Teflonstreifen als Nahtwiderlager gesichert werden. Alternativ wird eine vorgefertigte Prothese mit Abgängen für Kopfgefäße inplantiert.
- **Schritt 4:**
  - Nun wird die distale Nahtreihe mit der Aorta descendens gefertigt (End-zu-End mit 4–0 Prolene).
  - Soll später auch die Aorta descendens ersetzt werden, so bietet sich die Elephant-Trunk-Technik an:
    - Bei dieser Technik reicht die Dacronprothese über die distale Anastomose hinaus in die Aorta descendens. Die Aortenprothese flottiert dabei frei im Aortenrohr der Aorta descendens.
    - Die distale Anastomose wird wie beim Bogenersatz angefertigt, allerdings wird dabei zunächst das proximale Ende der Aortenprothese in die distale Aortenprothese hineingestülpt (ca. 15 cm weit) (s. Abb. 32).
    - Das distale Ende der Prothese flottiert später perfusionsbedingt frei in der Aorta descendens und kann bei einem späteren Descendensersatz einfach angeschlossen werden.
    - Die arterielle Perfusion muss unbedingt wieder antegrad hergestellt werden, da ein retrograder Fluss sonst das frei liegende distale Prothesenende beiseite drängt und eine Obstruktion herbeiführt.
    - Arterielles Umkanülieren in die Aortenbogenprothese und Beginn der Wiedererwärmung des Patienten.
- **Schritt 5:** In Kopftieflage sorgfältiges antegrades Entlüften der Aorta (evtl. vorher CO_2-Flush).
- **Schritt 6:** In Kopftieflage wird nun die Perfusion arteriell langsam angefahren. Dabei wird konsequent antegrad und retrograd entlüftet. Abklemmen der Aortenbogenprothese mit der gummiarmierten Aortenklemme unterhalb des Truncus brachiocephalicus.
- **Schritt 7:** Ausmessen der Prothesenlänge. Dann Herstellung der proximalen Anastomose End-zu-End mit 4–0 Prolene fortlaufend zwischen dem Aortenrohr oder der ersetzten Aorta ascendens und der Dacronprothese des Aortenbogens.

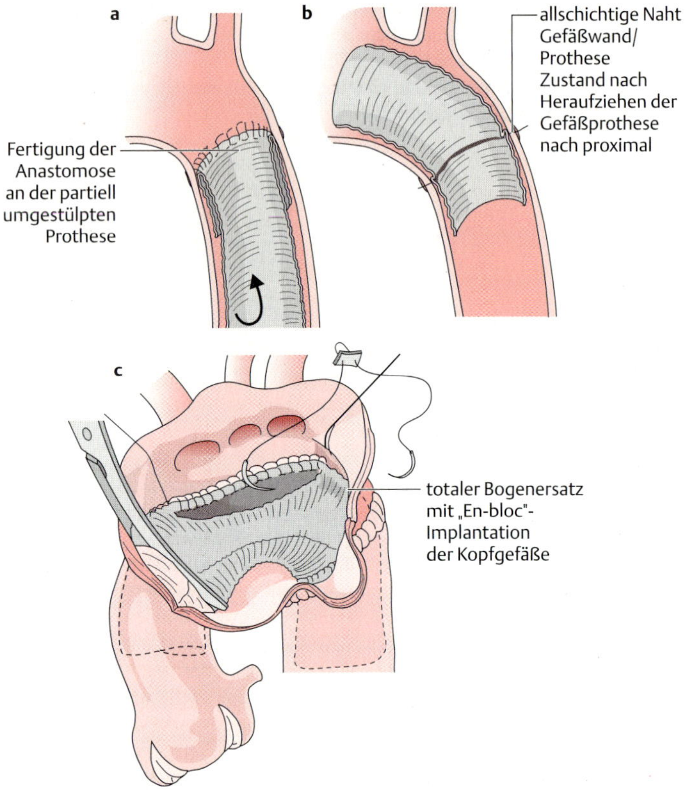

Abb. 32 Verwendung der Elephant-Trunk-Technik zum Ersatz von Aortenbogen und Anfang der Aorta descendens. **a** Durch partielles Umstülpen der Gefäßprothese wird ein kurzes Segment des Grafts in der Aorta descendens frei hängend belassen (hieran kann bei komplettem Ersatz der Aorta descendens die Anastomose gefertigt werden). **b** Zustand nach erneutem Umstülpen der Gefäßprothese. **c** Verhältnisse bei Durchführung eines kompletten Aortenbogenersatzes

- **Schritt 8:** Sorgfältiges antegrades Entlüften des Herzens und der Prothese.
- **Schritt 9:** Nach Aufwärmen, Reperfusion und Erreichen stabiler Herz-Kreislauf-Verhältnisse kann die extrakorporale Zirkulation beendet werden.

26.4 Ersatz der Aorta descendens

Indikation, Anästhesie, Überwachung und Vorbereitung

- **Indikation:** Aneurysmen der Aorta descendens > 5 cm ∅.
- **Anästhesie, Überwachung und Vorbereitung:**
  - *Narkoseart:* Vollnarkose und endotracheale Doppellumenintubation (bronchoskopische Lagekontrolle).
  - *Zugänge:* Großlumige Zugänge, blutige arterielle Druckmessung, ZVK, ggf. Pulmonaliskatheter, Blasenkatheter.
  - *Cell-Saver.*
  - *EKG, EEG, Pulsoxymeter.*

- *Lage des Patienten und Hautdesinfektion:* Rechtsseitenlagerung. Die linke Hüfte wird in Richtung des Chirurgen gedreht, so dass die Leiste für eine femorale Kanülierung zugänglich ist.
- *Hautdesinfektion:* Das Abdomen wird zusätzlich so abgewaschen, dass auch eine mediane Laparotomie möglich ist.

Operatives Vorgehen (s. Abb. 33)

► **Schritt 1:**
- Linksseitige posterolaterale Standardthorakotomie, Beatmung nur noch über die rechte Lunge.
- Zugang zur proximalen oder medialen Aorta descendens durch 4. ICR und posteriore Abspaltung einer Rippe.
- Zugang bei ausgedehnten Aneurysmen über den 4. ICR, Darstellung des distalen Aortenbogens und der linken A. subclavia sowie über einen zweiten Zugang im 7. oder 8. ICR.
- Eröffnung der Pleura und Darstellung des Aortenaneurysmas (*Cave:* N. vagus, N. phrenicus).

► **Schritt 2:**
- Idendifikation des proximalen Übergangs des Aneurysmas in die gesunde Aorta. Anschlingen der Aorta proximal oder distal des Abgangs der A. subclavia. Vorsichtige Freipräparation der Aorta, so dass die Aorta problemlos geklemmt werden kann (*Cave:* Ductus thoracicus, bei Verletzung lymphatischer Gefäße, diese sofort übernähen, da sonst die Gefahr eines Chylothorax besteht).
- Präparation des distalen Übergangs des Aneurysmas in die gesunde Aorta, Anschlingen im Bereich der distalen gesunden Aorta.

► **Schritt 3:** Hämodynamische Stabilisierung während der Aortenklemmzeit (Cross-Clamping). Das Abklemmen der proximalen Aorta – vor allem zwischen der linken A. carotis und der linken A. subclavia – führt plötzlich zu einem massiven Anstieg des Afterloads (Bluthochdruck), entsprechend löst das Öffnen der Aortenklemme einen akuten Abfall des Afterloads (Blutdruckabfall) aus.
- *Anschluss an die extrakorporale Zirkulation (EKZ).*
- *Pumpenkreislauf* (Zentrifugal- oder Rollerpumpe) vom linken Vorhof oder von den linken Pulmonalvenen in die Femoralarterie. Der Blutfluss durch das System wird so reguliert, dass nur geringe Blutdruckschwankungen auftreten, ACT (activated clotting time) um 200 Sek.; empfehlenswert bei Klemmzeiten > 30 Min.
- Linksherzbypass: Drainage des linken Herzohres, Rückgabe des Blutes distal des abgeklemmten Aortensegments. Durch dieses Vorgehen kann die Vorlast des Herzen gesenkt werden (Blutdruckkontrolle beim Klemmen der Aorta) und die Perfusion distal des abgeklemmten Aortensegmentes wird erhalten.
- *Femorofemoraler kardiopulmonaler Bypass:*
  - Eine lange Kanüle wird über die V. femoralis bis in das rechte Atrium vorgeschoben, Drainage des Blutes aus dem rechten Vorhof in das Reservoir der HLM. Oxygeniertes Blut gelangt via A. femoralis in den Körper zurück. Wenn möglich, sollte ein femorofemoraler Bypass vermieden werden, da durch den retrograden Fluss oft embolisches Material in die Gehirnstrombahn gelangen und zum Apoplex/Querschnitt führen kann.
  - ACT (activated clotting time) > 400 Sek., Beginn der EKZ vor dem Klemmen, Hypothermie zur Rückenmarksprotektion, Möglichkeit der schnellen Volumenzufuhr und Pumpblutflusserhöhung zur Vermeidung der Hypotonie beim Öffnen der Aortenklemme, Wiedererwärmung des Patienten.
  - Dieses Verfahren ist besonders geeignet, wenn es technisch nicht möglich ist, die proximale Aorta zu klemmen, so dass die Patienten bis

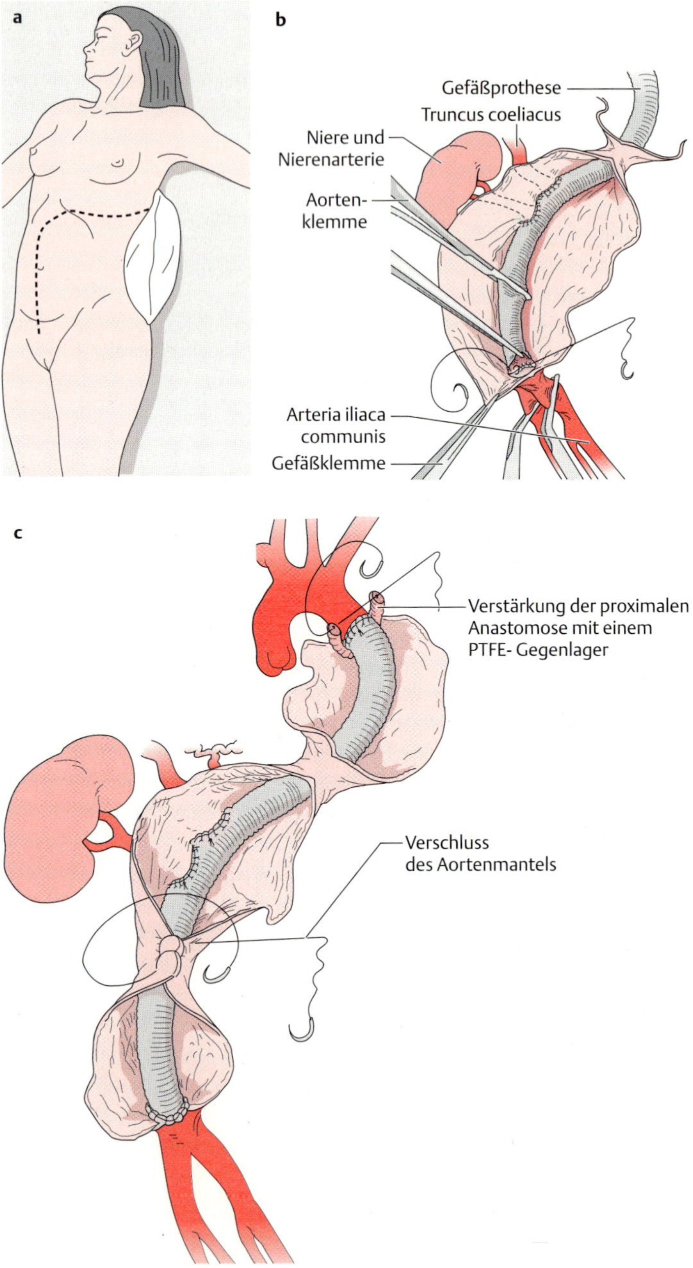

Abb. 33 Ersatz der Aorta descendens bis zur Aortenbifurkation mit Reimplantation der Abgänge der abdominellen Gefäße. **a** Schnittführung zum thorakoabdominalen Aortenersatz. **b** Schrittweises Abklemmen der Gefäßprothese. **c** Fertiggestellter Ersatz mit Verschluss des Aortenmantels um die Gefäßprothese

15–18 °C gekühlt werden können und die proximale Anastomose im Herz-Kreislauf-Stillstand gefertigt werden kann.

- **Schritt 4:** Klemmen der proximalen und je nach Methode auch der distalen Aorta. Wird eine Technik zur Perfusion der distalen Aorta benutzt, setzt man die distale Aortenklemme zunächst nahe der proximalen Klemme, um möglichst viele Interkostalarterien zu perfundieren.
- **Schritt 5:**
  - Längseröffnen des Aneurysmas.
  - Fertigung der proximalen Anastomose mit 3–0 Prolene fortlaufend End-zu-End mit der Rohrprothese. Klemmen der Rohrprothese, Entfernen der proximalen Aortenklemme.
  - Prüfen auf Dichtigkeit, ggf. Nachstechen.
  - Fertigen der distalen Anastomose mit 3–0 Prolene fortlaufend End-zu-End mit dem distalen Ende der Rohrprothese, Freigabe der Perfusion nach Entlüften.
  - Prüfen auf Dichtigkeit, ggf. Nachstechen.
  - Verschluss des nativen Aneurysmas über der Rohrprothese („inclusion technique") bei Verwendung von unterstützenden Pumpsystemen nach Wiedererwärmung, Entwöhnung und Übernähung der Kanülierungsstellen.
  - Anlage zweier Pleuradrainagen, Thoraxverschluss in den anatomischen Schichten.

Rückenmarksprotektion

- **Vorbemerkungen:**
  - Inzidenz für Paraplegie oder Paraparese in der Literatur ca. 15 %.
  - Aortenersatz, der auf die Aorta descendens beschränkt bleibt, hat ein geringeres Risiko für Rückenmarksläsion.
  - Bei einer Aortenklemmzeit > 40 Min. besteht kein erhöhtes Risiko für eine Rückenmarksläsion bei Perfusion der distalen Aorta.
- **Maßnahmen zur Rückenmarksprotektion:**
  - Achten auf kurze Aortenklemmzeit.
  - Intrathekale Applikation von Vasodilatatoren.
  - Reimplantation von Interkostalarterien.
  - Kontrolle des zerebrospinalen Flüssigkeitsdrucks.
  - Hypothermie.
  - Medikamentös (Kalziumantagonisten, Barbiturate etc.).

Heparinisierung

- Ohne extrakorporales Pumpsystem 150 Einheiten Heparin/kg KG.
- Mit extrakorporalem Pumpsystem:
  - Ohne Oxygenator 150 Einheiten Heparin/kg KG, ACT 200 Sek.
  - Mit Oxygenator 375 Einheiten Heparin/kg KG, ACT > 400 Sek.
- Antagonisierung des Heparins mit Protamin nach Fertigung der distalen Anastomose bzw. nach Beendigung der extrakorporalen Kreislaufunterstützung in Abhängigkeit von der aktuellen ACT.

Spezielle Komplikationen

- Rückenmarksischämie, Rückenmarksschäden, Paraplegie oder Paraparese.
- Nahtinsuffizienz.
- Nachblutungen.
- Nervenverletzung (Vagus, Phrenicus, Recurrens).
- Chylothorax, Pneumothorax.
- Herzrhythmusstörungen.
- Komplikationen durch Verwendung von extrakorporalen Pumpsystemen.
- Anastomosenaneurysma.

27 Operationen bei angeborenen Herzfehlern

27.1 Operationen bei angeborenen Herzfehlern

Vorbereitung

- **Vorbereitende Diagnostik:** Genaue anatomische Beschreibung der Herzpathologie durch Darstellung mit modernen bildgebenden Verfahren (Echo, NMR, evtl. Herzkatheter) ist unerlässlich.
- **Gefäßzugänge:** Venöse Zugänge, zentralvenöser Katheter, arterieller Zugang (A. radialis), Urinkatheter.
- **Intraoperatives Monitoring:** EKG, Temperatur, Sättigungsmessung.
- **Lagerung:**
  - Herzfehler, die mit Herz-Lungen-Maschine korrigiert werden müssen, werden in der Regel in Rückenlage operiert.
  - Lagerung auf einer Wärmematte.
- **Desinfektion:** Hals bis mittleres Abdomen.
- **Apparate:** Extrakorporale Zirkulation, transösophageale Echokardiographie.

Übersicht der häufigsten Korrekturoperationen

1. Fehlerhafte Septierung, ASD (Vorhofseptumdefekt), VSD (Ventrikelseptumdefekt).
2. Obstruktion der rechtsventrikulären Ausflussbahn. Klassisches Beispiel: „Fallot-Tetralogie". Operatives Vorgehen in drei Einzelschritten: s. u.
3. Obstruktion der linksventrikulären Ausflussbahn (s. S. 223).
4. Arterielle Switch-Operation bei Transposition der großen Arterien (s. S. 224).
5. Fontan-Operation (s. S. 227).

Die genannten Korrekturoperationen werden in den nachfolgenden Bildsequenzen dargestellt.

Fehlerhafte Septierung, ASD (Vorhofseptumdefekt), VSD (Ventrikelseptumdefekt) (s. Abb. 34)

- Verfahren der Wahl ist in der Regel der Verschluss mit Dacron- oder Goretexpatch.
- Zugang zu den Herzhöhlen beim ASD und ebenfalls bei den meisten Ventrikelseptumdefekten vom Vorhof aus.
- Muskuläre spitzennahe VSD werden besser über eine Inzision in der linksventrikulären Spitze erreicht.

Obstruktion der rechtsventrikulären Ausflussbahn, klassisches Beispiel: Fallot-Tetralogie (s. Abb. 35)

- **Schritt 1:** Rekonstruktion des Infundibulums, Infundibulektomie.
- **Schritt 2:** Patchverschluss des VSD.
- **Schritt 3:** Patch der rechtsventrikulären Ausflussbahn und ggf. Rekonstruktion der A. pulmonalis.

a

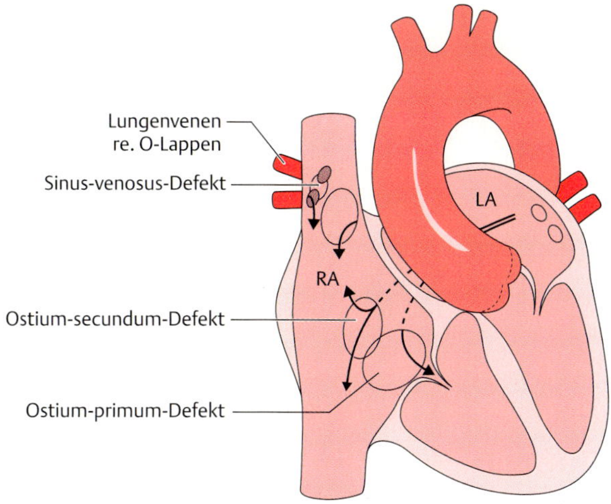

b

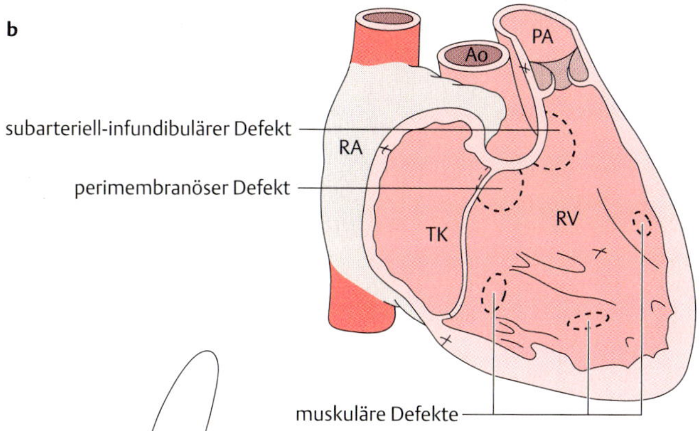

c

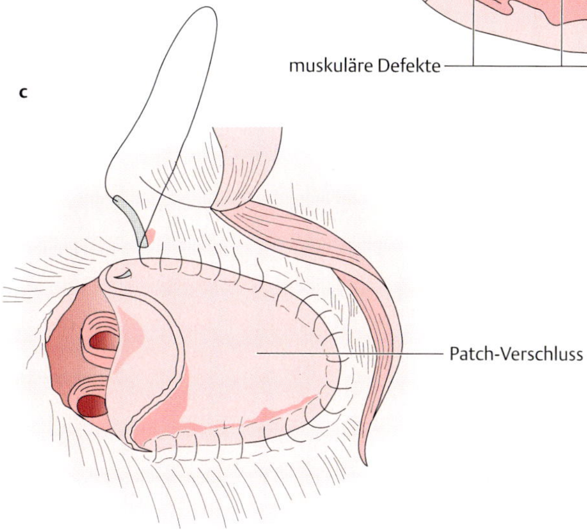

Abb. 34 ASD–VSD. **a** Vorhofseptumdefekte und ihre Lokalisation (RA = rechter Vorhof, LA = linker Vorhof). **b** Perimembranöse, infundibuläre und muskuläre Ventrikelseptumdefekte (RA = rechter Vorhof, TK = Trikuspidalklappe, RV = rechter Ventrikel, Ao = Aorta, PA = Arteria pulmonalis). **c** Patchverschluss

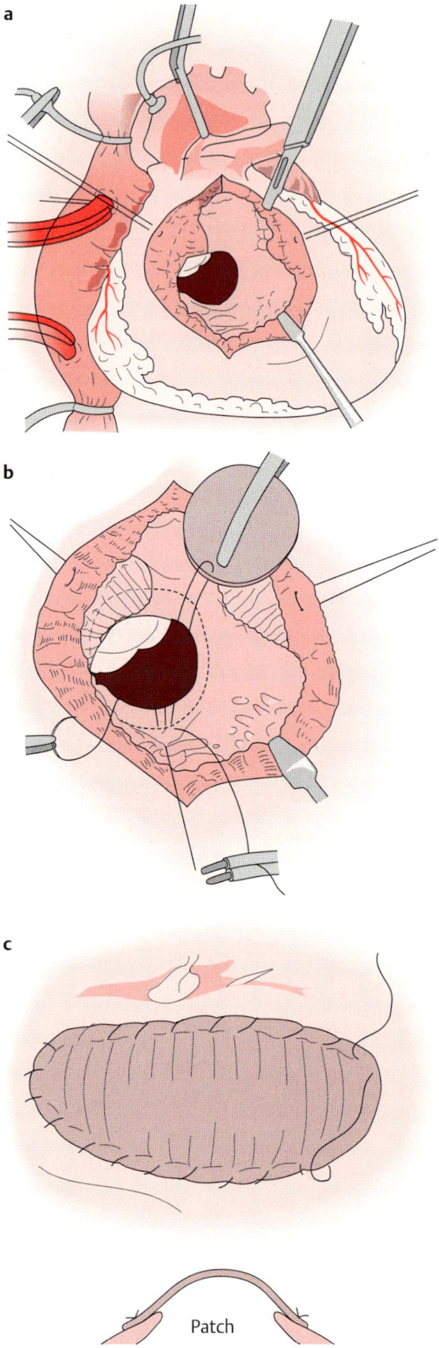

Abb. 35 Fallot-Tetralogie. **a** Eröffnen des rechten Ventrikels mit Resektion der subvalvulären Pulmonalstenose; der große VSD ist zu sehen. **b** Implantation eines Patches in den VSD. **c** Verschluss der Ventrikulotomie mit einem Patch

Obstruktion der linksventrikulären Ausflussbahn (s. Abb. 36)

- **Prinzip:** Bei der sog. Ross-Operation wird die patienteneigene Pulmonalklappe anstelle der erkrankten Aortenklappe implantiert. Die rechtsventrikuläre Ausflussbahn wird mittels Homograft rekonstruiert.
- **Schritt 1:** Präparation der patienteneigenen Pulmonalklappe. *Cave:* Septale Koronargefäße!
- **Schritt 2:** Rekonstruktion der rechtsventrikulären Ausflussbahn mittels Homograft.
- **Schritt 3:** Die patienteneigene Pulmonalklappe (Autograft) wird anstelle der erkrankten Aortenklappe entweder subkoronar oder als Wurzelersatz mit Reimplantation der Koronararterien implantiert.

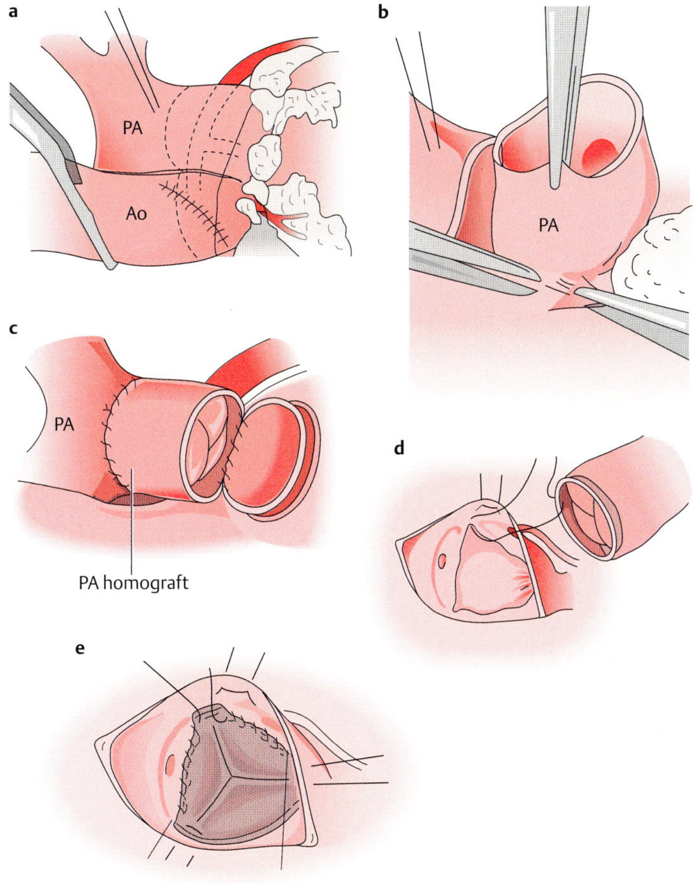

Abb. 36 Ross-OP. **a** Aortotomie und Durchtrennen der Pulmonalarterie. **b** Entnahme der Pulmonalarterie (Autograft) unter besonderer Schonung des ersten Septumperforators. **c** Einnaht des Homografts in den rechts-ventrikulären Ausflusstrakt. **d** und **e** Einnaht des PA-Autografts als Total-Root oder subkoronare Implantation

- **Extremform der obstruktiven linksventrikulären Ausflussbahn:** Hypoplastisches Linksherzsyndrom. Hierbei wird ein gemeinsamer Ausflusstrakt aus dem funktionellen singulären Ventrikel geschaffen, der die systemische Perfusion gewährleistet. Die Lunge wird über einen modifizierten Blalock-Shunt oder einen aortopulmonalen Shunt perfundiert (Norwood-OP, s. Abb. 37).

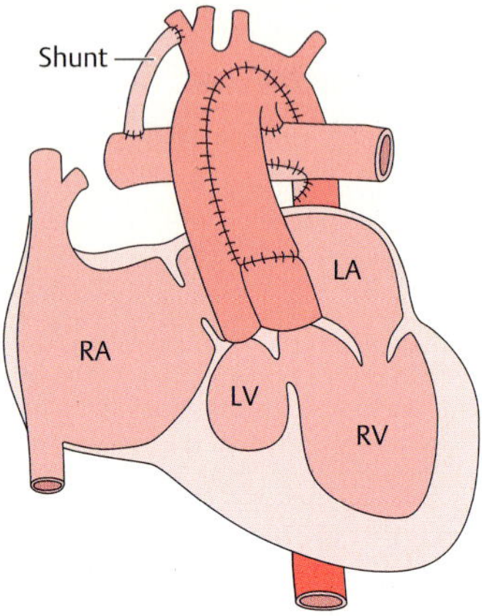

Abb. 37 Prinzip der Norwood-Operation: Rekonstruktion und Patchaugmentation von Aorta ascendens und Aortenbogen zu einer gemeinsamen Ausflussbahn. Der Shunt gewährleistet die Lungenperfusion (RA = rechter Vorhof, LA = linker Vorhof, LV = linker Ventrikel, RV = rechter Ventrikel)

Transposition der großen Arterien (arterielle Switch-Operation, s. Abb. 38)

Wichtig: Ohne zusätzlich bestehenden VSD ist die Operation nur innerhalb der ersten zwei Lebenswochen sinnvoll, da hier noch keine Adaptation der Ventrikel an die unterschiedlichen Nachlasten stattgefunden hat.

- **Schritt 1:** Mobilisation der Koronararterienabgänge mit großen Aortenpatches.
- **Schritt 2:** Transfer der Koronararterien vom vorderen zum hinteren Gefäß.
- **Schritt 3:** Durchführen des so genannten Lecompte-Manövers, d.h. nach Mobilisation der Pulmonalarterien wird die Aorta unter der Pulmonalis durchgeführt.
- **Schritt 4:** Anastomose der Aorta mit dem unteren Gefäß, welches die Koronarabgänge enthält.
- **Schritt 5:** Die Konstruktion der Entnahmestellen am oberen Gefäß mittels autologem Perikardpatch.
- **Schritt 6:** Anastomose des oberen Gefäßes an die Arteria pulmonalis.

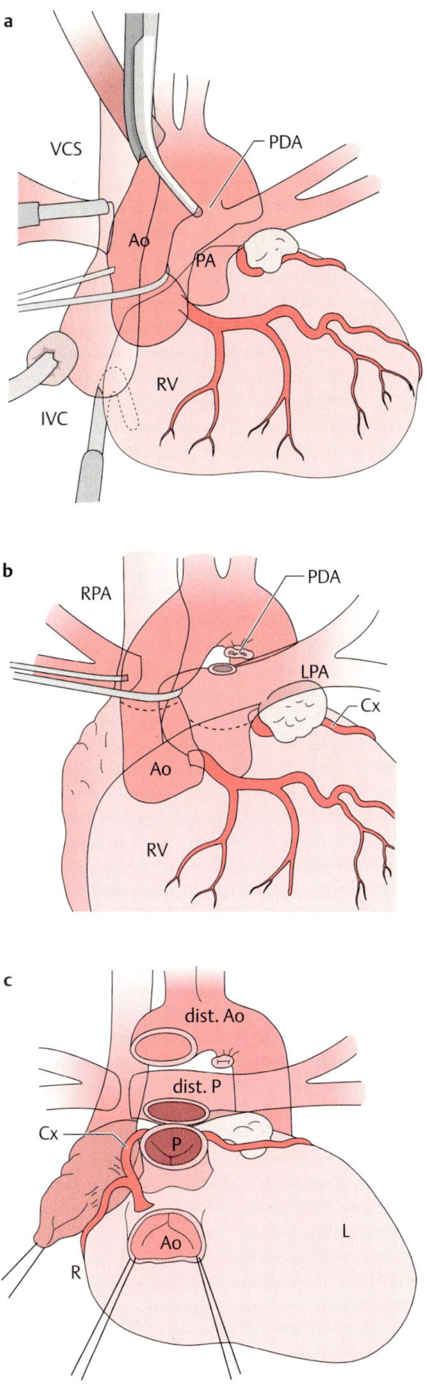

Abb. 38 Arterielle Switch-OP (VCS = Vena cava superior, PDA = offener Ductus arteriosus, Ao = Aorta, P = Pulmonalarterie, RV = rechter Ventrikel, LV = linker Ventrikel, VCI = Vena cava inferior, RPA = rechte Pulmonalarterie, LPA = linke Pulmonalarterie, CX = Arteria coronaria circumflexa, RIVA = Ramus interventricularis anterior)

d

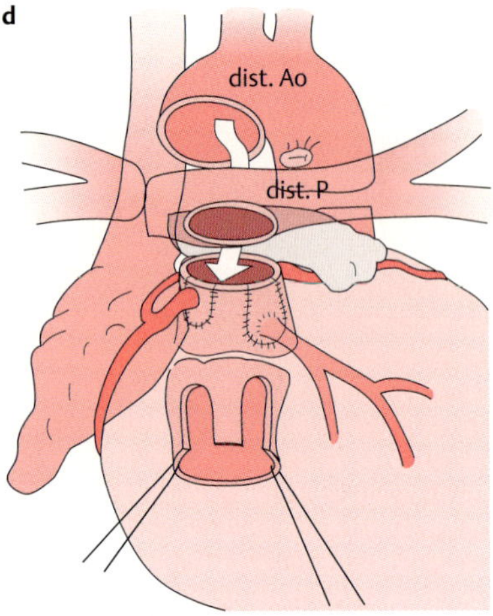

e

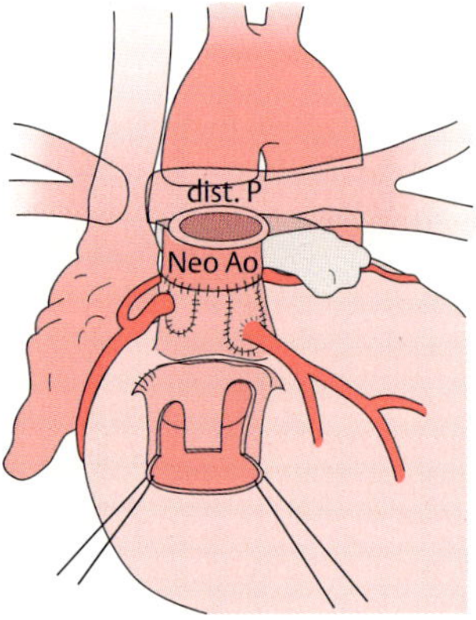

f

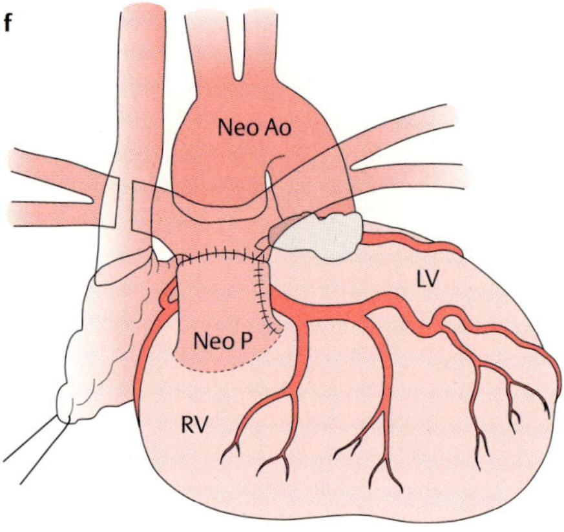

Abb. 38 Arterielle Switch-OP (VCS = Vena cava superior, PDA = offener Ductus arteriosus, Ao = Aorta, P = Pulmonalarterie, RV = rechter Ventrikel, LV = linker Ventrikel, VCI = Vena cava inferior, RPA = rechte Pulmonalarterie, LPA = linke Pulmonalarterie, CX = Arteria coronaria circumflexa, RIVA = Ramus interventricularis anterior)

Funktionell singulärer Ventrikel (Fontan-Operation, s. Abb. 39)

- **Prinzip:** Diese Operation wird bei funktionellem singulärem Ventrikel angewandt und besteht darin, dass das systemisch venöse Blut ohne zwischengeschaltete Pumpkammer der Lungenarterie zugeführt wird.
- **Voraussetzungen** sind niedrige pulmonal-vaskuläre Widerstände.
- **Operatives Vorgehen:**
  - Durch einen lateralen Tunnel wird das Blut der unteren Hohlvene zur Pulmonalarterie geleitet.
  - Durch cavopulmonale Konnektion werden die beiden Venae cavae mit der Pulmonalarterie verbunden. Weitere Zuflüsse der Pulmonalarterie sollten chirurgisch oder interventionell verschlossen werden.

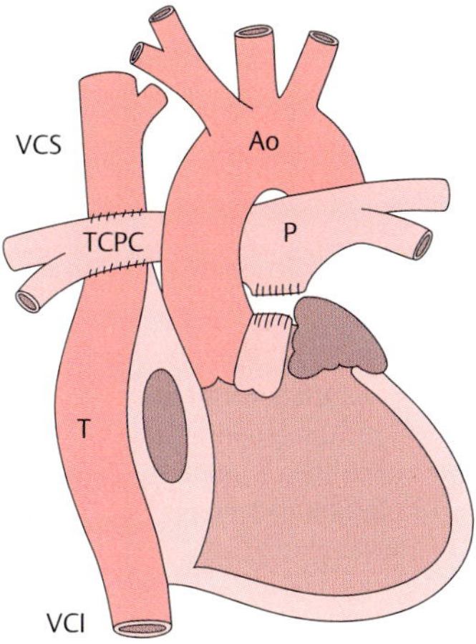

Abb. 39 Prinzip der Fontan-Operation (Ao = Aorta, AP = Pulmonalarterie, VCS = Vena cava superior, VCI = Vena cava inferior, TCPC = totale cavopulmonale Konnektion, T = lateraler Tunnel). Durch die TCPC wird das gesamte venöse Blut ohne kardiale Pumpkammer direkt zur Pulmonalarterie geleitet. T kann intra- oder extrakardial angelegt werden

28 Herztransplantation

28.1 Indikationsstellung, Koordination

Grunderkrankungen

- *Quelle*: Prozentzahlen entsprechend dem Registry der International Society for Heart and Lung Transplantation [ISHLT], 18th Report 2001.
- **Dilatative Kardiomyopathie** (45,3 %).
- **Ischämische Kardiomyopathie** (46,1 %).
- **Klappenvitien** (3,6 %).
- **Retransplantationen** (2,2 %).
- **Kongenitale Herzfehler ohne Eisenmenger-Reaktion** (1,6 %).
- **Andere** (1,3 %), z. B.:
  - *Hypertrophe obstruktive Kardiomyopathie* (bei Versagen der konventionellen Möglichkeiten).
  - *Restriktive Kardiomyopathie,* z. B. Endomyokardfibrose, Amyloidose, fibroplastische Endokarditis (Morbus Löffler).
  - *Herztumoren:* Maligne Tumoren (Sarkome, Lymphome) ohne Metastasierung und Lymphknotenbeteiligung. Benigne Tumoren (Rhabdomyome, Teratome, Fibrome), die nicht resektabel sind.

Indikationen

- **Herzinsuffizienz NYHA (New York Heart Association) Grad III–IV,** s Tab. 32, S. 138, trotz optimaler medikamentöser Therapie. Angenommene Lebenserwartung < 1 Jahr.
- **Prädiktive Parameter:**
  - Linksventrikuläre Ejektionsfraktion (LV-EF) < 20 %.
  - VO_2-max < 12–14 ml/kg/Min. bei Erreichen der anaeroben Schwelle.
  - Cardiac Index < 2,0 l/Min./m^2 KOF.
  - Herzrhythmusstörungen Lown IIIa–V bei deutlich eingeschränkter LV-EF.
  - Rezidivierende kardiale Dekompensationen trotz ausreichender medikamentöser Behandlung.
- **Alter:** Säuglinge bis Patienten über 60 Jahre.
- **Zurückhaltung** bei akuter Myokarditis, postpartaler Kardiomyopathie und Herzversagen im Rahmen akuter Abstoßungsreaktionen (potenziell reversible Erkrankungen).

Kontraindikationen

- **Relativ:**
  - Stoffwechselerkrankungen wie z. B. insulinpflichtiger Diabetes mellitus (insbesondere mit sekundären Organmanifestationen).
  - Alter > 60 Jahre.
  - Pulmonal-vaskuläre Widerstände über 4 Wood Einheiten = 320 dyn × Sek. × m^{-5}.
  - Transpulmonaler Gradient (TPG) > 12 mmHg (TPG = PAmean-PCwP): Obligate Testung der Reagibilität.
  - Maligne Erkrankungen in den letzten 5 Jahren.
- **Absolut:**
  - Floride, nicht behandelte Infektionen.
  - Florides Ulcus ventriculi aut duodeni.
  - Irreversible Funktionseinschränkungen von Lunge und/oder Leber.
  - Akute psychiatrische Erkrankung.
  - Irreversibler pulmonal-vaskulärer Widerstand von über 6 Wood (480 dyn Sek./cm^5), TBG > 15 mmHg.
  - Arterielle Verschlusskrankheit Stadium III–IV nach Fontaine, Malignom.

Obligate Untersuchungen bei der Evaluation

- **Klinisch:** Körpergröße und Gewicht, eingehende körperliche Untersuchung.
- **Labor:**
  - Blutbild und Differenzialblutbild.
  - Leber- und Nierenfunktionsparameter (GOT, GPT, LDH, Kreatinin, Harnstoff).
  - Elektrolyte einschließlich Natrium < 135 mmol/l!).
  - Schilddrüsenwerte insbesondere bei Amiodarontherapie.
  - Virologie (Hepatitis A, B, C, HIV, CMV, Herpes, Ebstein-Barr).
  - Toxoplasmose-Antikörperspiegel.
  - Blutzucker.
  - Blutgruppe.
  - HLA-Typisierung.
  - Präformierte zytotoxische Antikörper.
  - Lues-Serologie.
  - Urinstatus.
- **Weitere Untersuchungen:**
  - Röntgenthorax in zwei Ebenen.
  - EKG (Rhythmus, Herzfrequenz, QRS > 0,2 Sek.?).
  - Langzeit-EKG (Indikation für antiarrhythmische Therapie? AICD (s. S. 249)?
  - Echokardiographie.
  - Spirometrie.
  - Spiroergometrie.
  - Invasive kardiologische Diagnostik:
    - Rechtsherzkatheter: PAP (syst., diast., mean), PCwP, Cardiac Index, transpulmonaler Gradient (TPG), Oximetrie.
    - Linksherzkatheteruntersuchung: Koronare Herzerkrankung?
  - Doppleruntersuchung der Karotis und der peripheren arteriellen Gefäße bei Männern > 45 Jahren und Frauen > 50 Jahren.
  - CT-Thorax bei voroperierten Patienten.
  - Fokusausschluss im Hals-Nasen-Ohren-, Zahn-Mund-Kiefer- und gynäkologischen Bereich.

Koordinierung der Spenderorgane durch Eurotransplant

- **Adresse:** Eurotransplant Foundation, P.O. Box 2304, NL-2301 Leiden, Niederlande, Tel.: (0071) 71 795 795, Fax: (0071) 71 790 057.
- **Codierung für die Meldung bei Eurotransplant:**
  - *Code HU (high urgency):* Nur möglich für Patienten, die ein Organversagen innerhalb von 7 Tagen nach Transplantation entwickelt haben. Bei einem „HU"-Patienten auf der Warteliste sind das Angebot und der Austausch eines Spenderherzens obligat.
  - *Code SU (special urgency):* Für Patienten, die in einer kritischen Situation sind, jedoch nicht in die HU-Kategorie fallen. Diese Patienten haben bei Eurotransplant Priorität gegenüber den elektiv transplantierbaren Patienten.
  - *Code T (transplantable):* Elektiv transplantable Patienten mit terminaler Herzinsuffizienz.
  - *Code NT (not transplantable):* Patienten mit temporären Kontraindikationen für eine Transplantation.

Kriterien für die Akzeptanz eines Spenderorgans

- **Voraussetzungen zur Akzeptanz:**
  - Spenderalter < 65 Jahre.
  - Elektrokardiographischer und enzymatischer Ausschluss einer akuten oder chronischen Herzschädigung.

- **Absolute Ausschlusskriterien:**
  - Positive HIV-Serologie.
  - Tumorerkrankung (außer Gehirn).
  - Dokumentierter Myokardinfarkt.
  - Nachgewiesene myokardiale oder valvuläre Herzerkrankung.
  - Koronarsklerose.
- **Relative Ausschlusskriterien:**
  - Thoraxtrauma mit Contusio Cordis (EKG und Echo).
  - Ausgeprägte LV-Hypertrophie (Septum > 12 mm).
  - Kalkulierte Ischämiezeit > 4 Std.
  - Dopamin > 10 µg/KG/Min.
  - Noradrenalin > 0,3 µg/KG/Min.
  - Positive HBs-AG-Serologie (HBs-Hyperimmunglobulin), Hepatitis-B-Infektion (HBsAg positiv).
  - Hepatitis-C-Infektion (HCV-AG positiv).
  - Drogenabhängigkeit.
  - ZVD > 15 mmHg.

28.2 Operative Technik und Immunsuppression

Spenderoperation

- Mediane Längssternotomie.
- Y-förmige Eröffnung des Perikards.
- Hochnaht der Perikardränder.
- Inspektion des Herzens, ggf. direkte Messung von RA- und LA-Druck.
- Anschlingen der V. cava superior.
- Systemische Antikoagulation mit Heparin 3 mg/kg KG.
- Vorbereitung der Perfusionskatheter und Bereitstellung der Eiswasserlösung.
- Anlegen einer Tabaksbeutelnaht im Bereich der Aorta ascendens und Einbringen des Kardioplegiekatheters.
- Ligatur der oberen Hohlvene.
- Inzision der linken unteren Lungenvene (*Cave:* Bei gleichzeitiger Lungenentnahme Inzision des linken Herzohrs) und Belassen der Lungenvenenkontinuität.
- Durchtrennen der unteren Hohlvene.
- Abklemmen der Aorta ascendens und Start der Perfusion.

Myokardprotektion

- **Antegrade Koronarperfusion** über Aorta ascendens.
- **Kardioplegische Lösung (Perfusionsvolumina):**
  - HTK-Brettschneider-Lösung 40 ml/kg KG.
  - St.-Thomas-Lösung 15–20 ml/kg KG.
  - University-of-Wisconcin-(UW)-Lösung 15 ml/kg KG.
  - Celsion-Lösung 15 ml/kg KG.
- **Perfusionsdruck:** Bis Herzstillstand 60–80 mmHg, dann 40 mmHg.
- **Topische Eiswasserkühlung.**

Herzentnahme

- Entfernung des Perfusionssystems, Verschluss der Kanülierungsstelle.

- Luxation der Herzspitze und Durchtrennung der Pulmonalvenen (*Cave*: Bei simultaner Entnahme der Lunge Belassen eines 1 cm breiten Vorhofsaums an der Mündung der Pulmonalvenen).
- Absetzen der Pulmonalarterie weit peripher (bei simultaner Entnahme der Lunge proximal der Bifurkation).
- Absetzen der Aorta im Bereich der Aortenklemme.
- Inspektion des Herzens (Klappenmorphologie) und Übernähen der oberen Hohlvene und des rechten Vorhofs.
- Steriles Verpacken in eiskalter Ringer-Lösung.
- ***Beachte***: Bei bicavaler Anastomosierung Belassen eines ausreichend langen Segments der oberen und unteren Hohlvene.

Empfängeroperation

- Mediane Längssternotomie.
- Hochnähen des Perikards.
- Systemische Heparinisierung.
- Anschluss der EKZ über Kanülierung der Aorta ascendens und beider Hohlvenen, Anschlingen der Hohlvenen, systemische Hypothermie von 28–30° C, Einlage eines Ventkatheters über die rechte obere Lungenvene.
- Abklemmen der Aorta ascendens, Okklusion der Hohlvenen und Entfernung des Herzens unter Belassung der Vorhofwände.
- Präparation des Spenderherzens.
- Anastomosierung zunächst des linken Vorhofs (s. Abb. 40) mit 3–0 Prolene SH in fortlaufender Naht, dann des rechten Vorhofes und schließlich der A. pulmonalis und der Aorta mit 4–0 Prolene SH in fortlaufender Naht.
- Entlüftung des Herzens (Echokontrolle!).
- Lösen der Aortenklemme.
- ***Cave***: Rechtsherzbelastung! Abgehen von der HLM möglichst nur in stabilem Sinusrhythmus.

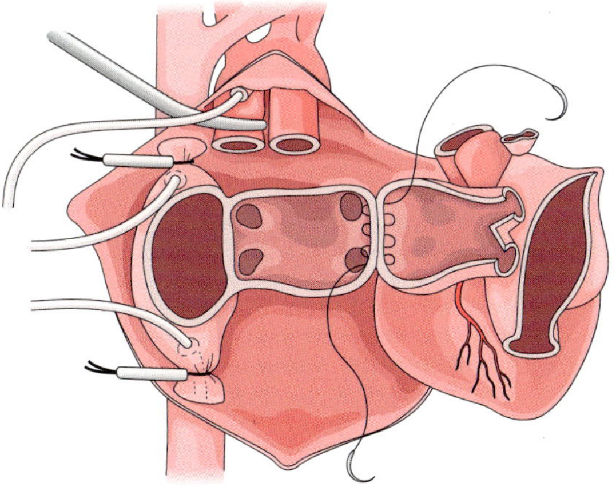

Abb. 40 Implantation des Herzens, Beginn mit der linksatrialen Anastomose (aus Largiadèr F. et al. Checkliste Organtransplantation. Stuttgart: Georg Thieme; 1999)

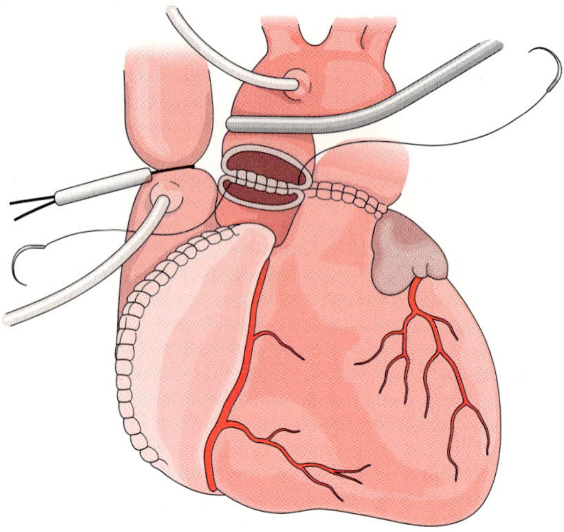

Abb. 41 Implantation des Herzens, Abschluss mit der aortalen Anastomose (aus Largiadèr F. et al. Checkliste Organtransplantation. Stuttgart: Georg Thieme; 1999)

Immunsuppressive Basistherapie

- **Präoperativ:**
  - Ciclosporin A (Sandimmun): 4 mg/kg KG.
  - Azathioprin (z. B. Imurek): 5 mg/kg KG.
- **Postoperativ:**
  - *Induktionstherapie mit Antithymozytenglobulin (ATG):* 2,5 mg/kg Thymoglobulin Sangstad oder 1,5 mg/kg Tecelac 1 × 4–6 Std. nach Stabilisierung der hämodynamischen Situation. Vor der Gabe 5 mg/kg KG Methylprednisolon, weitere Gaben abhängig vom zytoimmunologischen Monitoring.
  - *Ciclosporin A* (Sandimmun):
    - Dosierung: 4–6mg/kg/Tag.
    - Zielspiegel:

      → Monokloner (spezifischer) Spiegel 250–350 ng/ml (TDx, monoklonaler AK, Abbott).

      → Polyklonaler (unspezifischer) Spiegel 600–900 ng/ml (TDx, Abbott).
  - Azathioprin (z. B. Imurek): 1–3 mg/kg/d, Dosierung nach Leukozytenzahl (Ziel: 4000–6000/µl) oder
  - Mycophenolatmofetil (Cellcept): 2 g/d, Dosierung ebenfalls nach Leukozytenzahl (Ziel: 4000–6000/µl).
- **Zusätzliche Medikation:** Prednisolon von 1 mg/kg/d absteigend bis 0,15 mg/kg/d innerhalb von 60 Tagen.

28.3 Komplikationen und Ergebnisse

Frühkomplikationen

- **Rechtsherzversagen:**
  - *Ursache:*
    - Pulmonale Hypertonie.
      Protektionsschaden.

- Luftembolie.
- Schädigung des Spenderorgans durch neuroendokrine Dysregulation (Sympathikus, Schilddrüsenhormon) im Rahmen des dissozierten Hirntodes.

– *Therapie:*
  - Pulmonale Nachlastsenkung.
  - Epoprostenol = Prostaglandinderivat (Flolan 10–20 ng/kg/Min. i.v.).
  - Stickstoffmonoxid per inhalationem (ab 10 ppm).
  - Ggf. Rechtsherzunterstützungssystem.

► **Primäres Transplantatversagen:**
– *Ursache:* Hyperakute Abstoßungsreaktion, weitere Ursachen s. Rechtsherzversagen.
– *Therapie:*
  - Verlängerte Reperfusion.
  - Katecholaminunterstützung.
  - Trijodthyronin-(T3-)Gabe.
  - Intraaortale Ballonpumpe.
  - Biventrikuläres Assist-System.
  - Ggf. Retransplantation.

► **Akutes Nierenversagen:**
– *Ursachen:* Vorbestehende chronische Niereninsuffizienz, extrakorporale Zirkulation, medikamententoxisch (Ciclosporin A, Antibiotika).
– *Prävention* durch perioperative Gabe von Urodilatin i.v.
– Ggf. kontinuierlich venovenöse Hämofiltration (CVVH).

► **Hyperakute Abstoßungsreaktion:**
– *Ursache:* Präformierte zytotoxische HLA-Antikörper.
– *Therapie:* Plasmapherese, ggf. + Cyclophosphamid (z. B. Endoxan) 3–6 mg/kg/d.

► **Akute Abstoßungsreaktion:**
– *Abstoßungsdiagnostik:*
  - Klinik: Unspezifische Zeichen wie Unruhe, Leistungsabfall, Dyspnoe, subfebrile Temperaturen, Gewichtszunahme, Bauchschmerz, Ödeme, Herzrhythmusstörungen (meist supraventrikulär).
  - Echokardiographie: Isovolumetrische Relaxationszeit TE (intraindividuelle Zunahme der Relaxationszeit von 20 msec, Norm etwa 70 msec).
  - Intramyokardiales Elektrokardiogramm (IMEG): QRS-Potenzialanalyse (Voltageverlust von > 10 % im Vergleich zur Base-Line).
  - Ggf. Endomyokardbiopsie nach Caves und Billingham (5–7 Proben).
  Bei IMEG nur indiziert bei diskrepanten Befunden der nichtinvasiven Diagnostik! Ohne IMEG seriell Endomyokardbiopsie evtl. in Abhängigkeit vom echokardiographischen Befund. Bewertung der Endomyokardbiopsie entsprechend den Kriterien der ISHLT (s. Tab. 41).

Tabelle 41 · Bewertung der Endomyokardbiopsie entsprechend den Kriterien der ISHLT

Stadium	Kriterien
0	– keine Abstoßung
1A	– geringe fokale Infiltration (perivaskulär oder interstitiell ohne Myozytolysen
1B	– diffuse geringe Infiltration ohne Myozytolysen
2	– unifokale aggressive Infiltration und/oder fokale Myozytolysen
3A	– multifokale aggressive Infiltration und/oder fokale Myozytolysen
3B	– diffuser Entzündungsprozess mit Myozytolysen
4	– diffuse Schädigung mit ausgeprägten Myozytolysen, evtl. auch Ödem, Hämorrhagien und Vaskulitis

- *Abstoßungstherapie:* Behandlung der Abstoßungsstadien in Abhängigkeit von der funktionellen Beeinträchtigung des Myokards (Echokardiographie):
  1. Erhöhung der oralen Steroidmedikation (orales Steroidschema).
  2. 0,5 g Methylprednisolon i.v. an 3–5 aufeinander folgenden Tagen.
  3. ATG oder OKT3 über 3 Tage.

  Beachte: Je kürzer die Abstoßung nach der Transplantation auftritt, desto aggressiver die Behandlung

► **Humorale Abstoßungsreaktion:**
- Methotrexat.
- Mycophenolat Mofetil (Cellcept).
- Plasmapherese, ggf. Cyclophosphamid (z. B. Endoxan).

Spätkomplikationen

► **Infektionen:**
- *Prophylaxe:*
  - CMV (Zytomegalievirus): 3 × 800 mg Aciclovir p.o., wenn E (= Empfänger)+/S (= Spender)-, E-/S+, E+/S+ ab 4. postoperativen Tag. Herpes-simplex-Virus/Herpes-zoster-Virus: Aciclovir 3 × 200 mg p.o. über 28 Tage.
  - Pneumocystis carinii: Sulfamethoxazol/Trimethoprin (z. B. Eusaprim) 800/160 mg pro Tag ab 4. postoperativen Tag für 3 Monate + 5 mg Folsäure/d.
  - Toxoplasmose: Sulfamethoxazol/Trimethoprin 800/160 mg pro Tag ab 4. postoperativen Tag für 3 Monate, + 5 mg Folsäure/d.
  - Candida albicans (lokal): Amphothericin B (z. B. Ampho-Moronal) Mundspülung 4 × tägl.
  - Aspergillus fumigatus: Amphothericin B (z. B. Ampho-Moronal) Inhalation 3 × 10 mg.
- *Therapie:*
  - CMV (Zytomegalie-Virus): Ganciclovir (z. B. Cymeven) 2 × 5 mg/kg KG über 14 Tage (Kontrolle von pp65 in PMNC = polymorph nukleäre Zellen).
  - Pneumocystis carinii: Sulfamethoxazol/Trimethoprin 4 × 4–5 mg/kg KG/d i.v. + Steroide.
  - Candida albicans: Fluconazol (z. B. Diflucan 2 × 200 mg) i.v. + Amphothericin B (z. B. Ampho-Moronal) 0,5–1,0 mg/d i.v.
  - Aspergillus fumigatus: Amphothericin B (z. B. Ampho-Moronal) 0,5–1,0 mg/d i.v. + Flucytosin (z. B. Ancotil) 0,125 g/kg/d.

  - Legionellen: Erythromycin 3–4 × 500 mg pro Tag, Roxithromycin 2 × 150 mg/d.
- **Arterielle Hypertonie:**
  - *Inzidenz:* 70–90 % innerhalb von 3 Monaten.
  - *Therapie:* Kalziumantagonisten, ACE-Hemmer, Vorsicht mit β-Blockern (verstärke Ansprechbarkeit des denervierten Herzens).
- **Transplantatvaskulopathie:**
  - *Jährliche Inzidenz:* ca. 10 %.
  - *Diagnostik:* Koronarangiographie, Elektronenstrahl-Computertomographie (EBCT).
  - *Prophylaxe:* Kalziumantagonisten (z. B. Diltiazem), Minimierung kardiovaskulärer Risikofaktoren, HMG-CoA-Reduktase-Hemmer (Pravastatin, Simvastatin).
  - *Therapie:*
    - PTCA.
    - ACVB.
    - Ultima Ratio: Retransplantation.
- **Terminales Nierenversagen** infolge Ciclosporin-induzierter Vaskulotubulopathie, Dialyseinzidenz nach 7 Jahren bis zu 10 %.
- **Stoffwechsel:**
  - Hypercholesterinämie; Therapie: Pravastatin, Simvastatin.
  - Diabetes mellitus, meist steroidinduziert.
  - Hyperurikämie.
- **Neoplasien:** Durchschnittliches Risiko 1–2 % pro Jahr, meist B-Zell-Lymphome oder Hauttumoren (Basaliom oder spinozelluläre Tumoren).

Ergebnisse der Herztransplantation (s. Abb. 42)

- ***Quelle***: Prozentzahlen entsprechend dem Registry der International Society for Heart and Lung Transplantation [ISHLT], 18th Report 2001.
- Gesamtzahl der Herztransplantationen: 57.818.
- 1-Jahresüberleben 80 %, jährliche Mortalitätsrate vom ersten bis 15. Jahr: 4 % pro Jahr.
- 50 %-Überleben insgesamt 9,1 Jahre.
- 50 %-Überleben der Patienten, die das erste Jahr überlebt haben: 11,6 Jahre.

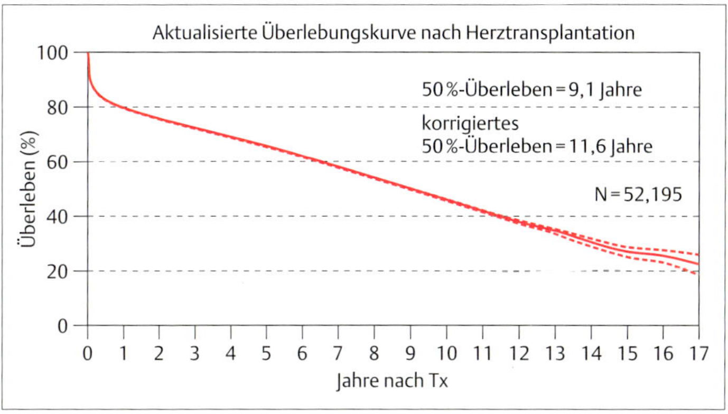

Abb. 42 Überlebenskurve nach Herztransplantation

29 Herz-Lungen-Transplantation

29.1 Indikationsstellung, Koordination

Grunderkrankungen

- *Quelle*: Prozentzahlen entsprechend dem Registry der International Society for Heart and Lung Transplantation (ISHLT) 18th Report. 2001.
- **Kongenitale Herzvitien** (32,4 %): Herzvitien mit Eisenmenger-Reaktion, Pulmonalatresie mit Hypoplasie der Pulmonalarterien, Fallot-Tetralogie mit Hypoplasie der Pulmonalarterien.
- **Primär pulmonale Hypertonie** (25,4 %); Alternative: Doppellungentransplantation.
- **Zystische Fibrose** (16,3 %), Alternative: Doppellungentransplantation.
- **Chronic Obstructive Lung Disease** (COPD) (4,4 %); Alternative: Doppellungentransplantation.
- **Alpha-1-Antitrypsinmangel** (3,1 %); Alternativen: Einzellungen- oder Doppellungentransplantation.
- **Idiopathische Fibrose** (2,8 %); Alternativen: Einzellungen- oder Doppellungentransplantation.
- *Beachte*:
  - Doppellungentransplantation ist heute das eindeutig bevorzugte Verfahren, wenn möglich. Bei Kleinkindern und Säuglingen jedoch aus anatomischen Gründen (Bronchialstenose nach LTx) HLTx, trotz guter Herzfunktion.
  - Besonderheit: Dominotransplantation (Empfängerherz wird für eine Herztransplantation weiterverwendet).

Indikationen

- **Herzinsuffizienz NYHA (New York Heart Association) Grad III–IV,** s. Tab. 32, S. 138, trotz optimaler medikamentöser Therapie und **gleichzeitiger pulmonaler Erkrankung.** Rasche Progression des Krankheitsverlaufs. Angenommene Lebenserwartung < 12–18 Monate.
- **Prädiktive Parameter:**
  - *Chronische Hypoxie:* Arterieller PO_2 40–50 mmHg, Hämoglobin 18–20 g/dl (Gefahr von Lungenembolien infolge erhöhter Blutviskosität).
  - Suprasystemischer Pulmonalisdruck, Trikuspidalinsuffizienz.
  - Rezidivierende Dekompensationen trotz optimaler medikamentöser Behandlung.
- **Alter:** Säuglinge bis Patienten um 50 Jahre (> 50 Jahre keine absolute Kontraindikation).

Kontraindikationen (vgl. Herztransplatation S. 228 außer pulmonal-vaskulärer Widerstand)

Obligate Untersuchungen bei der Evaluation

- Vgl. Herztransplantation S. 229, zusätzlich Röntgenthorax in Größenverhältnis 1:1 zur Bestimmung der Thoraxmaße (s. Abb. 43).
- Thorakale Computertomographie: Hinweise auf Verwachsungen?
- Röntgen der Nasennebenhöhlen: Sinobronchiales Syndrom?

Kriterien für die Akzeptanz eines Spenderorgans

- **Herz:** Vgl. Herztransplantation S. 229.
- **Lunge:** Adäquater Gasaustausch bei FiO_2 1,0 PO_2 > 400 mmHG, bei FiO_2 0,3 PO_2 > 120 mmHG.

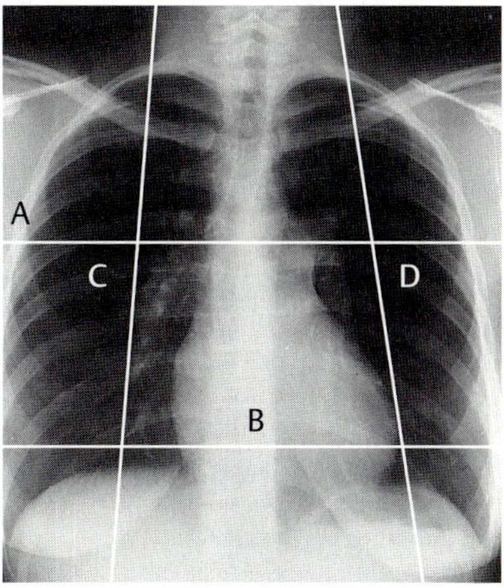

Abb. 43 Röntgenthorax zur Bestimmung folgender Messstrecken: A Thoraxweite Oberkante/Aortenknopf, B größte Thoraxweite, C Abstand Apex/Zwerchfellkuppel rechts, D Abstand Apex/Zwerchfellkuppel links

- Bronchoskopisch Ausschluss einer Aspiration oder bronchialen Infektion, Röntgenthoraxbild ohne pathologische Veränderungen.

Koordinierung der Spenderorgane durch Eurotransplant (vgl. Herztransplantatin S. 229)

29.2 Operative Technik und Immunsuppression

Spenderoperation

- **Vgl. Herztransplantation** S. 230.
- **Zusätzlich:**
  - Eröffnen beider Pleurahöhlen.
  - Inspektion der Lungen.
  - Anlegen einer Tabaksbeutelnaht im Bereich der Arteria pulmonalis in deutlichem Abstand zur Pulmonalklappe, Inzision des linken Vorhofohres und der V. cava inferior.
  - Abklemmen der Aorta ascendens und Start der Organperfusion.

Myokardprotektion (vgl. Herztransplantation S. 230)

Lungenprotektion

- Modifizierte Euro-Collins-Lösung oder Perfadex 60 ml/kg (Perfusionsdruck 40 cm H_2O) nach 500 g PGE1 in die A. pulmonalis.

Herz-Lungen-Entnahme

- Entfernung der Perfusionssysteme, Verschluss der Kanülierungsstellen.
- Durchtrennen der Ligamenta pulmonales.
- Lösen des Perikards vom Ösophagus.
- Ggf. stumpfe Präparation des supradiaphragmalen Ösophagus und Durchtrennen desselben, nach doppelter Ligatur.
- Durchtrennen der supraaortalen Arterien.
- Exzision der Aorta descendens von kaudal nach kranial.

- Stumpfe Präparation der Trachea.
- Unterfahren der Trachea möglichst weit kranial.
- Zurückziehen des Tubus, vorher noch einmal Blähen der Lunge.
- Doppelter Verschluss der Trachea mit einem Klammernahtgerät (luftdichter Verschluss!) bei halbgeblähter Lunge.
- Entnahme des Herz-Lungen-Pakets und Lagerung in eiskalter NaCl-Lösung.

Empfängeroperation

- Initial wie Herztransplantation (s. S. 231).
- Bei der Exzision des Herzens Belassen der Hinterwand des rechten Vorhofs.
- Längseröffnung der Pleuren unter Belassung eines deutlichen Perikardstreifens um die Nervi phrenici.
- Durchtrennen der Ligamenta pulmonales.
- Sequenzielle Präparation der Lungenhili und Durchtrennen derselben mit einem Klammernahtgerät.
- Entfernung der Lungen.
- Präparation der Trachea oberhalb der Karina, endobronchiale Absaugung.
- Durchtrennen der Trachea ohne Setzen einer Klemme.
- Einbringen des Spender-Herz-Lungen-Pakets in den Situs nach Eröffnung der Trachea, Desinfektion derselben mit Polividon.
- Anastomose der Trachea: Eckfäden am Übergang Pars membranacea Pars cartilagina, fortlaufende Naht der Pars membranacea mit einem monofilen, resorbierbaren Faden (z. B. PDS) der Stärke 4–0. Naht der Pars cartilaginea mit vorgelegten Einzelknopfnähten.
- Testung der Dichtigkeit unter Wasser.
- Anastomose des rechten Vorhofes mit 3–0 Polypropylen.
- Anastomose der Aorta ascendens mit 4–0 Polypropylen.
- Entlüftung des Herzens über Apex und Aorta ascendens.
- Lösen der Aortenklemme.

Immunsuppressive Basistherapie

- Vgl. Herztransplantation S. 232 ; initialer Ciclosporin-A-Zielspiegel 350 ng/dl.

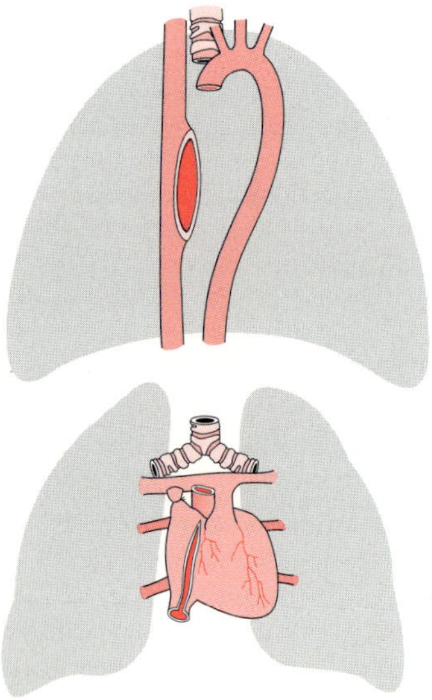

Abb. 44 Empfängersitus und Spenderorganblock (aus Lourgiadèr F. et al. Checkliste Organtransplantation. Stuttgart: Georg Thieme; 1999)

29.3 Komplikationen und Ergebnisse

Frühkomplikationen

- **Vgl. Herztransplantation** S. 232.
- **Reperfusionsödem:**
  - *Ursachen:* Protektionsschaden, lange warme Ischämiezeit.
  - *Symptome:* Verschlechterung des Gasaustauschs, Anstieg des pulmonalvaskulären Widerstands, diffuses, interstitielles Infiltrat.
  - *Therapie:* Flüssigkeitsrestriktion, Beatmung mit erhöhtem PEEP, Vermeidung von vasokonstriktiven Substanzen, NO-Inhalation.
- **Akute Abstoßungsreaktion:**
  - *Herz:* Vgl. Herztransplantation S. 233.
  - *Lunge:*
    - Klinik: Dyspnoe, Leistungsabfall, subfebrile Temperaturen, Husten.
    - Befunde: Rasche Verschlechterung der FEV1 (Peak-Flow↓), Röntgenthorax: Interstitielles Infiltrat, perihilär oder diffus, Pleuraerguss.
    - Bewertung der endobronchialen Lungenbiopsie: s. Tab. 42.

Tabelle 42 · Bewertung der endobronchialen Lungenbiopsie

Stadium	Kriterien
A0	keine Abstoßung
A1	minimale Abstoßung: Vereinzelte perivaskuläre mononukleäre Infiltrate mit max. 2–3 Zellreihen in der perivaskulären Adventitia
A2	leichte Abstoßung: Leichte Vergrößerung des perivaskulären Infiltrats, ohne Ausbreitung in die perivaskulären und peribronchialen Alveolarsepten
A3	mäßige Abstoßung: Dichtes perivaskuläres Infiltrat, mit Übergreifen auf die perivaskulären und peribronchialen Alveolarsepten
A4	schwere Abstoßung: Dichtes perivaskuläres und interstitielles Infiltrat mit Alveolarwandschäden, hyaline Membranen, Nekrosen und Hämorrhagien und/oder Vaskulitis
+/- Lymphozytäre Bronchitis/ Brochiolitis	
B0	keine inflammatorischen Infiltrate
B1	minimale Inflammation: Vereinzelte mononukleäre Zellen in der Submukosa
B2	leichte Inflammation: Kreisförmiges Band mononukleärer Zellen und gelegentlich eosinophile Zellen in der Submukosa von Bronchien oder Bronchiolen, vereinzelt intraepithelial Lymphozyten mit Nekrose (Apoptose)
B3	mäßige Inflammation: Dichtes bandförmiges Infiltrat von Lymphozyten und eosinophilen Granulozyten in der Submukosa, epitheliale Zellnekrosen
B4	schwerste Inflammation: Dichtes bandförmiges Infiltrat mit aktivierten mononukleären Zellen, Ablösung des Epithels von der Basalmembran, epitheliale Zellnekrosen
BX	Gewebsprobe nicht beurteilbar

- Therapie: 1. Erhöhung der oralen Steroidmedikation (orales Steroidschema); 2. 0,5 g Methylprednisolon i.v. an 3–5 aufeinader folgenden Tagen; 3. ATG oder OKT über 3 Tage; je kürzer die Abstoßung nach Transplantation, desto aggressiver die Behandlung; ggf. Umstellung der Basisimmunsuppression von Cyclosporin A auf Tacrolimus.

- **Trachealinsuffizienz oder Trachealstenose** (bei HLTx selten!).
- **Phrenikusverletzung.**
- ***Beachte***: GI-Komplikationen durch Verletzung des Nervus vagus intraoperativ.

Spätkomplikationen

- Vgl. Herztransplantation S. 234.
- **Chronische Abstoßungsreaktion:**
  - *Herz:* Transplantatvaskulopathie, vgl. Herztransplantation S. 235.
  - *Lunge:* Bronchiolitis-obliterans-Syndrom (BOS).
    - Funktioneller Ausdruck einer chronischen Transplantatabstoßung: Abnahme des FEV1 im Vergleich zum individuellen Bestwert (= die beiden besten aufeinander folgenden FEV1-Werte frühestens 3 Monate postoperativ).
    - Stadieneinteilung des BOS: s. Tab. 43.

Tabelle 43 · Stadieneinteilung der Bronchiolotis obliterans (BOS)

Stadium	Kriterien
BOS 0	FEV_1 80–100 % des Bezugswertes
BOS 1	FEV_1 66–80 % des Bezugswertes
BOS 2	FEV_1 50–66 % des Bezugswertes
BOS 3	FEV_1 < 50 % des Bezugswertes

- Histologie: Dichte eosinophile hyalin-fibröse Plaques in der Submukosa der kleinen und mittleren Bronchien mit partieller oder kompletter Obstruktion des Lumens; aktive (zellreiche) und inaktive (zellarme) Form.
- Therapie: Maximierung der Immunsuppression bis an die Grenze der individuellen Toleranz. Bei Progression Einzel-Lungen-Retransplantation, ggf. Herz-Lungen-Retransplantation.

Ergebnisse der Herz-Lungen-Transplantation (s. Abb. 45)

- ***Quelle***: Prozentzahlen entsprechend dem Registry der International Society for Heart and Lung Transplantation (ISHLT) 18th Report, 2001.
- Gesamtzahl der Herz-Lungen-Transplantationen: 2861.
- 1-Jahresüberleben 64 %, jähliche Mortalitätsrate vom ersten bis 14. Jahr: 3,5 %.
- 50 %-Überleben insgesamt 2,8 Jahre.
- 50 % Überleben der Patienten, die das erste Jahr überlebt haben: 8,2 Jahre.

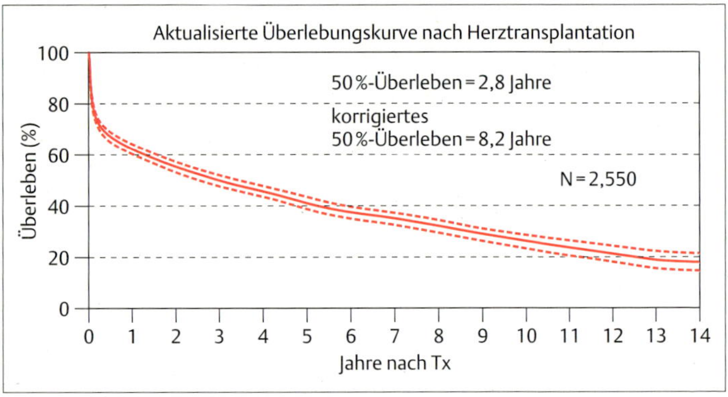

Abb. 45 Überlebenskurve nach Herz-Lungen-Transplantation

30 Chirurgie von Rhythmusstörungen

30.1 MAZE-III-Procedure bei Vorhofflimmern

Vorbemerkung

- Der Ursprung der antitachykarden operativen Verfahren liegt in der chirurgischen Durchtrennung aberranter Leitungsbahnen bei WPW-Syndrom und AV-Knoten Reentry Tachykardie.
- Bei diesen Indikationen dominieren inzwischen interventionelle Katheter-ablative Verfahren. Die aktuellen operativen Konzepte bei den zwei häufigsten Rhythmusstörungen, dem Vorhofflimmern und der ventrikulären Tachyarrhythmie, werden in diesem und im nächsten Kapitel dargestellt.

Prinzip

- Das Prinzip des MAZE III Procedure besteht in einer Unterbrechung der das Vorhofflimmern unterhaltenden kreisenden Erregungen.
- Durch die chirurgische Dissektion der Vorhöfe wird ein labyrinthartiger Weg vom Sinusknotenkomplex zum AV-Knoten geschaffen, durch den die Depolarisation fortschreitet und zu einer geregelten Kontraktion der Vorhöfe führt. Im Gegensatz zu interventionellen Methoden wird so nicht nur die tachyarrhythmische ventrikuläre Antwort moduliert, sondern die physiologische Vorhofaktion wiederhergestellt.
- Neben einer Verbesserung der Hämodynamik soll so eine Reduktion des systemischen Thromboembolierisikos erreicht werden, das trotz permanenter Antikoagulation 2–4 % bei Patienten mit intermittierendem und chronischem Vorhofflimmern pro Jahr beträgt.

Indikation

- Das MAZE Procedure ist nur für einen Teil der Patienten mit Vorhofflimmern indiziert.
- Klassische Indikation: Chronisches oder chronisch intermittierendes Vorhofflimmern mit hämodynamischer Beeinträchtigung oder durchgemachter Embolisation.
- Weitergehend akzeptiert wird der Eingriff konkomitant bei der Mitralklappenchirurgie.

Operative Technik

- Über eine mediane Sternotomie am totalen kardiopulmonalen Bypass im kardioplegen Herzstillstand werden rechtes und linkes Herzohr reseziert und die atrialen Dissektionen vorgenommen.
- Linksatrial werden die Lungenvenen zirkumferenziell umschnitten und der Mitralklappenanulus im Bereich des Koronarsinus durch eine Kryoläsion isoliert.
- Rechtsatrial erfolgen eine Längsinzision an der freien Wand, eine kryoablative Isolation des Trikuspidalklappenanulus und eine septale Inzision.
- Die Inzisionen können sowohl chirurgisch mit konsekutiver Naht als auch durch offene temperaturkontrollierte Radiofrequenzapplikation vorgenommen werden.
- Es sind verschiedene vereinfachende Modifikationen des MAZE III Procedure publiziert. Für die Kombination mit Mitralklappeneingriffen werden linksatrial limitierte Inzisionen propagiert.

Ergebnisse

- Das klassische MAZE-III-Procedure wurde in der Arbeitsgruppe von Prof. J. L. Cox, St. Louis, MO, bei mehr als 500 Patienten im Langzeitverlauf dokumentiert; die publizierten Erfahrungen der modifizierten Verfahren umfassen jeweils unter 100 Patienten.
- Tab. 44 gibt die Ergebnisse der Arbeitsgruppe um Prof. Cox mit dem MAZE-III-Procedure wieder.
- Die Daten belegen das MAZE-III-Procedure als effektive therapeutische Intervention bei Vorhofflimmern mit niedrigem perioperativen Risiko. Im Langzeitverlauf konnten echokardiographisch effektive linksatriale Kontraktionen mit dokumentierter Transportfunktion bei 94 % der Patienten nachgewiesen werden. Valide Daten zur Reduktion des Thromboembolierisikos im Langzeitverlauf stehen aus.

Tabelle 44 · Ergebnisse des MAZE-III-Procedure

Demographie				
Patientenalter	*paroxysmales Vorhofflimmern*	*chronisches Vorhofflimmern*	*Dauer des Vorhofflimmerns*	*konkomitante Operation*
54 +/– 11 Jahre	56 %	44 %	9+/–8 Jahre	34 %
perioperative Ergebnisse				
Mortalität	*Morbidität: Transiente atriale Arrhythmien*	*Morbidität: Interventionspflichtige Hämorrhagie*	*Morbidität: Low-Output-Syndrom*	*Morbidität: Zerebraler Insult*
2,4 %	45 %	3 %	2 %	1 %
Spätergebnisse (3–90 Monate)				
rekurrentes Vorhofflimmern	*Sinusknotendysfunktion*	*rechtsatriale Transportfunktion*	*linksatriale Transportfunktion*	
6 %	25 %	98 %	94 %	

30.2 Linksatriale Hochfrequenzstromablation

Prinzip, Indikation und Vorbereitung

- **Prinzip:** Durch Hochfrequenzstromablation entstehen Verschorfungsnarben, die das Auftreten von Makro-Reentry-Kreisen unterbinden und die Pulmonalvenen als Quelle von Ektopien isolieren sollen.
- **Indikation:** Patienten mit chronischem oder paroxysmalem Vorhofflimmern und Indikation zu einer Operation mit der Herz-Lungen-Maschine. Der Eingriff wird in einigen Zentren auch bei Patienten mit primärem Vorhofflimmern vorgenommen.
- **Vorbereitung:** Anbringen von gesonderten Neutralelektroden auf dem Rücken des Patienten.

Operative Technik

Hinweis: Es existieren diverse Schemata für die Ablationslinien. Exemplarisch wir die Vorgehensweise im Herzzentrum Lahr beschrieben:

- *Schritt 1:* Isolierung der rechten Pulmonalvenen durch eine ovale Verschorfungslinie, wobei die Isolation partiell durch den chirurgischen Schnitt der linksatrialen Wand als Zugang zum linken Vorhof erfolgt.
- *Schritt 2:* Isolierung der linken Pulmonalvenen durch eine ovale Linie.
- *Schritt 3:* Verbindung zwischen diesen beiden Isolationsstellen.
- *Schritt 4:* Verbindung zwischen der Isolationslinie um die linken Pulmonalvenen und dem Mitralklappenanulus, wobei durch einen Katheter im Sinus coronarius retrograd kalte Blutkardioplegie zum Schutz des Ramus circumflexus vor möglichen Hitzeschäden perfundiert wird.
- *Schritt 5:* Verschluss des linken Vorhofohrs von innen durch Naht.

► Die Isolationslinien um die Pulmonalvenen herum sollen Einengungen der Pulmonalvenen, die bei Ablationsvorgängen in den Venen bzw. in den Venenostien zum Teil beobachtet worden sind, vermeiden.

► Der Verschluss des linken Vorhofohrs dient der Vermeidung von thromboembolischen Komplikationen.

► Da die Isolation der Lungenvenen bei günstigen anatomischen Verhältnissen von epikardial möglich ist, kann prinzipiell ein Teil der Hochfrequenzstromablation ohne Hilfe der Herz-Lungen-Maschine erfolgen.

Komplikationen, Nachbehandlung, Prognose

► **Operative Komplikationen:** Es sind bislang folgende, seltene spezifische Komplikationen als Folge thermischer Einwirkung beobachtet worden:
- Ösophagusverletzung.
- Verschluss des Ramus circumflexus.
- Einengung der Pulmonalvenen.

► **Nachbehandlung:** Die nach herzchirurgischen Eingriffen direkt postoperativ beobachtete verkürzte effektive Refraktärzeit des Vorhofmyokards führt zu supraventrikulären Rhythmusstörungen. In den ersten postoperativen Monaten können Antiarrhythmika und ggf. Kardioversionen erforderlich sein.

► **Prognose:** Die Prognose wird durch die Anamnesedauer, Größe der Vorhöfe, Art der begleitenden Herzerkrankung und Art des Vorhofflimmerns (chronisch oder paroxysmal) beeinflusst.

30.3 Operationen bei ventrikulären Tachykardien

Möglichkeiten der chirurgischen Intervention

► **Isolation oder Resektion des arrhythmogenen Substrates:**
- Endokardisolation (encircling endocardial ventriculotomy).
- Endokardresektion (ggf. mit Aneurysmektomie).

► **Beeinflussung von myokardialen Funktionsstörungen:**
- Klappenersatz bei linksventrikulärer Hypertrophie.
- Revaskularisation ischämischen Myokards.

Indikation und Voraussetzung

► **Die Indikation** zur antitachykarden Operation stellt sich im Rahmen umfassender therapeutischer Konzepte zur Behandlung ventrikulärer Tachyarrhythmien. Zu diesen Konzepten gehören:
- *Palliative Möglichkeiten:*
  - Klasse-III-Antiarrhythmika zur Verminderung der Inzidenz tachyarrhythmischer Episoden.
  - ICD-Implantation: Effektive Verhinderung des arrhythmogenen Todes, niedrige periinterventionelle Morbidität und Mortalität.

- *Kurative Möglichkeiten:* Isolation oder Resektion des arrhythmogenen Substrats, chirurgisch/interventionell.

► **Voraussetzungen für eine chirurgische Ablation der ventrikulären Tachyarrhythmie:**
- Stabile induzierbare Arrhythmie ohne Degeneration in Ventrikelflimmern.
- Adäquat erhaltene myokardiale Funktion (linksventrikuläre Ejektionsfraktion > 25 %).

Operative Technik

► **Klassische Technik der chirurgischen Endokardresektion/ Endokardisolation:**
- Normothermer kardiopulmonaler Bypass.
- Ventrikulotomie.
- Endokardiales Mapping in Sinusrhythmus und induzierter VT.
- Systemische Hypothermie/kardiopleger Arrest.
- Endokardresektion/Endokardisolation/Kryoablation.
- Fakultative Revaskularisation ischämischer Areale.
- Ventrikelrekonfiguration/Endaneurysmoraphie.
- Reperfusion.

► **Verzicht auf intraoperatives Mapping:**
- Die sichere endokardiale Lokalisationsdiagnostik durch eine präoperative elektrophysiologische Untersuchung ermöglicht eine gezielte Endokardresektion ohne intraoperatives Mapping.
- *Vorteile:*
  - Vermeidung des Risikos der myokardialen Schädigung durch Verzicht auf längere Phasen normothermen Bypasses mit indizierter Tachykardie.
  - Verkürzte kardiopulmonale Bypass-Zeiten, besonders wichtig bei konkomitanter Koronarrevaskularisation.

Ergebnisse

► **Vergleich von gezielter Endokardresektion ohne intraoperatives Mapping mit konventioneller Technik:** s. Tab. 45.

Tabelle 45 · Vergleich von gezielter Endokardresektion ohne intraoperatives Mapping mit konventioneller Technik

	Endokardresektion mit intraoperativer EPU (= elektrophysiologische Untersuchung)	**Endokardresektion ohne intraoperative EPU**
perioperative Mortalität	8 %	5 %
aktuarische Freiheit von arrhythmogenem Tod		
1 Jahr	94 %	100 %
5 Jahre	92 %	96 %

► Die operative Elimination des arrhythmogenen Fokus durch eine Endokardresektion, meist kombiniert mit einer Aneurysmektomie und Ventrikelrekonfiguration, weist ein niedriges perioperatives Risiko auf und ermöglicht eine exzellente Langzeitprognose. Der kurative Charakter des Eingriffs erreicht im Gegensatz zur palliativen Versorgung mit einem Kardioverter/Defibrillatorsystem eine Verbesserung der Lebensqualität des Patienten.

31 Herzschrittmacher und ICD (Implantable Convertible Defibrillator)

31.1 Herzschrittmacher

Grundlagen

- **Prinzip:**
  - Beim Ausfall der natürlichen rhythmischen Aktivität des Herzens übernimmt der künstliche Herzschrittmacher diese Funktion.
  - Der Herzschrittmacher beinhaltet eine Energiequelle und elektronische Schaltkreise. Über eine isolierte Sonde werden die im Schrittmachergehäuse generierten Stromimpulse an den Bestimmungsort der Herzmuskulatur abgegeben. Durch diesen elektrischen Stimulus wird in den Herzmuskelzellen ein Aktionspotenzial ausgelöst, so dass dadurch das Herz kontrahiert.
- **Schrittmachersysteme:**
  - *Einkammerschrittmacher:* Atrium oder Ventrikel.
  - *Zweikammersystem:* Atrium und Ventrikel.
- **Stimulationsarten:**
  - *Bipolar.*
  - *Monopolar.*
- **Aktivierungsarten der Schrittmacher:**
  - *Bedarfsschrittmacher* (Demand).
  - *Starrfrequente Schrittmacher* (asynchron).
  - *Magnetfrequenz:* Dient zur Schrittmacherüberprüfung. Beim Auflegen eines Magneten schaltet der Schrittmacher auf eine vorher programmierte starre Stimulationsfrequenz um.
- **Nomenklatur:** s. Tab. 46.

Tabelle 46 · **5-Buchstaben-ICHD-Code (internationaler Code für die Wirkungsweise eines Schrittmachers)**

1. Buchstabe Ort der Stimulation	2. Buchstabe Ort der Wahrnehmung	3. Buchstabe Betriebsart	4. Buchstabe Programmierbarkeit	5. Buchstabe Funktionen
0 (weder A noch V)	**0** (weder A noch V)	**0** (keine)	**0** (keine Programmierbarkeit)	**0** (keine)
V (Ventrikel)	**V** (Ventrikel)	**T** (getriggert)	**P** (bifunktionale Programmierbarkeit)	**P** (Pacing, antitachykarde Stimulation)
A (Atrium)	**A** (Atrium)	**I** (inhibiert)	**M** (Multiprogrammierbarkeit)	**S** (Schock = Defibrillation, Kardioversion)
D (doppelt, A + V)	**D** (doppelt, A + V)	**D** (T + I)	**R** (Frequenzadaptation)	**D** (P + S)
			C (Communicating, Telemetrie)	

Prinzip und Indikationen der Schrittmacherimplantation

- **Prinzip:** Elektrische Stimulation des Herzens bei Ausfall der natürlichen rhythmischen Aktivität.
- **Indikationen:**
  - Sick-Sinus-Syndrom.
  - Bradykardie-Tachykardie-Syndrom.
  - Höhergradiger AV-Block.
  - Bradyarrhythmie bei Vorhofflimmern.
  - Intraventrikuläre Leitungsstörungen.
  - Bradykardien.
  - His-Block.
  - Karotis-Sinus-Syndrom.
  - Keine Indikation sind Ruhebradykardien um 40/Min. ohne klinische Symptome.

Implantationsarten und Vorbereitung

- **Implantationsarten:**
  - 1. Punktion via V. cephalica, V. subclavia, V. jugularis interna oder externa nach Seldinger-Technik (endokardial).
  - 2. Direktes Aufnähen oder Einschrauben der Schrittmacherelektroden auf das Myokard, z. B. im Rahmen einer Herzoperation (epikardial). Das Aggregat wird dabei unter die Rektusfaszie links implantiert.
- **Vorbereitungen für Punkt 1:** Operationssaal, Röntgenröhre, Röntgenmonitor, Röntgenoperationstisch, EKG-, RR- und Sättigungsmonitoring, Messgerät zur Reizschwellenmessung, ggf. externe Schrittmacherpads, Defibrillator, röntgendichte Schürzen für alle im Operationssaal anwesenden Personen.

Operatives Vorgehen

Hinweis: Der Patient muss, wie vor jedem operativen Eingriff, vorher über den Eingriff aufgeklärt werden und seine schriftliche Einwilligung geben. Da die Operation in lokaler Betäubung durchgeführt wird, ist es wichtig, mit dem Patienten zu sprechen und ihm zu erklären, wie man vorgeht.

- **Schritt 1:** Lagerung des Patienten auf dem Rücken (Röntgentisch), Anbringen einer Sauerstoffsonde, einer RR-Manschette, einer Sättigungsmessung sowie der EKG-Elektroden, Infusion von 2 g Cefazolin als perioperative Prophylaxe.
- **Schritt 2:**
  - Großzügiges Abwaschen im Bereich der Mohrenheim-Grube, nach kranial bis zum Ansatz des M. trapezius, nach rechts lateral bis zur vorderen Axillarlinie, nach links lateral weit über das Sternum bis zur vorderen Axillarlinie und nach kaudal bis unterhalb der Brust. Durch das Abwaschen des gesamten Thorax kann im Notfall (z. B. bei Perikardtamponade) sofort thorakotomiert werden.
  - In der Regel erfolgt die Implantation und damit auch die Desinfektion rechts. Ausnahmen erfolgen bei Patienten, bei denen diese Körperhälfte besonders beansprucht wird, z. B. Jäger. Hier erfolgt die Implantation und die Desinfektion auf der linken Seite.
- **Schritt 3:** Steriles Abdecken des Operationsfeldes und steriles Beziehen der Röntgenröhre.
- **Schritt 4:** Injektion von 2 %iger Xylocainlösung im Bereich der Mohrenheim-Grube. *Cave:* Maximaldosis 200 mg.
- **Schritt 5:** *Wichtig!* Warten, bis die Lokalanästhesie wirkt.
- **Schritt 6:** 4–6 cm lange schräge Inzision im Bereich der Mohrenheim-Grube, Präparation bis zur Faszie und Fertigung einer ausreichend großen Schrittmachertasche subfaszial.

- **Schritt 7**: Punktion der V. subclavia in Kopftieflage. So wird eine bessere Venenfüllung erreicht, und man vermeidet eine Luftembolie. Einführen eines Seldinger-Drahtes. Beim Zweikammerschrittmachersystem wird die V. subclavia erneut punktiert und ein zweiter Führungsdraht über die Punktionsnadel vorgeschoben. Die Punktionsnadel wird jeweils nach dem Einführen des Drahtes entfernt.
- **Schritt 8:** Durchleuchtung zur Lagekontrolle der Führungsdrähte.
- **Schritt 9:**
  - Bougieren der Punktionsstelle mit einem Gefäßdilatator, dann Einführen des Gefäßdilatators in die Schleuse.
  - Die Schleuse samt Dilatator wird über den Führungsdraht in die V. subclavia eingebracht. Dieser Vorgang muss sich ohne großen Widerstand durchführen lassen, da sonst die Gefahr der Verletzung der großen Venen besteht. Am besten bewährt hat sich das Einführen der Schleuse unter Röntgenkontrolle.
  - Wiederholung des Vorgangs bei Implantation eines Zweikammerschrittmachers.
- **Schritt 10:**
  - Entfernen eines Führungsdrahtes und des Dilatators.
  - *Platzierung der Ventrikelsonde:*
    - Die Platzierung der Ventrikelsonde erfolgt unter Bildwandlerkontrolle.
    - Über die Schleuse wird die Schrittmachersonde bis zum Herzen vorgeschoben. Entfernung der Schleuse.
    - Zur Stabilisierung der Sonde besitzt sie einen axialen Führungsmandrin, den man, um leichter in den Ventrikel zu gelangen, etwas vorbiegt.
    - Hat die Sonde die Trikuspidalklappenebene überschritten, wird der gebogene Führungsmandrin gegen einen geraden ausgetauscht und weiter vorgeschoben.
    - Liegt die Sonde am Boden des rechten Ventrikels, wird der Mandrin etwa 1–2 cm zurückgezogen und weiter vorgeschoben. Das Zurückziehen des Mandrins verringert die Gefahr einer Ventrikelperforation durch die Elektrode.
    - Die korrekte Lage der Ventrikelsonde ist dann erreicht, wenn sich die Sonde röntgenologisch unter die Kuppel des linken Zwerchfellschattens projiziert.
    - Bewegt sich die Spitze der Sonde mehr als um einen halben Zentimeter hin und her, so ist hier keine sichere Verankerung der Sonde im Endokard gewährleistet. Dasselbe gilt bei Verlagerung der Sondenspitze beim schnellen Zurückziehen des Mandrins.
- **Schritt 11:** Anschluss an Messkabel und Messgerät sowie Bestimmung der Messwerte. Bei guten Messwerten erfolgt noch die Stimulation mit hohen Amplituden zum Ausschluss eines Zwerchfellzuckens.
- **Schritt 12:** Entfernung der Schleuse. Fixieren der Sonde mit einem nicht resorbierbaren Faden an der Faszie. Damit die Sonde beim Knoten des Fadens nicht beschädigt wird, empfiehlt sich das Knüpfen der Naht über eine Plastikhülse, die üblicherweise die Sonde schon umgibt.
- **Schritt 13:**
  - Entfernung des zweiten Führungsdrahtes.
  - Bei Schraubelektroden wird zunächst die Schraube herausgedreht und wieder zurückgeschraubt, um danach durch erneutes Herausdrehen der Schraube die Anzahl der Drehungen festzustellen, die nötig sind, um das vollständige Herausragen der Schraube zu gewährleisten.
  - Danach mit derselben Anzahl an Drehungen in die andere Richtung die Schraube wieder in das Sondenende zurückdrehen.
  - Die Platzierung der Vorhofsonde erfolgt ebenfalls unter Röntgenkontrolle.

Herzschrittmacher und ICD (Implantable Convertible Defibrillator)

- Entfernung der Schleuse. Manchmal ist die Platzierung der Sonde allerdings bei liegender Schleuse einfacher, so dass sie auch später entfernt werden kann.
- Zunächst Schieben der Sonde mit dem geraden Mandrin bis in das Atrium, dann Wechseln des Mandrins gegen den J-Mandrin. Der J-Mandrin erlaubt das Anstämmen der atrialen Elektrode, so dass sie bei guter Lage vorzugsweise im Ohr des Atriums eingeschraubt werden kann.
- Beim Herausziehen des Mandrins kann bereits getestet werden, ob eine sichere Verankerung der Vorhofsonde vorliegt. Bei Platzierung der Sonde im Vorhofohr zeigt sich die typische Scheibenwischerbewegung der Sonde.
- Es folgt auch hier die Bestimmung der Sondenwerte. Bei Normalwerten Fixierung der Sonde wie bereits unter Schritt 12 der Schrittmacherimplantation für die Ventrikelsonde beschrieben.

► **Schritt 14:**
- Anschluss der Elektrode(n) an das Schrittmacheraggregat. Das Sondenende darf nicht mit Blut verklebt sein und muss ganz in den Konnektorblock geschoben werden, so dass das Ende bis über die Schraube reicht. *Cave:* Gefahr der Verwechslung der atrialen und ventrikulären Sonde.
- Nach Festschrauben der Elektrode wird durch Zug geprüft, ob sie richtig im Konnektorblock fixiert ist.
- Versenkung des Schrittmacheraggregats in die Schrittmachertasche. Dabei ist zu beachten, dass das Schema auf dem Schrittmacher, die Schrittmacheroberseite, nach oben orientiert ist. Dies ist für die Progammierbarkeit des Schrittmachers wichtig. Es empfiehlt sich auch, den Schrittmacher zu fixieren, da er z. B. in die Achselhöhle wandern kann. An jedem Aggregat finden sich dazu vorgesehene Bereiche.

► **Schritt 15:**
- Abschließende Röntgendurchleuchtung zur Sonden- und Aggregatlage. Im Sondenverlauf dürfen keine prädispositionierte Stellen für Elektrodenknicke vorhanden sein, da es sonst zu Beschädigungen der Elektrode kommen kann.
- Verschluss der Faszie, Subkutis mit resorbierbarem Nahtmaterial. Hautnaht fortlaufend mit resorbierbarem Nahtmaterial.
- Verband. Auflegen eines Sandsackes für 12 Std. postoperativ.
- Werden andere Venen als die V. cephalica oder die V. subclavia zur Implantation verwendet, so ist das Durchziehen der Sonden über subkutane Tunnel zum Schrittmacheraggregat erforderlich.

Normalwerte der Elektroden

► **Reizschwellenwert in Volt** = Amplitude, die bei einer bestimmten Impulsbreite – meist 0,5 msek. – gerade noch ausreicht, eine Depolarisation auszulösen. Mindestwerte für Atrium und Ventrikel < 1,0 V, anzustreben < 0,5 V.

► **Signalamplitude in Millivolt** = absolute Werte (peak to peak). Mindestwerte für die atriale P-Welle > 2,0 mV, anzustreben > 3,5 mV, Mindestwerte für die ventrikuläre R-Welle > 6,0 mV, anzustreben > 10,0 mV.

► **Elektrodenwerte** = abschließender Test, ob die Sonde fest platziert und unverletzt ist. Sollwerte in der Regel zwischen 300 und 1000 Ohm.

Nachbehandlung

► **Röntgenthorax** im Bett nach Ankunft auf Station.

► **Schrittmacherkontrolle:**
- Am ersten postoperativen Tag.
- In der ambulanten Nachsorge regelmäßige Schrittmacherkontrollen beim Spezialisten alle 6–12 Monate. Die Lebensdauer einer Schrittmacherbatte-

rie hängt von der Batteriekapazität und dem Stromverbrauch ab. Im Schnitt sind dies 5–14 Jahre.

- **Entlassung aus dem Krankenhaus:** Bei unauffälligen Wundverhältnissen und guter Schrittmacherfunktion Entlassung des Patienten am ersten postoperativen Tag in die hausärztliche Weiterbetreuung.
- **Fäden entfernen:** Die intrakutane Hautnaht mit resorbierbarem Nahtmaterial erfordert, wie der Name schon erkennen lässt, kein Ziehen der Fäden, im Gegensatz zu nicht resorbierbarem Nahtmaterial, das nach 8–10 Tagen entfernt werden muss.

Postoperative Komplikationen

- **Allgemein:** Infektionen, Thrombose, Lungenembolie, Hämatome, Pneumonie, Blutungen, Verletzungen von Nerven, Tod.
- **Speziell:** Intraoperative Rhythmusstörungen, Luftembolie, Punktion der A. subclavia, Verletzung der großen Gefäße, Perikarderguss bzw- -tamponade, Pneumothorax, Hämatothorax, Sondendyslokation oder -perforation, Schrittmacheraggregat- und Sondendysfunktion, Lage der Sonde im Koronarsinus oder z. B. in der Milzvene.

31.2 ICD (Implantable Convertible Defibrillator)

Grundlagen

- Der ICD besteht aus einer Energiequelle mit elektrischen Vernetzungen. Über eine Sonde, die zwei Spulen besitzt, dedektiert der ICD tachykarde Rhythmusstörungen (z. B. Kammertachykardien oder Kammerflimmern).
- Terminieren sich diese Rhythmusstörungen nicht innerhalb einer vorgegebenen Zeit, dann lädt der ICD und gibt einen Stromstoß ab. Durch diese Kardioversion bzw. Defibrillation wird die Rhythmusstörung beendet.
- Manchmal tritt nach Beendigung der Rhythmusstörung durch den Stromstoß eine kompensatorische Pause auf, so dass für diese Zeit eine VVI-Schrittmacherfunktion des ICDs die Stimulation des Herzens übernimmt.
- Liegt neben der Indikation zur ICD-Implantation auch die Indikation zur DDD-Schrittmacherimplantation vor, so kann zusätzlich noch eine Vorhofsonde implantiert und an das ICD-Aggregat angeschlossen werden.

Prinzip und Indikationen der ICD-Implantation

- **Prinzip:** Elektrische Terminierung von tachykarden Rhythmusstörungen durch den ICD.
- **Indikationen:**
  - Medikamentös therapieresistente tachykarde Rhythmusstörungen (Kammertachykardien oder Kammerflimmern) und somit vitale Gefährdung des Patienten.
  - Meist weist die Anamnese eine oder mehrmalige Reanimation(en) auf.
  - ***Wichtig:*** Ausschluss einer KHK, da bei tachykarden Rhythmusstörungen infolge einer Myokardischämie meist nach Revaskularisation eine ICD-Implantation nicht mehr erforderlich ist.

Implantationsarten und Vorbereitung

- **Implantationsarten:**
  - *Früher:*
    1. Aufnähen der Schockdevices direkt auf das Herz und Versenken des Aggregats unter dem M. rectus abdominis links.

2. Aggregatimplantation linksabdominal unter dem M. rectus abdominis, zweite Inzision im Bereich der Mohrenheim-Grube links, von hier aus Platzierung und Durchziehen der Sonde durch einen subkutanen Tunnel zum ICD-Aggregat.

- *Heute:*
  - ICD-Aggregate wurden im Laufe der Zeit immer kleiner, so dass heutzutage die Implantation des ICD-Aggregats im Bereich der Mohrenheim-Grube links subpektoral Standard ist.
  - Selten lässt sich durch endokardiale Sonden die tachykarde Rhythmusstörung nicht terminieren, so dass man auf epikardiale Elektroden zurückgreifen muss.

► **Vorbereitung:**
- Operationssaal, Röntgenröhre, Röntgenmonitor, Röntgenoperationstisch, kontinuierliches EKG-, blutiges RR- und Sättigungsmonitoring.
- Legen eines zentralvenösen Katheters mit ZVD-Monitoring.
- Externe Defibrillations- und Stimulationspaddels.
- Messgerät zur Reizschwellenmessung, Programmiergerät, Techniker der ICD-Firma.
- Röntgendichte Schürzen für alle im Operationssaal anwesenden Personen.

Operatives Vorgehen

Hinweis: Der Patient muss, wie vor jedem operativen Eingriff, vorher über den Eingriff aufgeklärt werden und seine schriftliche Einwilligung geben. Die Operation wird in ITN durchgeführt.

► **Schritt 1:** Lagerung des Patienten auf dem Rücken (Röntgentisch), Anbringen einer Sauerstoffsonde, einer blutigen RR-Messung, einer Sättigungsmessung sowie der EKG-Elektroden, Infusion von 2 g Cefazolin als perioperative Prophylaxe.

► **Schritt 2:** Abwaschen des gesamten Thorax.

► **Schritt 3:** Steriles Abdecken des Operationsfeldes und steriles Überziehen der Röntgenröhre.

► **Schritt 4:** 6 cm lange schräge Inzision im Bereich der Mohrenheim-Grube links, Präparation bis zur Faszie und Fertigung einer ausreichend großen Aggregattasche subpektoral. *Cave:* Gefahr der Verletzung von Nerven oder Gefäßen; letzteres führt ohne sorgfältige Blutstillung zu ausgeprägten Hämatomen, die sich infizieren können.

► **Schritt 5:** Punktion der V. subclavia oder der V. cephalica, Einführen eines Führungsdrahtes, Entfernung der Punktionsnadel.

► **Schritt 6:** Entspricht Schritt 8–11 der Schrittmacherimplantation (s. S. 247).

► **Schritt 7:** Bei guten Messwerten der Ventrikelsonde (s. Messwerte für die Schrittmacherimplantation S. 248).
- Anschluss der Elektrodenenden an den ICD. Versenkung des ICD-Aggregats subpektoral.
- Gabe von 5000 I.E. Heparin i.v.
- Eine steril verpackte Induktionsspule wird auf die Haut in Höhe des ICD gehalten. Diese Induktionsspule stellt die Verbindung zwischen dem ICD und dem Programmiergerät her.
- Abgeben eines QRS-synchronisierten Testschocks, dann Auslösung von Kammerflimmern. Parallel dazu lädt der Anästhesist das externe Defibrillationsgerät. Detektion der Rhythmusstörung, der ICD lädt und gibt die vorher festgelegte Energie (meist 10–20 Joule) ab. Nun gibt es 2 Möglichkeiten:
  1. Defibrilliert das Gerät in der vorgegebenen Zeit einwandfrei und terminiert somit das Kammerflimmern, erfolgt nach einer Erholungsphase

von etwa 5 Min. eine zweite Testung. *Wichtig:* Kontrolle der Sondenlage nach Defibrillation.

2. Das Kammerflimmern wird nicht durch den ICD terminiert → externe Defibrillation. *Cave:* Bei der externen Defibrillation darauf achten, dass keine Person mehr Kontakt zum Operationstisch oder zum Patienten hat!

→ 2.1. Beendigung der Rhythmusstörung durch die externe Defibrillation. Zweite Testung mit höherer Energie. Falls dies auch erfolglos ist, Neuplatzierung der Elektrode und erneute Testung.

→ 2.2. Keine Beendigung der Rhythmusstörung durch die externe Defibrillation. Bei instabiler Hämodynamik Beginn der Herzdruckmassage und erneute externe Defibrillation, Terminierung des Kammerflimmerns. Hierzu können manchmal mehrere Defibrillationen erforderlich sein. Kann die Elektrode nicht zufrieden stellend platziert werden, wird die Operation abgebrochen. Für solche extrem seltenen Fälle muss die Implantation von epikardialen Defibrillationspatches diskutiert werden.

→ 2.3. Lässt sich durch Punkt 2.1. keine Terminierung des Kammerflimmerns erreichen, kann in äußerst seltenen Fällen auch die mediane Sternotomie mit offener Herzdruckmassage und interner Defibrillation erforderlich werden. Hier empfiehlt sich auch die Implantation von epikardialen Defibrillationspatches.

- **Schritt 8:** Bei einwandfreiem Defibrillationsergebnis Fixierung der Sonde (s. Schritt 12 der Schrittmacherimplantation S. 247).
- **Schritt 9:** Bei zusätzlicher Indikation zur DDD-Schrittmacherfunktion wird nun eine Vorhofsonde platziert (s. Schritt 13 der Schrittmacherimplantation S. 247).
- **Schritt 10:** Entspricht Schritt 14–15 der Schrittmacherimplantation (s. S. 248).
- **Schritt 11:** Extubation des Patienten auf dem OP-Tisch.

Nachbehandlung und Komplikationen

- **Nachbehandlung:** s. Schrittmacherimplantation S. 248. Regelmäßige ICD-Kontrollen beim Spezialisten alle 6–12 Monate. Die Lebensdauer einer ICD-Batterie hängt von der Batteriekapazität und dem Stromverbrauch ab. Im Schnitt sind dies 5–14 Jahre.
- **Komplikationen:** s. Schrittmacherimplantation S. 249.

32 Minimal invasive Methoden in der Herzchirurgie

32.1 Minimal invasive Mitralklappenchirurgie

Port-Access-Technik (s. Abb. 46)

- **Prinzip:** Die Port-Access-Technik ermöglicht eine Operation mit der Herz-Lungen-Maschine und einen kardioplegischen Herzstillstand, ohne dass der Brustkorb hierfür eröffnet werden muss. Ziel dieser Technik ist es demnach, auch die endoskopische Operation am oder im stillgelegten Herzen zu ermöglichen.
- **Anschluss der HLM:** Die Port-Access-Methode sieht einen Anschluss der Herz-Lungen-Maschine über die Leistengefäße vor. Über eine Y-förmige Kanüle erfolgt der arterielle Rückfluss des oxygenierten Blutes in die Arteria femoralis. Über den zweiten Schenkel des Y wird ein spezieller Ballonkatheter bis in die Aorta ascendens vorgeschoben und ca. 3 cm distal der Aortenklappe unter transösophagealer Echokontrolle (TEE) platziert. Mit Hilfe des Ballons erfolgt die endoluminale Ausklemmung der Aorta durch Füllen des Ballons mit NaCl.
- **Kardioplegie:** Über ein distales Lumen im Ballonkatheter wird kardioplegische Lösung hinter den Ballon in den Raum zwischen Ballon und Aortenklappe infundiert. Durch den Verschluss der Aortenklappe entsteht ein Druck in der Aortenwurzel, der 50–70 mmHg nicht überschreiten soll. Dem Druckgefälle entsprechend werden die Koronararterien mit Kardioplegie perfundiert. So wird der Herzstillstand herbeigeführt.

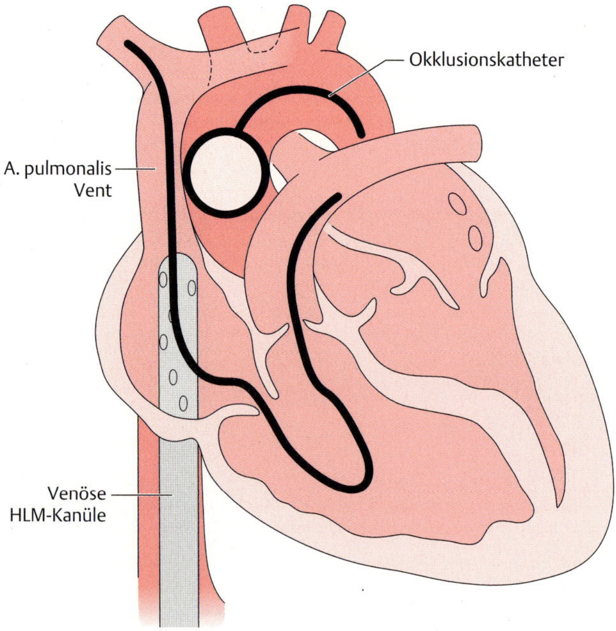

Abb. 46 Port-Access™-Technik

- **Entlastung des linken Ventrikels:** Diese ist indirekt über einen Vent möglich, der mithilfe eines Pulmonaliskatheters in die Pulmonalarterie (Hauptstamm) eingeführt wird. Mit leichtem Sog wird hier Blut in das HLM-Reservoir abgesaugt.
- Als Alternative zur antegraden Kardioplegieinfusion bietet die Firma Heartport™ (Heartport™, Redwood City, CA, USA) in ihrem Port-Access-Set auch einen Spezialkatheter zur perkutanen Intubation des Sinus coronarius (über die Vena jugularis) an. Dieser Katheter muss unter Röntgendurchleuchtung in den Sinus coronarius eingeführt werden.
- Mit der Port-Access-Technik kann die Operation an der Mitralklappe über eine ca. 5 cm große rechtslaterale Minithorakotomie erfolgen (s. Abb. 47).

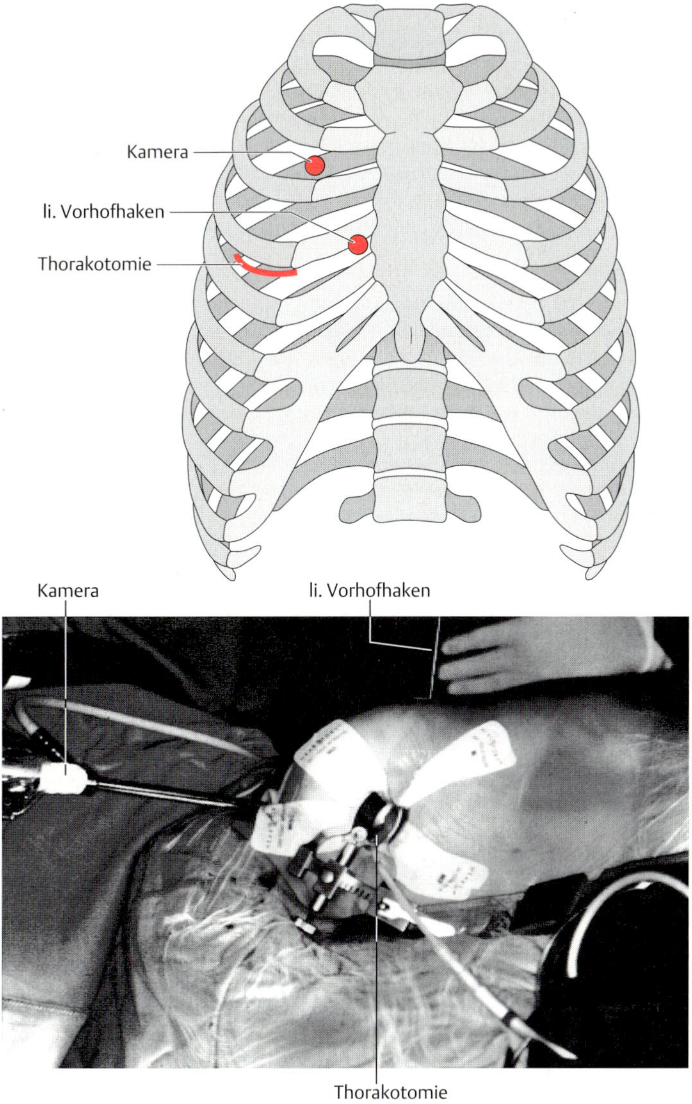

Abb. 47 Minithorakotomie nach dem Herzzentrum der Universität Leipzig

- Hierzu ist eine Videoassistenz notwendig, die inzwischen dreidimensional erfolgt. Die hierzu eingesetzte Kamera kann mit einem sprachgesteuerten mechanischen Arm, dem Aesop 2000™ (Computer Motion, Santa Barbara, CA, USA), geführt werden. Damit ist eine chirurgische Assistenz nicht mehr erforderlich und eine Solochirurgie möglich.

Alternative Techniken der minimal invasiven Mitralklappenchirurgie nach Chitwood, Carpentier oder Navia/Cosgrove (s. Abb. 48, Abb. 49, Abb. 50)

- Neben der Port-Access-Technik gibt es verschiedene Techniken, die es erlauben, eine Minithorakotomie mit einer Ausklemmung der Aorta ascendens für den notwendigen Herzstillstand zu verbinden (s. Abb. 48). Diese Zugangswege sind allesamt größer zu wählen als bei der Port-Access-Technik, um die Aorta zu erreichen und direkt auszuklemmen.
- **Chitwood-Technik** (s. Abb. 48): In der von Chitwood inaugurierten Technik wird über einen Port im 2. ICR rechts eine spezielle endoskopische Gefäßklemme zum Verschluss der Aorta ascendens eingesetzt. Diese Klemme wird unter endoskopischer Führung gesetzt. Der HLM-Anschluss erfolgt wie oben beschrieben über die Femoralgefäße, jedoch mit konventionellen Kanülen. Die weiteren operativen Schritte entsprechen denen für eine Mitralklappenoperation durch eine kleine laterale rechtsseitige Thorakotomie.

Einsatzmöglichkeiten der endoskopischen Operationsmethode

- Es können auch Operationen an der Trikuspidalklappe oder des Vorhofseptums simultan durchgeführt werden. Hierzu ist aber eine besondere HLM-Technik mit einer getrennten Kanülierung der beiden Hohlvenen notwendig, wobei die obere Hohlvene über eine perkutane Kanüle in der Vena jugularis interna drainiert wird. Die beiden Hohlvenen müssen vorhofnah gedrosselt werden, um einen Lufteintritt in das Schlauchsystem der HLM zu verhindern. Durch Verzicht auf eine mediane Sternotomie wird das operative Trauma minimiert und die Rekonvaleszenz der Patienten somit verkürzt.
- Gegenwärtig werden alle rekonstruktiven Eingriffe an der Mitralklappe (Kommissurotomie, Ringannuloplastik, Chordae-Ersatz, Sliding-Plastik, Edge-to-Edge-Adaptation nach Alfieri) und der Mitralklappenersatz (biologisch, mechanisch) durchgeführt.
- Als neues Verfahren kann eine Radiofrequenzablation des linken Vorhofs bei vorbestehendem Vorhofflimmern alleine oder in Kombination mit der Mitralklappenchirurgie minimal invasiv erfolgen.

Kontraindikationen

- **Absolute Kontraindikationen:**
  - Voroperationen durch eine rechtsseitige Thorakotomie.
  - Aortenklappeninsuffizienz für die Port-Access-Technik.
  - Degenerative Veränderungen im Bereich der Aorta ascendens, descendens und abdominalis mit Kalk, Plaques oder Thromben.
  - Periphere arterielle Verschlusskrankheit.
  - Aortokoronare Bypass-Operation für die Port-Access-Technik.
- **Relative Kontraindikationen:**
  - Verkalkungen des Mitralklappenanulus.
  - Vorhofseptumdefekt.
  - Notwendigkeit einer komplexen Mitralklappenrekonstruktion (z. B. Barlow disease).

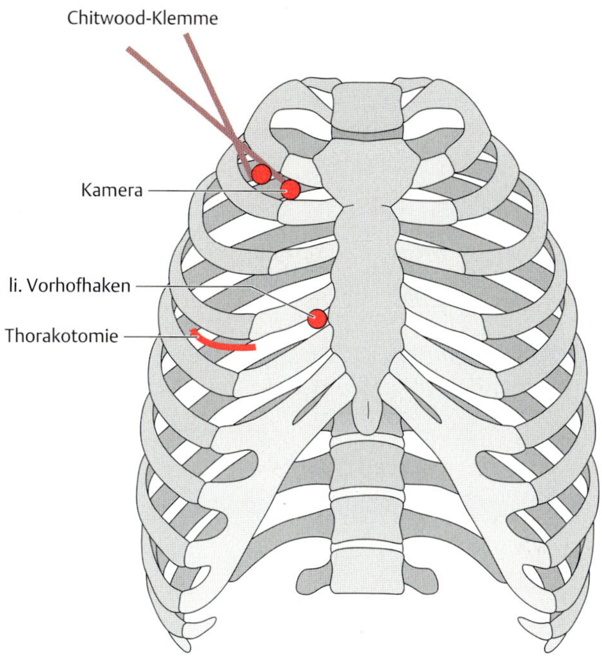

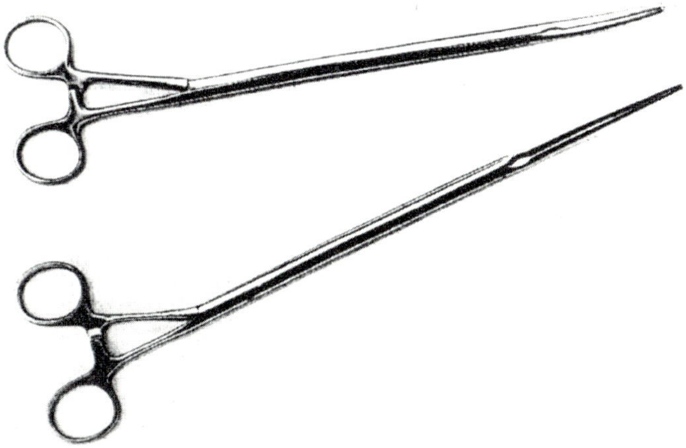

Abb. 48 Minithorakotomie wie in Abb. 47 unter Einsatz der Chitwood-Klemme

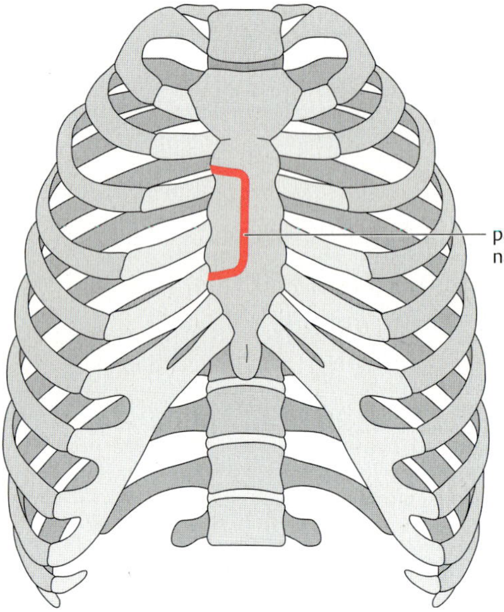

Abb. 49 Partielle Sternotomie nach Carpentier

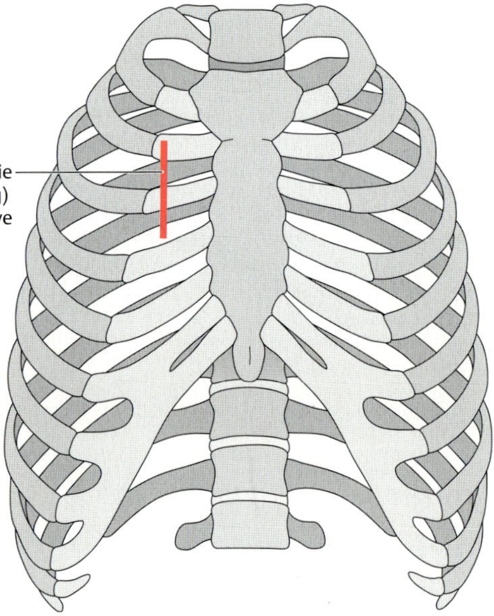

Abb. 50 Zugangsweg nach Navia/Cosgrove

Vorbereitung

- **Allgemein:** Die Vorbereitungen entsprechen denen für eine Mitralklappenoperation:
  - Routinelabor, Röntgenthorax, Fokusausschluss in HNO-Gebiet und Zahnbereich.
  - Lagerung auf einer Wärmematte.
  - Dreilumiger zentralvenöser Katheter.
  - Blasenkatheter.
  - Temperatursonden: Rektal und oropharyngeal.
  - Swan-Ganz-Katheter (optional).
- **Besonderheiten für die Port-Access-Technik:**
  - Präoperative Diagnostik des arteriellen Gefäßstatus:
    - Transösophageale und abdominelle Echokardiographie zum Ausschluss von arteriosklerotischen Plaques in der Aorta ascendens, descendens und abdominalis.
    - Gefäßstatus zum Ausschluss einer peripheren AVK, Becken-/Oberschenkeltyp.
    - Echokardiographie zum Ausschluss einer Aortenklappeninsuffizienz oder einer Erweiterung der Aorta ascendens > 3 cm.
  - Intraoperatives Monitoring:
    - Arterielle Blutdruckmessung in der A. radialis rechts zur Erkennung einer Fehllage des Ballons vor dem Truncus brachiocephalicus (*Cave:* Gefahr einer zerebralen Ischämie).
    - Transkranieller Doppler (Monitoring des Blutflusses über die A. cerebri media).
    - TEE: Überprüfung der Ballonlage.
    - Druckmessung Ballon: Der Druck soll zwischen 300–450 mmHg liegen.
    - Druckmessung Aortenwurzel: 50–70 mmHg während der Kardioplegieinfusion.
- **Bei allen minimal invasiven Mitralklappenoperationen:**
  - TEE: Beurteilung des Korrekturergebnisses, Luftgehalt im linken Vorhof und Ventrikel, Beurteilung der Herzfunktion zur Ausleitung der extrakorporalen Zirkulation.
  - Externe Defibrillationspads
  - Zum Schutz vor Luftembolien wird empfohlen, CO_2 in die Thoraxhöhle zu insufflieren.

Hinweis: Alle Vorbereitungen sollten so getroffen werden, dass jederzeit eine Konversion zu einer erweiterten lateralen Thorakotomie oder zu einer Sternotomie möglich ist.

Besonderheiten der Anästhesie

- **Doppellumentubus** mit alleiniger linksseitiger Beatmung (nicht obligat erforderlich).
- **Defibrillator** in Bereitschaft.
- **TEE** zur Beurteilung der Myokardfunktion bei Ausleiten der HLM.
- **Lagerung und Abdecken:**
  - Rückenlagerung mit leichter Erhöhung der rechten Thoraxwand (30°) und der rechten Schulter, Tieflagerung des rechten Armes.
  - Desinfektion und Abdeckung wie zur konventionellen Sternotomie einschließlich Desinfektion der rechten Leistenregion (Vasa femoralia).
  - Anbringen des Roboterarms an der linken Seite des OP-Tisches, spezielle sterile Abdeckung kommerziell erhältlich.

Apparate, Instrumente und Material

- Extrakorporale Zirkulation (offenes System, Vakuumdrainage venös).

- Volle Heparinisierung (300 IE/kg KG) als Bolus.
- Aprotinin (optional).
- Aesop-2000-Roboterarm mit Sprachsteuerung (Computer Motion, Santa Barbara, CA).
- Port-Access-Kathetersystem (Heartport™, Redwood City, CA, USA).
- CO_2-Insufflation (Aeskulap, Tuttlingen).
- Spezielle endoskopische Instrumente.
- Spezieller Rippensperrer, Vorhofretraktor.

Operatives Vorgehen (Port-Access-Technik)

- **Zugang:** Anterolaterale Minithorakotomie rechts im 4. ICR, 4–6 cm lang.
- Port für das 3D-Videoskop: 10 mm Inzision im 2. ICR.
- Port für den Vorhofretraktor: 5 mm Inzision im 6. ICR parasternal.
- Kanülierung der Vasa femoralia über 1–2 cm lange Inzision und Punktion der Gefäße in Seldinger-Technik und Einbringen des Heartport™-Katheters sowie venöse Kanülierung.
- Anschluss der Herz-Lungen-Maschine.
- Systemische Hypothermie 24–28° C.
- Eröffnen des Perikards 2 cm oberhalb des N. phrenicus, mit Haltefäden an der äußeren Thoraxwand fixiert.
- Lagekontrolle des Okklusionsballons mit der TEE.
- Okklusion der Aorta ascendens und Infusion von kristalliner Kardioplegie.
- Eröffnung des linken Vorhofes im Sulcus interatrialis.
- Exposition der Mitralklappe durch den Vorhofretraktor.
- Inspektion der Mitralklappe.
- Rekonstruktion oder Ersatz der Mitralklappe entsprechend der Pathologie.
- Option: Radiofrequenzablation des linken Vorhofs bei absoluter Arrhythmie.
- Einbringen einer temporären Schrittmachersonde für Ventrikel und ggf. Vorhof.
- Verschluss der Atriotomie.
- Wiedererwärmung.
- Defibrillation des Herzens über externe Pads, wenn erforderlich.
- Ausleiten der Herz-Lungen-Maschine unter TEE Kontrolle.
- Einbringen einer Thoraxdrainage über den Videoportzugang.
- Verschluss der Minithorakotomie.
- Verschluss der Leiste.

32.2 Telemanipulatorassistierte endoskopische Herzchirurgie

Operationssysteme

- **Entwicklung:**
  - Die positiven Erfahrungen mit einfachen Roboterarmen zur Steuerung der Kamera und zur Assistenz führten zu komplexeren computerunterstützten Instrumentiersystemen in der Herzchirurgie.
  - Es sind chirurgische Master-Slave-Manipulatoren entwickelt worden mit dem Ziel, die Funktionalität des Chirurgen in miniaturisierter Form innerhalb der Körperhöhle wiederherzustellen. Für die Herzchirurgie kommen zur Zeit zwei Systeme zu einer ersten klinischen Anwendung, die sich jedoch noch in der experimentellen Phase befinden.
    1. **Intuitive da Vinci™ Telemanipulator** (Intuitive Surgical, Mountain View, CA, USA).
    2. **Zeus Robotic System** (ComputerMotion, Santa Barbara, CA, USA).

- **Technischer Aufbau und Unterscheidung der beiden Systeme:**
  - Das da Vinci™-System von Intuitive besteht aus einer Masterkonsole und einem Slave-Manipulator. Letzterer ist ein ca. 2 m hoher Turm, an dem 3 bewegliche Arme mit jeweils 4 Bewegungsfreiheiten angebracht sind. Der mittlere Arm trägt die Kamera, an den beiden äußeren Armen sind die so genannten Endeffektoren montiert (Videoclip 1: Manipulator). Die Endeffektoren sind austauschbare Instrumente wie Nadelhalter und verschiedene Pinzetten.
  - Im Gegensatz zum Zeus-System (s. u.) erreicht das da Vinci™-System durch zwei Gelenke an der Spitze der Instrumente zwei zusätzliche Bewegungs-(Freiheits-)Grade im Brustkorb, so dass für die notwendige mikrochirurgische Arbeit einer Koronaranastomose im Brustkorb insgesamt 6 Freiheitsgrade zur Verfügung stehen (Zeus-System mit 4 Freiheitsgraden). Von der Masterkonsole steuert der Operateur über zwei Instrumentengriffe die Kamera und die beiden Endeffektoren (Videoclip 2: Konsole, Handgriff).
  - Bewegungssensoren nehmen die Bewegungen des Operateurs an den Instrumentengriffen wahr und übertragen diese prozessorgesteuert auf die Manipulatoren. Durch Aktivierung eines Fußschalters wird beim da Vinci™-System die Steuerung der Kamera über die gleichen Handgriffe ermöglicht, beim Zeus-System erfolgt die Steuerung der Kamera sprachgesteuert mit Zweiwortbefehlen. Über einen weiteren Fußschalter kann der Elektrokauter aktiviert werden.
  - Der Telemanipulator zeichnet sich durch die Möglichkeit zum Motion-Scaling (1:1 bis 5:1) aus. Durch die Verkleinerung einer großzügigen manuellen Bewegung an den Handgriffen wird die Präzision der Bewegungen an den Instrumentenspitzen erhöht. Ein hoch auflösendes Stereoskop mit zwei 3-Chip-CCD-Kameras vermittelt die erforderliche räumliche Auflösung, die bei mikrochirurgischen Gefäßanastomosen erforderlich ist.
  - Beim Zeus-System sind die drei Manipulatorarme nicht an einem Turm, sondern flexibel am Operationstisch arretiert. Sie werden ebenfalls von einer Masterkonsole aus angesteuert. Dem Chirurgen wird das Bild von der Kamera auf einem Monitor zweidimensional oder alternativ dreidimensional über ein brillenartiges „Head mounted Display" präsentiert.
  - Für beide Telemanipulatorsysteme gilt, dass der Operateur räumlich vom Operationssitus getrennt arbeitet. Ein taktiles Feedback ist zur Zeit technisch nicht gegeben. Dies kann jedoch aufgrund der hohen räumlichen Auflösung weitgehend visuell kompensiert werden.

Momentaner Einsatz und Zukunftsperspektiven

- **Lösen der Brustwandarterien:** Im klinischen Einsatz werden mit dem Telemanipulator derzeit eine oder beide Brustwandarterien (Arteria thoracica interna, ITA) endoskopisch von der Thoraxwand gelöst.
- **Total Endoscopic Coronary Artery Bypass:**
  - *Mit HLM:* Die ersten total endoskopischen koronaren Bypass-Operationen (TECAB = **T**otal **E**ndoscopic **C**oronary **A**rtery **B**ypass) als Revaskularisation des Ramus interventricularis anterior (RIVA, synonym LAD) mithilfe der linken Arteria thoracica interna sind bei einer noch begrenzten Anzahl von Patienten durchgeführt worden. Dies ist bei geschlossenem Thorax mit dem Einsatz der Herz-Lungen-Maschine und bei kardioplegischem Herzstillstand möglich. Hierzu wird das bereits an anderer Stelle beschriebene Port-Access-System (Heartport™ Redwood City, CA, USA) für eine endoaortale Okklusion eingesetzt (s. S. 252).
  - *Ohne HLM:* Zurzeit werden Verfahren entwickelt, um die endoskopische koronare Bypass-Operation mithilfe eines Telemanipulators am schlagenden Herzen ohne Herz-Lungen-Maschine zu ermöglichen. Dies ist mit

neuen endoskopischen Instrumenten für eine lokale Immobilisation der zu anastomosierenden Koronararterie möglich. Die intensive Entwicklung dieser Technik lässt auch hoffen, dass ein Einsatz für Mehrgefäßanastomosen in Zukunft möglich sein wird.

- **Mitralklappenoperationen:**
  - Neben der koronaren Bypass-Chirurgie kann der Telemanipulator in der Herzchirurgie auch für rekonstruktive Verfahren an der Mitralklappe eingesetzt werden.
  - Die Operationstechniken an der Mitralklappe entsprechen im Wesentlichen den bereits beschriebenen Eingriffen mit dem Port-Access-System (s. S. 252). Da bei Rekonstruktionen von Mitralklappenvitien in den meisten Fällen prothetisches Material eingebracht werden muss, ist eine kleine rechtsseitige Thorakotomie notwendig.
  - Die Vorteile des Telemanipulators gegenüber den bereits eingeführten „konventionellen" endoskopischen Techniken in der Mitralklappenchirurgie sind für mikrochirurgische Rekonstruktionen des Halteapparats zu sehen.
- Zurzeit sind Systeme der Telemanipulatorchirurgie weltweit nur an wenigen Zentren verfügbar. Der Stellenwert dieses Verfahrens in der Herzchirurgie wird sich erst nach Abschluss laufender Studien zeigen.
- **Zukunftsprojekte:** Weitere Möglichkeiten für den Einsatz des Telemanipulators bei endoskopischen herzchirurgischen Eingriffen werden zurzeit untersucht:
  - Zu ihnen gehört auch die Korrektur einfacher kongenitaler Vitien wie des Vorhofseptumdefekts (ASD).
  - Der Telemanipulator ermöglicht als Projekt der Zukunft das Konzept der räumlichen Trennung von Operateur und Patient. Unter der Voraussetzung eines schnellen und quantitativ ausreichenden elektronischen Datentransfers wäre somit eine Fernoperation möglich.
  - Die computergesteuerte Übertragung der manuellen Tätigkeiten birgt auch das Potenzial, die endoskopische chirurgische Ausbildung zu verbessern. Über die Kopplung zweier Konsolen (Fahrschulmodell) können endoskopische Techniken unter optimaler Kontrolle erlernt werden. Daneben wird das Training an Simulationsprogrammen möglich.

Präoperative Maßnahmen

- **Vorbereitung:** Die Vorbereitungen zur Operation unterscheiden sich nicht von denen einer konventionellen Herzoperation.
- **Besonderheiten der Anästhesie:**
  - Doppellumentubus mit seitengetrennter Beatmung (für koronare Bypass-Operation obligat, für die Mitralklappenoperation nicht obligat).
  - Externe Defibrillationspads, Defibrillator in Bereitschaft.
- **Lagerung und Abdecken:**
  - Rückenlagerung.
  - Desinfektion und Abdeckung wie zur konventionellen Sternotomie. Desinfektion der rechten Leistenregion (Vasa femoralia).
- **Apparate, Instrumente und Material:**
  - Extrakorporale Zirkulation (Option).
  - Kanülenset zum peripheren HLM-Anschluss.
  - Vakuum am HLM-Reservoir (Option).
  - Sonderanfertigungen von Nahtmaterial (7 cm lange Gefäßnähte).
  - Sonderanfertigung für endoskopische Instrumente zum Einbringen von Nahtmaterial etc.
  - Endoskopische Gefäß-(Bulldog-)Klemmen.
  - Endoskopischer Stabilisator (Option).
  - CO_2-Insufflation (druckkontrolliert für Koronarchirurgie).

Total Endoscopic Coronary Artery Bypass

- **Einbringen von drei Ports:** Für die Operation mit dem da Vinci™-Telemanipulator liegen sie meist im 3., 5. und 7. ICR links, angedeutete Triangelposition mit dem Port für die Kamera im 5. ICR, mediane Axillarlinie und die beiden Instrumentenports in der vorderen Axillarlinie.
- **Durch Insufflation von CO_2** mit einem intrathorakalen Druck von 10–12 mmHg wird ein größerer Arbeitsraum im vorderen Mediastinum erreicht.
- **Die endoskopische Mobilisation der Arteria thoracica interna (ITA)** von der Thoraxwand erfolgt mit dem Elektrokauter bei 15–20 Watt.
- **Heparinapplikation:** Vor dem distalen Absetzen der ITA wird Heparin 300 IE/kg KG i.v. appliziert. Ein Clip verschließt den distalen Gefäßstumpf, eine Mikrogefäßklemme die ITA passager. Die ITA wird in situ für die Anastomosierung mit der Koronararterie durch schräge Inzision angepasst.
- **Eröffnung des Perikards:** Das Perikard wird endoskopisch mit dem Kauter (*Cave:* Gefahr des Auslösens von Herzrhythmusstörungen) eröffnet. Es folgt die Identifikation der koronaren Anatomie.
- **Bei Einsatz der Herz-Lungen-Maschine:**
  - Kanülierung der Vasa femoralia: 1–2 cm lange Inzision in Höhe des Leistenbandes rechts. Darstellung der Vorderwand der Arteria femoralis, Tabaksbeutelnaht mit 5–0-TF-Naht (monofiler Faden). Punktion der Arterie in Seldinger-Technik und Einbringen der arteriellen HLM-Kanüle (Port-Access-Kanüle bei Verwendung des Systems).
  - Keine Freilegung der Vena femoralis, sondern perkutane Punktion und Kanülierung über Seldinger-Technik.
  - Anschluss der Herz-Lungen-Maschine, extrakorporale Zirkulation und Abkühlung der Bluttemperatur auf 28 °C.
- **Bei Verwendung der Port-Access-Technik:** Analog der Beschreibung S. 252.
- **Bei einer Operation am schlagenden Herzen:** Einführen eines Stabilisators zur lokalen Immobilisation über einen zusätzlichen Port (12 mm) subxiphoidal. Platzieren des Stabilisators unter endoskopischer Sicht. Zur passageren Koronarokklusion werden elastische Loops verwendet, die bestückt mit einer stumpfen Nadel unter die Koronararterie geführt und unter leichter Anspannung an der Plattform des Stabilisators befestigt werden.
- **Koronare Bypass-Anastomosierung:** Endoskopische Präparation des RIVA aus dem umliegenden Gewebe. Inzision der Koronararterie (ca. 4 mm). End-zu-Seit-Anastomose zwischen RIVA und ITA mit monofiler Naht (7–0,7 cm lang). Nach Abschluss der Anastomose Entleeren des endoaortalen Ballons und Entfernen des Katheters (bei Verwendung des Port-Access-Systems). Nach Reperfusion und Wiederaufwärmung des Blutes Ausleiten der HLM. Dekanülierung und rekonstruktive Naht der arteriellen Punktionsstelle. Entfernen der venösen Kanüle, Druckverband. Einbringen einer Thoraxdrainage durch die untere Portperforation. Adaptation der Haut im Bereich der anderen zwei Portperforationen.
- Die Durchführung der angiographischen Kontrolle des ITA-Bypasses wird noch auf dem Operationstisch empfohlen.

Telemanipulatorassistierte Mitralklappenoperation

- **Die Mitralklappenoperation erfolgt mit dem Port-Access-System:** Operatives Vorgehen und Ausschlusskriterien analog S. 252.
- **Alternativ kann die Technik nach Chitwood gewählt werden:**
  - Die Okklusion der Aorta erfolgt mit einer transthorakal im 4. ICR, hintere Axillarlinie, eingeführten Spezialklemme. Die direkte Punktion der Aortenwurzel zur Infusion von Kardioplegie ist möglich.
  - Das Endoskop wird in die 4–5 cm weite Thorakotomie im Bereich des 4. ICR (mediane Axillarlinie) geführt.

- Die Instrumentenports kommen seitlich und etwas anterior davon im 2. und 6. ICR zu liegen.
- Die Insufflation von CO_2 wird empfohlen, um die Folgen eines Lufteintritts in den Blutkreislauf zu minimieren.
- Sollte bei der Rekonstruktion einer Mitralklappeninsuffizienz ein Anuloplastiering notwendig sein, ist die Verwendung eines flexiblen Ringes (z. B. posteriorer Ring nach Cosgrove) im Hinblick auf eine leichtere Einknüpfung vorteilhaft. Die weitere Durchführung der Operation entspricht der endoskopischen Mitralklappenoperation (s. S. 252).

Sachverzeichnis

A

Halbfette Seitenzahlen = Hauptfundstellen

B

C

D

E

F

G

H

I

K

L

M

N

O

P

Q

R

S

T

U

V

W

Z

Thieme connect

Get Connected!

Mit dem Kauf dieser Checkliste XXL erhalten Sie für 1 Jahr (ab dem Tag der Registrierung) Online-Zugang zu den wissenschaftlichen Artikeln der DMW (Deutsche Medizinische Wochenschrift)!

Die Registrierung ist einfach:

- Rufen Sie http://www.thieme-connect.de/xxl.html auf und geben Sie die Registriernummer ein, die Sie unten eingedruckt finden.
- Nach einem Klick auf „Weiter" und der anschließenden Bestätigung der Allgemeinen Geschäftsbedingungen gelangen Sie zum eigentlichen Registrierungsformular.
- Ihren Benutzernamen und Ihr Passwort wählen Sie selbst. Bitte geben Sie auch Ihren Namen und Ihre Adresse an.
- Klicken Sie auf „Weiter", kontrollieren Sie, ob alle Angaben korrekt sind und klicken Sie auf „Fertigstellen" – Fertig!
- Innerhalb weniger Sekunden werden Sie für den Thieme-connect-Zugang zur DMW registriert. Sie sehen nun eine Begrüßungsseite mit einigen wichtigen Bedienungshinweisen. Außerdem erhalten Sie eine e-mail zur Bestätigung Ihrer Anmeldung.
- Bitte beachten Sie, dass dieser Zugang ausschließlich für Ihren persönlichen Gebrauch bestimmt ist und nicht an Dritte weiter gegeben werden darf. Die Laufzeit des Angebotes endet am 1. 1. 2007.

Ihre Registriernummer lautet:

004196241102136175219039

Thieme connect – the online journal service of Thieme Publishing Group
info@thieme-connect.de
www.thieme-connect.de
Georg Thieme Verlag · Rüdigerstraße 14
D-70469 Stuttgart

Thieme

Die CD zum Buch!
19 buchbegleitende Operationssequenzen

Inhalt:

- Mediane Sternotomie, Buch s. S. 183
- Anschluss HLM partieller Bypass, Buch s. S. 184
- Anschluss HLM totaler Bypass, Buch s. S. 184
- Entnahme A. radialis – konventionelle Technik, Buch s. S. 186
- Entnahme A. radialis – minimal-invasiv
- Entnahme V. saphena – Tunneltechnik konventionell
- Entnahme V. saphena – minimal-invasiv
- Präparation der A. mammaria
- Ersatz der Aortenklappe durch gerüstlose Bioprothese, Buch s. S. 198
- Ersatz der Aortenklappe durch mechanische Aortenklappenprothese, Buch s. S. 197
- Aortendissektion, Buch s. S. 213
- ACVB mit HLM, Buch s. S. 187
- ACVB minimal invasiv ohne HLM (OPCAB), Buch s. S. 190
- ACVB minimal invasiv (OPCAB) arterielle Revaskularisation, Buch s. S. 191
- ACVB Reoperation, Buch s. S. 192
- Mitralklappenrekonstruktion, Buch s. S. 205
- Mitralklappenersatz, Buch s. S. 202
- Trikuspidalklappen-Rekonstruktion, Buch s. S. 209
- Thoraxverschluss